DIAGNOSTICS INFIRMIERS

**GUIDE
POUR
LE PLAN DE SOINS**

4e ÉDITION

**CYNTHIA M. TAYLOR
SHEILA M. SPARKS**

**TRADUCTION ET ADAPTATION PAR
LINA RAHAL et DANIELLE SCHMOUTH VALOIS**

**DÉCARIE
MALOINE**

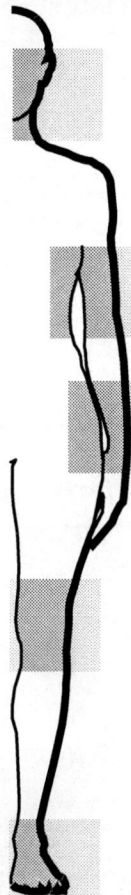

Diagnostics infirmiers : guide pour le plan de soins, 4ᵉ édition

Traduction adaptée, augmentée et mise à jour, de l'original en langue anglaise intitulé : *NURSING DIAGNOSIS CARDS, 7ᵗʰ Edition*, Copyright © 1993, Springhouse Corporation, Springhouse, Pennsylvania. Avec la permission de Springhouse Corporation.

Les techniques de soins décrites et recommandées dans cette publication se fondent sur des avis légaux, sur la recherche et la consultation en soins infirmiers et en médecine. Pour autant que nous sachions, ces techniques de soins reflètent les pratiques actuellement acceptées; néanmoins, elles doivent être considérées à la lumière de la condition clinique du client. En ce qui a trait à l'administration d'un médicament nouveau ou d'utilisation peu fréquente, l'information mentionnée sur l'étiquette-fiche doit être vérifiée au préalable. Les auteures, les adaptatrices ainsi que l'éditeur se dégagent de la responsabilité de toute réaction défavorable résultant directement ou indirectement des techniques de soins suggérées, de toute erreur non relevée ou d'une compréhension erronée du texte.

Dépôt légal : 2ᵉ trimestre 1995
Bibliothèque nationale du Québec
Bibliothèque nationale du Canada

Maquette de couverture : Bertrand Lachance
Révision et lecture des épreuves : Madeleine Vincent, Thérèse Simard, Sylvie Racine, Lyne Bourgault
Collaboration à la traduction : Marie-Édith Ouellet
Responsable de l'édition : Sylvie Racine
Infographie : Suzanne L'Heureux, Nathalie Ménard
Chef de production : Nathalie Ménard

Données de catalogage avant publication (Canada)
Taylor, Cynthia M
Diagnostics infirmiers : guide pour le plan de soins 4e éd.
Comprend un index. Traduction de la 7e éd. de : Nursing diagnosis cards. ISBN 2-89137-144-5   ISBN 2-224-02409-6 (Maloine)
I. Sparks, Sheila M.   II. Titre.
RT48.T3914 1995   610.73   C93................

Décarie Éditeur inc.
233, avenue Dunbar, bureau 201
Ville Mont-Royal (Québec)
H3P 2H4

Diffusion Europe :
Éditions Maloine
27, rue de l'École de médecine
75 006 Paris

ISBN 2-89137-144-5   ISBN 2-224-02409-6

IMPRIMÉ AU CANADA   1   2   3   4   5   IV   99   98   97   96   95

À PROPOS DES AUTEURES

Cynthia M. Taylor, inf., MS, CS, CNAA, est adjointe à la direction des soins infirmiers de l'hôpital Suburban de Bethesda, Md. Elle a obtenu un BSc en soins infirmiers du Collège Neumann à Aston, Pa., et un MSc en soins infirmiers médico-chirurgicaux de l'Université du Maryland. Mme Taylor est membre de la North American Nursing Diagnosis Association (NANDA), de l'American Nurses' Association (ANA), de la Maryland Nurses' Association, de l'American Organization of Nurse Executives, de la Maryland Organization of Nurse Executives, de l'American Association of Critical-Care Nurses, de l'American Association of Operating Room Nurses, de Sigma Theta Tau et de Phi Kappa Phi.

Sheila Sparks, inf., DNSc, CS, enseigne à la faculté des sciences infirmières de l'université Georgetown à Washington, D.C. Graduée de l'École de nursing de l'hôpital Fitzgerald Mercy, à Darby, Pa., elle a obtenu un BSN au Collège médical de Georgie, Augusta, et un MSN et DNSc à l'Université catholique d'Amérique. Elle détient une attestation d'infirmière clinicienne (Clinical Specialist) en soins infirmiers médico-chirurgicaux de l'American Nurses' Association (ANA). Mme Sparks, directrice de la revue *SCI*, est membre de la North American Nursing Diagnosis Association (NANDA), de l'American Nurses' Association, de l'Association of Spinal Cord Injury Nurses, de la National League for Nursing, de Kappa Chapter et Sigma Theta Tau.

COLLABORATEURS

Rosemary G. Ambraseo, RN, BSN
Perinatal Nurse Specialist
Einstein Medical Center
Philadelphia

Christine B. Clark, RN, BSN
Head Nurse - Intensive Care Unit
Veterans Administration Medical Center
(Atlanta), Decatur, Ga.

Lynne Hutnik Conrad, RN, MSN, RN, C
Clinical Nurse Specialist-Maternal/Child
Health, Rolling Hill Hospital
Elkins Park, Pa.

Mary Coyle-Green, RN, MSN, FNP
Nurse Algologist
Southeastern Pain Center
Jacksonville, Fla.

Louama Driscoll, RN, MSN
Head Nurse, PCCU
Veterans Administrator Medical Center
Biloxi, Miss.

Janyce Dyer, RN, MS, CS
Associate Professor, School of Nursing
Yale University
New Haven, Conn.

Theresa Eberhardt, Rn, MS, CCRN
Nurse Educator
Key Hospital
Baltimore

Nancy A. Endlcr, RN, MSN, CS
Mental Health Nurse Specialist
Suburban Hospital
Bethesda, Md.

Norma J. Engesser, RN, AD
Germantown, Md.

Robert M. Engesser, RN, BS,
LT/Nurse Corps, USN
National Naval Medical Center
Bethesda, Md.

Laurel S. Garzon, RN, MSN, PNP
Assistant professor, School of nursing
Old Dominion University
Norfolk, Va.

Kathryn Vandike Hayes, RN, C, MSN
Doctoral Candidate, School of Nursing
The Catholic University of America
Washington, D.C.

Frances M. Johnson, RN, MSN
Assistant Chief of Clinical Practice
Veterans Administration Medical Center
Washington, D.C.

Maxine Maher, RN, BSN
Supervisor
Veterans Administration Medical Center
(Atlanta)
Decatur, Ga.

Susan McNaney, RN, BSN, MS, MBA
Director, Health Promotions
Suburban Hospital
Bethesda, Md.

Devamma Purushotham RN, DEd
Associate Professor
University of Windsor
Windsor (Ontario)

Vanice W. Roberts, RN, MN
Associate Professor of Nursing
Kennesaw State College
Marietta, Ga.

Janice Ann Chaiken Sekelman, RN, DNSc
Associate Professor, Department of Nursing
College of Allied Health Sciences
Thomas Jefferson University
Philadelphia

Peggy Shedd, RN, MSN, CS
Psychiatric Liaison Clinical Nurse Specialist
Dartmouth-Hitchcock Medical Center
Hanover, N.H.

Kathleen C. Sheppard, RN, MSN
Director of Nursing, Continuity of Care
University of Texas M.D.
Anderson Cancer Center
Houston

Eileen D. Street, RN, MSN, CCRN
Director, Nursing Educator
Reston Hospital
Reston, Va.

REMERCIEMENTS

Les adaptatrices désirent remercier madame Josette Forest, infirmière-chef adjointe à la salle d'opération du Centre hospitalier de l'Université Laval, pour sa précieuse collaboration à la révision des plans de soins qui intéressent les infirmières œuvrant en salle d'opération. Elles remercient également madame Pierrette Alaric pour la révision des plans de soins portant sur l'allaitement ainsi que madame Johanne Bujold, infirmière à l'Hôpital du Sacré-Cœur de Montréal, et monsieur Daniel Bertrand, enseignant au Collège de Bois-de-Boulogne, pour la révision des plans de soins relatifs à la ventilation assistée.

Elles tiennent à souligner le soutien apporté par leurs collègues de l'Hôpital du Saint-Sacrement, mesdames Rachel Boissonneault, Louisette Landry et Louise Potvin. Elles remercient enfin les autorités du Collège de Bois-de-Boulogne pour leur collaboration d'ordre administratif.

TABLE DES MATIÈRES

NOTES PRATIQUES POUR LA CONSULTATION DE CET OUVRAGE

Le livre *DIAGNOSTICS INFIRMIERS, GUIDE POUR LE PLAN DE SOINS* s'adresse à l'étudiante et à la praticienne en soins infirmiers. Il contient principalement des informations pertinentes sur les soins à donner à l'adulte. De plus, il a été conçu de manière à permettre de trouver rapidement l'information requise. Les auteures ont élaboré des plans de soins à partir d'énoncés diagnostiques, ce qui donne à cet ouvrage un caractère unique et original.

Précisons que la traduction des catégories diagnostiques de la NANDA (North American Nursing Diagnosis Association), dont le nom français est l'ANADI (Association Nord-Américaine du Diagnostic Infirmier), correspond à la nomenclature française établie par l'AFEDI (Association Francophone Européenne des Diagnostics Infirmiers) et l'ANADIM (Association Nord-Américaine du Diagnostic Infirmier, Montréal). Nous présentons ci-après quelques précisions sur l'organisation du contenu de ce livre de même que sur le repérage des informations qu'il contient.

ORGANISATION DU CONTENU

Outre les pages d'introduction, le contenu de cet ouvrage, relatif aux catégories et aux énoncés diagnostiques, est divisé en 11 chapitres correspondant aux modes fonctionnels de santé de Gordon. (Chaque mode fait l'objet d'une courte définition en début de chapitre.) Cette organisation du contenu vise à répondre à un besoin de cohérence et à faciliter le processus diagnostique.

Nous présentons d'abord LES INFORMATIONS AYANT TRAIT À CHAQUE CATÉGORIE DIAGNOSTIQUE. Elles comprennent une définition de la catégorie diagnostique, les caractéristiques déterminantes et les facteurs associés, ou les facteurs de risque lorsqu'il s'agit de réactions potentielles. Entre parenthèses, près de la catégorie diagnostique, figure l'année où cette dernière a été approuvée et révisée par l'ANADI, aux fins d'étude. Voici la description de ces différents éléments.

La DÉFINITION correspond à une brève description de la catégorie diagnostique telle qu'elle est précisée dans la taxinomie de l'ANADI. Des notes explicatives permettent à l'occasion de préciser les concepts.

Les CARACTÉRISTIQUES DÉTERMINANTES sont des indices cliniques qui représentent un ensemble de manifestations correspondant à la catégorie diagnostique. Elles permettent de confirmer ou d'infirmer une hypothèse diagnostique. Précisons que toutes les caractéristiques mentionnées dans la taxinomie de l'ANADI sont présentes. Comme on le constatera, il n'y a pas d'uniformité dans leur mode de présentation. Toutefois, elles sont regroupées principalement en caractéristiques majeures et mineures. On entend par caractéristiques majeures celles qui sont présentes dans 80 à 100 % des cas. Ces dernières permettent de confirmer l'hypothèse diagnostique avec une plus grande certitude. On entend par caractéristiques mineures celles qui sont présentes dans 50 à 79 % des cas. Lorsqu'il s'agit de problèmes potentiels, ce sont les facteurs de risque qui sont identifiés, et non les caractéristiques déterminantes.

Les FACTEURS ASSOCIÉS (ou FACTEURS FAVORISANTS*), nommés auparavant facteurs d'étiologie, sont des facteurs qui présentent un lien avec la catégorie diagnostique. Ce sont des éléments provenant du milieu intérieur, du milieu extérieur, ou de la combinaison des deux, qui affectent la personne ou la famille dans sa totalité. Ces éléments contribuent à l'origine ou à la persistance de la réaction (d'une personne ou d'une famille). Ils peuvent être décrits ainsi : les facteurs sont antécédents, associés, reliés, contribuant à la réaction, ou la favorisant.

Nous présentons ensuite LE PLAN DE SOINS AYANT TRAIT À UN ÉNONCÉ DIAGNOSTIQUE. Dans certains cas, plusieurs plans de soins, faits à partir d'énoncés diagnostiques, se rapportent à une même catégorie diagnostique. Ces énoncés sont formulés en deux parties réunies par l'expression « relié à ». La première expose la réaction de la personne ou de la famille et correspond à une catégorie diagnostique acceptée par l'ANADI. La seconde présente le facteur associé ou le facteur de risque qui devra être précisé à partir des données recueillies auprès du client. Le facteur associé donne à l'énoncé un caractère plus descriptif et permet à l'infirmière de mieux cerner sa prescription de soins. Toutefois, dans certains cas, seule la catégorie diagnostique est présentée. En effet, l'identification du facteur associé semble superflue lorsque la catégorie diagnostique revêt une très grande spécificité ou lorsqu'elle se réfère à la réaction d'une personne ou d'une famille indiquant un désir d'améliorer son état de bien-être. Chaque plan de soins présenté dans cet ouvrage comprend les résultats escomptés, les interventions de l'infirmière et les informations à consigner. Voici la description de ces différents éléments.

Les RÉSULTATS ESCOMPTÉS comprennent les objectifs que le client et la famille ou la personne significative doivent atteindre. Ces objectifs sont réalistes et mesurables. Généralement, ils sont formulés en termes de comportements; dans certains cas, ils portent directement sur des critères physiologiques (ex. : les gaz artériels se maintiennent dans les limites de la normale). Précisons que les numéros entre parenthèses correspondent aux interventions favorisant l'atteinte des objectifs fixés.

---

* Terme adopté par l'AFEDI et l'ANADIM.

Les INTERVENTIONS DE L'INFIRMIÈRE comprennent un ensemble de responsabilités assumées par l'infirmière ou un ensemble d'activités qu'elle exécute pour atteindre les résultats escomptés. Les interventions nécessitant une ordonnance médicale sont marquées d'un signe (◇).

Les INFORMATIONS À CONSIGNER comprennent l'énumération des éléments critiques qui doivent être notés par écrit. La compréhension du client de son état de santé, ses réactions au traitement ou l'évaluation de sa condition en sont quelques exemples.

N. B. Aux rubriques DÉFINITION, CARACTÉRISTIQUES DÉTERMINANTES et FACTEURS ASSOCIÉS, le texte en caractères droits constitue le libellé de l'ANADI. Les ajouts des auteures ou des adaptatrices sont en italique. Pour certains facteurs associés, les adaptatrices se sont inspirées de McFarland et McFarlane, *Nursing Diagnosis & Intervention*, 1989.

REPÉRAGE DES INFORMATIONS

La définition, les caractéristiques déterminantes et les facteurs associés, ou les facteurs de risque, de chaque catégorie diagnostique de l'ANADI sont présentés sur une page. Le nom de la catégorie diagnostique est imprimé en caractère inversé (blanc sur noir) sur cette page pour en faciliter le repérage par rapport aux plans de soins présentés dans les pages subséquentes.

Les énoncés et les catégories diagnostiques sont regroupés dans cet ouvrage, ainsi que dans la table des matières, à partir de la catégorisation de Gordon. On trouvera aussi, au verso de la couverture, à la fin du livre, une liste des catégories diagnostiques établie selon cette même catégorisation. Cette première voie d'accès permet une organisation logique et cohérente des informations contenues dans cet ouvrage, ce qui facilite le processus diagnostique.

Le lecteur qui connaît bien la nomenclature des catégories diagnostiques et qui veut retrouver les informations sans passer par la table des matières trouvera, au verso de la couverture, au début du livre, une liste alphabétique des catégories diagnostiques avec les pages de l'ouvrage où elles sont traitées.

Enfin, un index alphabétique traditionnel permet le repérage des idées et des mots.

APPLICATIONS GÉRIATRIQUES

Les énoncés spécifiques à la gériatrie sont repérables à leur symbole [G] à la droite de l'énoncé diagnostique.

Les informations contenues dans le présent ouvrage permettent à l'infirmière de développer ses habiletés à diagnostiquer et lui fournissent des exemples qui la guident dans l'élaboration de ses plans de soins individualisés. Il est présumé qu'elle possède des connaissances de base en soins infirmiers et que l'étudiante infirmière utilise ce guide avec un traité de soins infirmiers généraux. Précisons que la démarche proposée ici peut être adaptée à différents cadres conceptuels; citons entre autres Henderson, Orem, Maslow et Roy.

Il est important de se rappeler que le diagnostic infirmier est une notion récente et que les efforts pour nommer et définir les concepts propres aux soins infirmiers ne datent que d'une quinzaine d'années. Plusieurs difficultés et dilemmes existent actuellement. Ce livre reflète l'état de la question en ce qui a trait au diagnostic infirmier. Nous espérons que cet ouvrage suscitera la réflexion et contribuera à l'évolution du diagnostic infirmier.

VUE D'ENSEMBLE DE LA DÉMARCHE DE SOINS

La démarche de soins constitue un instrument de travail indispensable à la pratique des soins infirmiers. Elle comportait initialement quatre étapes, soit l'évaluation initiale, la planification des soins, l'exécution et l'évaluation du plan de soins. Cependant, depuis les années 70, le diagnostic infirmier est considéré comme une étape distincte dans la démarche de soins.

Plusieurs événements ont contribué à l'utilisation du diagnostic infirmier dans la pratique des soins infirmiers. Précisons que l'American Nurses' Association a publié, en 1980, *Standards of Nursing Practice,* ouvrage dans lequel le diagnostic infirmier est considéré comme une action distincte, accomplie par l'infirmière. Dans plusieurs états américains, les actes infirmiers précisent que le diagnostic infirmier fait partie intégrante de la responsabilité légale de l'infirmière. Soulignons le travail accompli par l'ANADI en ce qui concerne le développement d'une nomenclature et d'un système de classification des diagnostics infirmiers (Taxinomie I révisée). De concert avec des associations d'infirmières, l'ANADI a soumis une version de la Taxinomie à l'Organisation mondiale de la Santé pour qu'elle soit éventuellement incluse dans la Classification Internationale des Maladies (CIM). Au Québec, rappelons que l'avènement du programme de formation en soins infirmiers mis en application en 1988, au niveau collégial, a contribué à l'introduction de cette notion dans l'enseignement et, en conséquence, dans la pratique des soins infirmiers.

La démarche de soins doit être considérée comme un processus dynamique où il y a interaction entre les différentes étapes qui sont décrites brièvement ci-après.

L'ÉVALUATION INITIALE ET L'ÉVALUATION SPÉCIFIQUE

L'évaluation initiale est une méthode systématique pour recueillir des données de base sur le client, la famille ou la personne significative, s'il y a lieu. Elle est faite à l'admission du client (si possible) en procédant à l'entrevue, à l'examen physique et à la révision du dossier (résultats de laboratoire et données médicales pertinentes). L'évaluation spécifique est davantage orientée sur la recherche des données qui permettront de confirmer ou d'infirmer une hypothèse diagnostique. L'évaluation constitue la base sur laquelle reposent toutes les autres étapes de la démarche de soins.

LE DIAGNOSTIC INFIRMIER

Depuis le début des années 70, plusieurs auteurs ont tenté de définir le diagnostic infirmier. Ce n'est qu'en 1990 que l'ANADI a entériné la définition suivante : « Le diagnostic infirmier est un jugement clinique portant sur les réactions d'une personne, d'une famille ou d'une collectivité à un problème de santé actuel ou potentiel, de même que sur leurs réactions lors des processus de vie. Les diagnostics infirmiers déterminent le choix des

interventions de soins infirmiers visant l'atteinte de résultats dont l'infirmière est responsable. » C'est un énoncé sommaire concernant la réaction du client. Il est présenté en deux parties : 1) l'étiquette, soit la catégorie diagnostique ou le terme décrivant la réaction; 2) le facteur associé (ou facteur favorisant), nommé auparavant facteur d'étiologie, soit l'élément qui contribue à l'origine ou à la persistance de la réaction (dans le cas d'une réaction potentielle, cette deuxième partie correspond à un facteur de risque). L'énoncé diagnostique doit toujours être confirmé par l'information clinique obtenue au cours de l'évaluation initiale et spécifique.

LA PLANIFICATION DES SOINS

Le plan de soins est un plan d'action qui est rédigé en vue d'aider l'infirmière à dispenser des soins de qualité. Il comporte la rédaction des énoncés diagnostiques, des résultats escomptés (objectifs) et des interventions de l'infirmière. Les résultats escomptés sont des énoncés décrivant les comportements du client ou les résultats à atteindre. Ils doivent être mesurables et observables, de même que datés sur la formule du plan de soins. Les interventions de l'infirmière sont rédigées dans le but de guider l'exécution des activités visant l'atteinte des objectifs. Elles comprennent la surveillance, l'enseignement, le soutien et les autres soins offerts au client et à la famille ou à la personne significative. Chaque intervention doit être spécifiée en fonction du client. Il est indispensable de réviser régulièrement et de mettre à jour l'ensemble du plan de soins, selon les règles de l'établissement de santé.

L'EXÉCUTION DU PLAN DE SOINS

Cette étape se caractérise par l'action. Plus spécifiquement, c'est l'application des prescriptions inscrites au plan de soins. Il est essentiel que l'infirmière consigne au dossier les informations jugées pertinentes, et ce pour faciliter l'évaluation de la qualité des soins et pour assurer la reconnaissance de sa compétence professionnelle dans l'accomplissement des soins visant au bien-être optimal du client. L'infirmière doit mettre à profit ses capacités intellectuelles, sa dextérité technique et ses habiletés de communication.

L'ÉVALUATION DU PLAN DE SOINS

L'évaluation du plan de soins, soit l'étape finale de la démarche de soins, est caractérisée par l'examen critique de l'atteinte des objectifs (résultats escomptés). Elle permet la révision du plan de soins et, s'il y a lieu, la sélection de nouvelles interventions. Lorsque les objectifs fixés sont atteints, elle fournit une rétroaction positive sur l'efficacité des actions de l'infirmière.

LES RÉUNIONS CLINIQUES EN SOINS INFIRMIERS

Les réunions cliniques en soins infirmiers s'avèrent un moyen efficace de mettre en pratique la démarche de soins.

La coordonnatrice de ces réunions peut être l'infirmière-chef, la monitrice, la clinicienne ou toute infirmière qui travaille à l'unité et qui manifeste un intérêt pour assumer ce rôle. L'heure de la réunion et l'endroit où elle se déroule doivent être fixés à l'avance. La coordonnatrice désigne une infirmière, qui choisit un client, procède à l'entrevue, consulte le dossier médical et présente au groupe l'ensemble des données recueillies. Le nom du client doit être affiché avant la réunion, de manière à permettre à tous les membres du personnel de porter une attention particulière à l'identification des problèmes possibles chez ce client. Pour des raisons d'ordre pratique, il est préférable que ces réunions se tiennent à l'unité. Une période de 30 minutes est prévue pour présenter la collecte des données, formuler les diagnostics infirmiers, les résultats escomptés et les interventions de l'infirmière. La coordonnatrice prépare la salle avant la réunion, inscrit au tableau la date, le nom du client, les étapes de la démarche de soins et le nom de l'infirmière qui présente les données recueillies.

La coordonnatrice rédige les informations fournies par l'infirmière. Il peut arriver que cette dernière ne présente pas suffisamment de données pour permettre d'énoncer les diagnostics infirmiers. Les participantes sont alors encouragées à compléter l'information, et la coordonnatrice pose des questions sur les signes et symptômes susceptibles de se présenter. Après la présentation des données, la coordonnatrice inscrit tous les diagnostics infirmiers suggérés par le groupe et aide les participantes à éliminer, reformuler et retenir ceux qui sont confirmés par des données pertinentes. Elle demande au groupe de choisir le diagnostic infirmier qui fera l'objet du plan de soins.

Une fois le diagnostic infirmier choisi, la coordonnatrice guide les participantes dans l'identification des résultats escomptés. Ces derniers doivent être réalistes et mesurables. La coordonnatrice tient compte des suggestions et amène le groupe à identifier des critères spécifiques qui permettront de mesurer l'efficacité du plan de soins. À cette étape, deux types de problèmes peuvent se présenter : soit que l'infirmière craigne que les objectifs ne puissent être réalisés, soit qu'elle fixe des objectifs dont le niveau est trop élevé. Dans le premier cas, l'infirmière doit reconnaître que les résultats escomptés sont des prévisions fondées sur la connaissance et l'expérience, et qu'il est possible de se tromper. Dans l'éventualité où l'objectif ne peut être atteint, il suffit alors de le réviser et de le modifier. Dans le second cas, l'infirmière procède trop rapidement et formule l'objectif en vue du congé, ou elle établit l'objectif en fonction de ce qu'elle souhaite pour le client. L'exemple suivant illustre bien cette difficulté. À l'admission d'un client paralysé, l'énoncé consigné

est : « le client marchera avec l'aide d'une personne ». Il est évident que plusieurs objectifs devront être considérés au préalable. L'objectif « le client maintient l'amplitude des mouvements au niveau de toutes les articulations » est plus approprié à la situation.

Par suite de l'identification des résultats escomptés, le groupe procède à l'énumération des interventions pertinentes. À cette étape, la coordonnatrice incite les participantes à être spécifiques, brèves et réalistes. Voici des exemples pour illustrer ces recommandations.

Soyez SPÉCIFIQUE. L'intervention « inciter le client à s'hydrater » donne peu d'indications. Il est préférable d'inscrire « inciter le client à prendre 1000 ml durant la journée, 1000 ml durant la soirée et 500 ml durant la nuit ». Un tel énoncé permet à l'infirmière d'effectuer l'intervention avec plus d'assurance quant au respect de la prescription.

Soyez BRÈVE. Le plan de soins ne doit pas être surchargé d'informations. Des précisions peuvent être fournies au personnel par l'intermédiaire d'articles de référence, d'information écrite placée au chevet du client, ou de toute autre méthode. Ainsi, l'énoncé « suivre l'horaire des changements de position affiché au chevet du client » est plus succinct et s'avère plus utile que l'inscription complète de l'horaire au plan de soins.

Soyez RÉALISTE. Les interventions doivent être adaptées aux ressources et aux capacités du personnel. L'intervention « exécuter des exercices passifs au niveau de toutes les articulations toutes les 2 heures » peut être difficilement applicable, compte tenu du mode de rotation du personnel et des exigences relatives aux soins dispensés à l'unité. Si tel est le cas, l'intervention « exécuter les exercices passifs en même temps que les soins donnés l'avant-midi et l'après-midi et une fois durant la nuit » s'avère plus réaliste.

À la fin de la réunion, la coordonnatrice demande à un membre du groupe de résumer la démarche. Elle remercie les participantes pour l'intérêt qu'elles ont manifesté et termine la rencontre. Il est évident qu'il n'est pas toujours facile de s'en tenir à la période de temps prévue. De façon générale, le groupe parvient à réaliser, en 30 minutes, le plan de soins ayant trait au diagnostic infirmier.

Même si le travail n'est pas terminé, la coordonnatrice doit ajourner la réunion et planifier une période de temps supplémentaire pour compléter le plan de soins avec l'infirmière qui a présenté le client. Cette dernière est responsable de transcrire le plan de soins sur la formule prévue à cet effet.

À la suite de la réunion, il est préférable de laisser l'information inscrite au tableau jusqu'au lendemain pour que le personnel des autres quarts de travail puisse en prendre connaissance.

Les réunions cliniques en soins infirmiers se sont avérées très efficaces et favorables à la satisfaction des besoins du client et à l'acquisition d'habiletés nécessaires au processus diagnostique et à la planification des soins.

TYPOLOGIE DES MODES FONCTIONNELS DE SANTÉ DE GORDON

Marjory Gordon propose l'utilisation d'une typologie pour recueillir et organiser l'information de manière à faciliter l'évaluation de l'état de santé de la personne, de la famille ou de la collectivité de même que l'identification des diagnostics infirmiers. Nous présentons ci-dessous les avantages de cette typologie de même que des éléments d'information sur l'évaluation des modes fonctionnels de santé.

AVANTAGES DE LA TYPOLOGIE DE GORDON

Cette typologie des « modes fonctionnels de santé » présente plusieurs avantages. Elle fournit une structure d'évaluation uniformisée qui peut être utilisée avec différents modèles en soins infirmiers (Henderson, Orem, Roy, etc.), que ce soit dans le contexte de l'évaluation initiale ou de l'évaluation spécifique. Reflétant une approche holistique, elle est applicable dans différents champs d'exercice, quels que soient l'âge et l'état de santé de la clientèle. De plus, cette typologie facilite le processus diagnostique puisqu'elle permet de circonscrire la recherche des données et des hypothèses diagnostiques. En d'autres termes, l'information est recueillie et organisée de façon à permettre l'identification d'un diagnostic infirmier. Lorsque l'infirmière procède à l'évaluation de chacun des modes fonctionnels de santé, la catégorisation des diagnostics infirmiers proposée par Gordon (voir p. 16) lui offre un ensemble d'hypothèses qu'elle peut confirmer ou infirmer en confrontant les données recueillies aux caractéristiques déterminantes. Cette structure lui permet donc de passer plus facilement des données au diagnostic infirmier.

ÉVALUATION DES MODES FONCTIONNELS DE SANTÉ

Tous les êtres humains ont en commun certains modes fonctionnels de santé qui contribuent à leur bien-être, à leur qualité de vie et au développement de leur potentiel. On entend par mode une séquence de comportements qui caractérisent la personne, la famille ou la collectivité. Lorsque l'infirmière procède à l'évaluation de l'état de santé de la personne, il y a graduellement émergence d'un mode de santé. En d'autres termes, c'est à partir des données recueillies qu'elle peut saisir le mode de santé de la personne. Elle doit déterminer s'il est fonctionnel, dysfonctionnel ou potentiellement dysfonctionnel à partir des normes établies et en tenant compte du contexte culturel, développemental et physiopathologique, s'il y a lieu. Les modes de santé sont dits fonctionnels lorsqu'ils contribuent au développement intégral de la personne. Ils représentent la santé, le bien-être de même que les capacités de la personne. À l'opposé, les modes de santé dysfonctionnels ou potentiellement dysfonctionnels sont définis comme des problèmes de santé actuels ou potentiels. Ils représentent un ensemble de comportements qui ne correspondent pas aux normes établies, compte tenu de l'âge, du sexe ou de la culture, et qui nuisent ou sont susceptibles de nuire au développement de la personne.

Marjory Gordon propose 11 modes fonctionnels de santé pour circonscrire l'être humain et faciliter l'évaluation de l'état de santé de la personne, de la famille ou de la collectivité. Cette division est artificielle et les 11 modes fonctionnels de santé doivent être considérés comme interactifs et interdépendants puisque l'être humain forme un tout. Ainsi, une donnée recueillie par rapport à la perception et à la gestion de la santé peut devenir plus significative au fur et à mesure que se poursuit l'évaluation des autres modes de santé. De même, l'hypothèse d'un problème (ex. : constipation) peut correspondre à un mode de santé (élimination) et la recherche des facteurs associés (ex. : manque d'activités et apport liquidien insuffisant) peut se rapporter à d'autres modes de santé (activité et exercice; nutrition et métabolisme). L'évaluation de l'ensemble des modes de santé permet donc de porter un jugement plus éclairé sur l'état de santé de la personne.

Vous trouverez ci-après des éléments d'évaluation concernant chacun des modes fonctionnels de santé. Si les données ainsi recueillies vous dirigent vers des hypothèses diagnostiques, des informations additionnelles seront nécessaires pour confirmer ou infirmer ces hypothèses. Il s'agit alors de transformer les caractéristiques déterminantes propres à une catégorie diagnostique en paramètres d'évaluation. Elles vous sont d'ailleurs présentées dans cet ouvrage.

1. PERCEPTION ET GESTION DE LA SANTÉ
   - Perception de l'état de santé général
   - Pratiques de santé et leurs effets
   - Inquiétudes concernant la maladie
   - Actions entreprises pour le maintien et le recouvrement de la santé

2. NUTRITION ET MÉTABOLISME
   - Apport quotidien d'aliments et de liquides
   - Perte ou gain de poids
   - Appétit
   - Restrictions alimentaires
   - Malaises associés à l'alimentation
   - Processus de guérison des plaies ou des lésions cutanées
   - Coloration et élasticité de la peau
   - Problèmes perçus par le client

3. ÉLIMINATION
   - Mode d'élimination intestinale : fréquence, caractère, malaise, contrôle
   - Mode d'élimination urinaire : fréquence, caractère, malaise, contrôle
   - Transpiration

4. **ACTIVITÉ ET EXERCICE**
   - Niveau d'énergie
   - Mode d'exercice : type et régularité
   - Niveau d'autonomie (voir *échelle d'évaluation du niveau fonctionnel**) dans l'alimentation, l'hygiène, l'habillement, la mise personnelle, l'élimination, l'entretien du domicile, les courses, la préparation des repas, la mobilité en général et la mobilité au lit
   - Équilibre, coordination et amplitude des mouvements

5. **SOMMEIL ET REPOS**
   - Sensation de repos au réveil
   - Troubles du sommeil
   - Habitudes de sommeil

6. **COGNITION ET PERCEPTION**
   - État sensoriel : visuel, auditif, olfactif, kinesthésique, tactile et gustatif; moyens d'assistance
   - Mémoire et attention
   - Mode d'apprentissage
   - Perception de la douleur
   - Niveau intellectuel
   - Discernement, jugement et prise de décision
   - Niveau de conscience et orientation
   - Langage parlé

7. **PERCEPTION DE SOI ET CONCEPT DE SOI**
   - Description de soi et estime de soi
   - Image corporelle
   - État émotionnel

8. **RELATION ET RÔLE**
   - Mode de vie
   - Famille ou personne significative
   - Communication
   - Rôles et responsabilités assumés dans la famille
   - Socialisation
   - Niveau d'affirmation ou de passivité
   - Ressources pécuniaires

9. **SEXUALITÉ ET REPRODUCTION**
   - Relations sexuelles
   - Satisfaction ou insatisfaction sur le plan sexuel
   - Usage de contraceptifs
   - Menstruations et grossesse

10. **ADAPTATION ET TOLÉRANCE AU STRESS**
    - Agents stressants
    - Stratégies d'adaptation
    - Stratégies utilisées pour résoudre les problèmes et l'efficacité de ces moyens
    - Changements importants survenus durant les deux dernières années
    - Réseau de soutien

11. **VALEURS ET CROYANCES**
    - Réalisation de l'objectif visé dans la vie
    - Spiritualité et croyances religieuses
    - Pratiques religieuses
    - Conflits

* Échelle d'évaluation du niveau fonctionnel :

Niveau 0 = Est complètement autonome
Niveau 1 = A besoin d'un équipement ou d'un appareil
Niveau 2 = A besoin d'une autre personne pour l'aider, le superviser ou l'informer
Niveau 3 = A besoin d'une autre personne et d'un équipement ou d'un appareil
Niveau 4 = Est dépendant; ne participe pas à l'activité

CATÉGORISATION DES DIAGNOSTICS INFIRMIERS À PARTIR DES MODES FONCTIONNELS DE SANTÉ DE GORDON (1992)

1. PERCEPTION ET GESTION DE LA SANTÉ
   - Altération des mécanismes de protection
   - Difficulté à se maintenir en santé
   - Gestion inefficace du programme thérapeutique (par la personne)
   - Non-observance (préciser)
   - Recherche d'un meilleur niveau de santé (préciser les comportements)
   - Risque d'accident
   - Risque d'infection
   - Risque d'intoxication
   - Risque de suffocation
   - Risque de trauma

2. NUTRITION ET MÉTABOLISME
   - Allaitement maternel efficace
   - Allaitement maternel inefficace
   - Allaitement maternel interrompu
   - Atteinte à l'intégrité de la muqueuse buccale
   - Atteinte à l'intégrité de la peau
   - Atteinte à l'intégrité des tissus
   - Déficit de volume liquidien
   - Déficit nutritionnel
   - Excès de volume liquidien
   - Excès nutritionnel
   - Hyperthermie
   - Hypothermie
   - Incapacité (partielle ou totale) d'avaler
   - Mode d'alimentation inefficace chez le nouveau-né ou le nourrisson
   - Risque élevé d'altération de la température corporelle
   - Risque élevé d'aspiration (fausse route)
   - Risque élevé d'atteinte à l'intégrité de la peau
   - *Risque élevé d'atteinte à l'intégrité des tissus**
   - Risque élevé d'excès nutritionnel
   - Risque élevé de déficit de volume liquidien
   - Thermorégulation inefficace

* *Cette catégorie diagnostique n'a pas été approuvée par l'ANADI.*

3. ÉLIMINATION
   - Altération de l'élimination urinaire
   - Constipation
   - Constipation colique
   - Diarrhée
   - Incontinence fécale
   - Incontinence urinaire à l'effort
   - Incontinence urinaire fonctionnelle
   - Incontinence urinaire par réduction du temps d'alerte
   - Incontinence urinaire réflexe
   - Incontinence urinaire vraie
   - Pseudo-constipation
   - Rétention urinaire

4. ACTIVITÉ ET EXERCICE
   - Altération de la mobilité physique
   - Dégagement inefficace des voies respiratoires
   - Diminution de l'irrigation tissulaire (préciser : cardiopulmonaire, cérébrale, gastro-intestinale, périphérique, rénale)
   - Diminution du débit cardiaque
   - Dysréflexie
   - Fatigue
   - Incapacité d'organiser et d'entretenir le domicile
   - Incapacité de maintenir une respiration spontanée
   - Incapacité (partielle ou totale) d'utiliser les toilettes
   - Incapacité (partielle ou totale) de s'alimenter
   - Incapacité (partielle ou totale) de se laver et d'effectuer ses soins d'hygiène
   - Incapacité (partielle ou totale) de se vêtir et de soigner son apparence
   - Intolérance à l'activité
   - Intolérance au sevrage de la ventilation assistée
   - Manque de loisirs
   - Mode de respiration inefficace
   - Perturbation de la croissance et du développement
   - Perturbation des échanges gazeux
   - Risque d'intolérance à l'activité
   - Risque de syndrome d'immobilité
   - Risque élevé de dysfonctionnement neurovasculaire périphérique

5. **SOMMEIL ET REPOS**
   - Perturbation des habitudes de sommeil

6. **COGNITION ET PERCEPTION**
   - Altération de la perception sensorielle (préciser : auditive, gustative, kinesthésique, olfactive, tactile, visuelle)
   - Altération des opérations de la pensée
   - Conflit décisionnel (préciser)
   - Douleur
   - Douleur chronique
   - Manque de connaissances (préciser)
   - Négligence de l'hémicorps (droit ou gauche)

7. **PERCEPTION DE SOI ET CONCEPT DE SOI**
   - Anxiété
   - Perte d'espoir
   - Perturbation chronique de l'estime de soi
   - Perturbation de l'estime de soi
   - Perturbation de l'identité personnelle
   - Perturbation de l'image corporelle
   - Perturbation situationnelle de l'estime de soi
   - Peur
   - Risque élevé d'automutilation
   - Sentiment d'impuissance

8. **RELATION ET RÔLE**
   - Altération de la communication verbale
   - Chagrin dysfonctionnel
   - Chagrin par anticipation
   - Conflit face au rôle parental
   - Défaillance dans l'exercice du rôle d'aidant naturel
   - Isolement social
   - Perturbation dans l'exercice du rôle
   - Perturbation dans l'exercice du rôle parental
   - Perturbation de la dynamique familiale
   - Perturbation des interactions sociales
   - Risque élevé de perturbation dans l'exercice du rôle parental
   - Risque élevé de violence envers soi ou envers les autres
   - Risque élevé de défaillance dans l'exercice du rôle d'aidant naturel
   - Syndrome d'inadaptation au changement de milieu

9. **SEXUALITÉ ET REPRODUCTION**
   - Dysfonctionnement sexuel
   - Perturbation de la sexualité
   - Syndrome du traumatisme de viol
   - Syndrome du traumatisme de viol : réaction mixte
   - Syndrome du traumatisme de viol : réaction silencieuse

10. **ADAPTATION ET TOLÉRANCE AU STRESS**
    - Déni non constructif
    - Incapacité de s'adapter à un changement dans l'état de santé
    - Réaction post-traumatique
    - Stratégies d'adaptation défensives
    - Stratégies d'adaptation familiale efficaces (potentiel de croissance)
    - Stratégies d'adaptation familiale inefficaces (absence de soutien)
    - Stratégies d'adaptation familiale inefficaces (soutien compromis)
    - Stratégies d'adaptation individuelle inefficaces

11. **VALEURS ET CROYANCES**
    - Détresse spirituelle

TAXINOMIE I RÉVISÉE : TYPES DE RÉACTIONS HUMAINES

BREF HISTORIQUE ET EXPLICATION

C'est en avril 1986, au cours de la septième conférence bisannuelle de l'ANADI que fut approuvée, aux fins d'étude, la première taxinomie des diagnostics infirmiers. Soulignons que, en 1977, Sœur Calista Roy convoqua un groupe de théoriciennes pour travailler à l'élaboration d'un cadre conceptuel qui permettrait de développer un système de classification des diagnostics infirmiers. Le travail du groupe s'est échelonné de 1978 à 1982. Par la suite, un comité sous la direction de Phyllis Kriteck a assuré, jusqu'en 1986, la poursuite des travaux amorcés par les théoriciennes. Il en est résulté quelques ajouts et changements. Ainsi les « patterns of unitary man », qui représentaient l'idée centrale du cadre conceptuel, ont été renommés « human response patterns », ce qui est traduit, dans le présent ouvrage, par « types de réactions humaines ». Ils constituent dans la taxinomie le premier niveau de concepts, c'est-à-dire le plus abstrait; en voici l'énumération :

1. **Échanger**
2. **Communiquer**
3. **Établir des relations**
4. **Accorder une valeur**
5. **Choisir**
6. **Se mouvoir**
7. **Percevoir**
8. **Connaître**
9. **Ressentir**

C'est en 1989 que fut publiée la Taxinomie I révisée, où l'on retrouve les règles et les principes à la base du système de classification de même que les catégories diagnostiques approuvées par l'ANADI. Soulignons le caractère provisoire de cette taxinomie, qui sera validée et améliorée ultérieurement. La Taxinomie I deviendra la Taxinomie II, III, etc., et les nouvelles catégories diagnostiques acceptées par l'ANADI y seront incorporées.

Vous trouverez ci-après la liste des catégories diagnostiques de l'ANADI telle qu'elle figure dans la Taxinomie I révisée. Les nouvelles catégories diagnostiques acceptées en 1992 y ont été ajoutées. Notez que les chiffres placés devant chacune des catégories indiquent leur emplacement dans la taxinomie.

TAXINOMIE I RÉVISÉE : LISTE DES CATÉGORIES DIAGNOSTIQUES DE L'ANADI (1992)

1. **Échanger** : Type de réaction humaine impliquant le fait de donner et de recevoir (mutualité)
   - 1.1.2.1 Excès nutritionnel
   - 1.1.2.2 Déficit nutritionnel
   - 1.1.2.3 Risque d'excès nutritionnel
   - 1.2.1.1 Risque d'infection
   - 1.2.2.1 Risque d'altération de la température corporelle
   - 1.2.2.2 Hypothermie
   - 1.2.2.3 Hyperthermie
   - 1.2.2.4 Thermorégulation inefficace
   - 1.2.3.1 Dysréflexie
   - 1.3.1.1 Constipation
     - 1.3.1.1.1 Pseudo-constipation
     - 1.3.1.1.2 Constipation colique
   - 1.3.1.2 Diarrhée
   - 1.3.1.3 Incontinence fécale
   - 1.3.2 Altération de l'élimination urinaire
     - 1.3.2.1.1 Incontinence urinaire à l'effort
     - 1.3.2.1.2 Incontinence urinaire réflexe
     - 1.3.2.1.3 Incontinence urinaire par réduction du temps d'alerte
     - 1.3.2.1.4 Incontinence urinaire fonctionnelle
     - 1.3.2.1.5 Incontinence urinaire vraie
   - 1.3.2.2 Rétention urinaire
   - 1.4.1.1 Diminution de l'irrigation tissulaire (préciser : cardiopulmonaire, cérébrale, gastro-intestinale, périphérique, rénale)
     - 1.4.1.2.1 Excès de volume liquidien
       - 1.4.1.2.2.1 Déficit de volume liquidien
       - 1.4.1.2.2.2 Risque de déficit de volume liquidien
   - 1.4.2.1 Diminution du débit cardiaque
   - 1.5.1.1 Perturbation des échanges gazeux
   - 1.5.1.2 Dégagement inefficace des voies respiratoires
   - 1.5.1.3 Mode de respiration inefficace
     - 1.5.1.3.1 Incapacité de maintenir une respiration spontanée
     - 1.5.1.3.2 Intolérance au sevrage de la ventilation assistée
   - 1.6.1 Risque d'accident
   - 1.6.1.1 Risque de suffocation
   - 1.6.1.2 Risque d'intoxication
   - 1.6.1.3 Risque de trauma
   - 1.6.2 Altération des mécanismes de protection
     - 1.6.2.1 Atteinte à l'intégrité des tissus
       - 1.6.2.1.1 Atteinte à l'intégrité de la muqueuse buccale
         - 1.6.2.1.2.1 Atteinte à l'intégrité de la peau
         - 1.6.2.1.2.2 Risque d'atteinte à l'intégrité de la peau

2. **Communiquer** : Type de réaction humaine impliquant le fait de transmettre des messages
   - 2.1.1.1 Altération de la communication verbale

3. **Établir une relation** : Type de réaction humaine impliquant le fait de créer des liens
   - 3.1.1 Perturbation des interactions sociales
   - 3.1.2 Isolement social
   - 3.2.1 Perturbation dans l'exercice du rôle
     - 3.2.1.1.1 Perturbation dans l'exercice du rôle parental
     - 3.2.1.1.2 Risque de perturbation dans l'exercice du rôle parental
     - 3.2.1.2.1 Dysfonctionnement sexuel
   - 3.2.2 Perturbation de la dynamique familiale
     - 3.2.2.1 Difficulté dans l'exercice du rôle d'aidant naturel
     - 3.2.2.2 Risque élevé de difficulté dans l'exercice du rôle d'aidant naturel
     - 3.2.3.1 Conflit face au rôle parental

   - 3.3 Perturbation de la sexualité

4. **Accorder une valeur** : Type de réaction humaine impliquant le fait de donner une valeur relative
   - 4.1.1 Détresse spirituelle

5. **Choisir** : Type de réaction humaine impliquant le fait de prendre une décision

   - 5.1.1.1 Stratégies d'adaptation individuelle inefficaces
     - 5.1.1.1.1 Incapacité de s'adapter à un changement dans l'état de santé

5.1.1.1.2 Stratégies d'adaptation défensives

5.1.1.1.3 Déni non constructif

5.1.2.1.1 Stratégies d'adaptation familiale inefficaces : absence de soutien

5.1.2.1.2 Stratégies d'adaptation familiale inefficaces : soutien compromis

5.1.2.2 Stratégies d'adaptation familiale efficaces : potentiel de croissance

5.2.1 Gestion inefficace du programme thérapeutique (par la personne)

5.2.1.1 Non-observance (préciser)

5.3.1.1 Conflit décisionnel (préciser)

5.4 Recherche d'un meilleur niveau de santé (préciser les comportements)

6. **Se mouvoir** : Type de réaction humaine impliquant l'activité

6.1.1.1 Altération de la mobilité physique

6.1.1.1.1 Risque élevé de dysfonctionnement neurovasculaire périphérique

6.1.1.2 Intolérance à l'activité

6.1.1.2.1 Fatigue

6.1.1.3 Risque d'intolérance à l'activité

6.2.1 Perturbation des habitudes de sommeil

6.3.1.1 Manque de loisirs

6.4.1.1 Incapacité d'organiser et d'entretenir le domicile

6.4.2 Difficulté à se maintenir en santé

6.5.1 Incapacité (partielle ou totale) de s'alimenter

6.5.1.1 Incapacité (partielle ou totale) d'avaler

6.5.1.2 Allaitement inefficace

6.5.1.2.1 Allaitement interrompu

6.5.1.3 Allaitement efficace

6.5.1.4 Mode d'alimentation inefficace chez le nouveau-né ou le nourrisson

6.5.2 Incapacité (partielle ou totale) de se laver et d'effectuer ses soins d'hygiène

6.5.3 Incapacité (partielle ou totale) de se vêtir et de soigner son apparence

6.5.4 Incapacité (partielle ou totale) d'utiliser les toilettes

6.6 Perturbation de la croissance et du développement

6.7 Syndrome de déracinement

7. **Percevoir** : Type de réaction humaine impliquant la réception d'informations

7.1.1 Perturbation de l'image corporelle

7.1.2 Perturbation de l'estime de soi

7.1.2.1 Perturbation chronique de l'estime de soi

7.1.2.2 Perturbation situationnelle de l'estime de soi

7.1.3 Perturbation de l'identité personnelle

7.2 Altération de la perception sensorielle (préciser : auditive, gustative, kinesthésique, olfactive, tactile, visuelle)

7.2.1.1 Négligence de l'hémicorps (droit ou gauche)

7.3.1 Perte d'espoir

7.3.2 Sentiment d'impuissance

8. **Connaître** : Type de réaction humaine impliquant la compréhension des informations

8.1.1 Manque de connaissances (préciser)

8.3 Altération des opérations de la pensée

9. **Ressentir** : Type de réaction humaine impliquant la prise de conscience subjective de l'information

9.1.1 Douleur

9.1.1.1 Douleur chronique

9.2.1.1 Chagrin dysfonctionnel

9.2.1.2 Chagrin par anticipation

9.2.2 Risque de violence envers soi ou envers les autres

9.2.2.1 Risque élevé d'automutilation

9.2.3 Réaction post-traumatique

9.2.3.1 Syndrome du traumatisme de viol

9.2.3.1.1 Syndrome du traumatisme de viol : réaction mixte

9.2.3.1.2 Syndrome du traumatisme de viol : réaction silencieuse

9.3.1 Anxiété

9.3.2 Peur

LES DIAGNOSTICS INFIRMIERS
PRÉSENTÉS SELON LES MODES FONCTIONNELS DE SANTÉ DE GORDON

N. B. – Aux rubriques DÉFINITION, CARACTÉRISTIQUES DÉTERMINANTES et FACTEURS ASSOCIÉS (ou FACTEURS FAVORISANTS, le texte en caractères droits constitue le libellé de l'ANADI. Les ajouts des auteures ou des adaptatrices sont en italique. Pour certains facteurs associés, les adaptatrices se sont inspirées de McFarland et McFarlane, *Nursing Diagnosis & Intervention*, 1989.

– Les INTERVENTIONS DE L'INFIRMIÈRE nécessitant une ordonnance médicale sont marquées du signe ✧.

1

Ce mode fonctionnel de santé se rapporte à la perception qu'a le client de sa santé et de son bien-être, et aux moyens qu'il prend pour s'occuper de ceux-ci. Ces deux aspects (perception et gestion) sont interdépendants puisque les perceptions et les croyances du client relatives à son état de santé influencent ses pratiques de santé. Si le client considère qu'il joue un rôle déterminant dans la promotion de sa santé, il sera plus disposé à modifier, s'il y a lieu, des habitudes ou des comportements pouvant nuire à sa santé. L'évaluation de ce mode de santé permet donc de comprendre les pratiques de santé actuelles et antérieures du client et sa motivation à rechercher un meilleur niveau de santé.

Catégories diagnostiques contenues dans ce chapitre :

Altération des mécanismes de protection

Difficulté à se maintenir en santé

Non-observance (préciser)

Prise en charge inefficace du programme thérapeutique (par la personne)

Recherche d'un meilleur niveau de santé (préciser les comportements)

Risque élevé d'accident

Risque élevé d'infection

Risque élevé d'intoxication

Risque élevé de suffocation

Risque élevé de trauma

PERCEPTION ET GESTION DE LA SANTÉ

ALTÉRATION DES MÉCANISMES DE PROTECTION (1990)

DÉFINITION : Diminution de la capacité de se protéger contre des menaces internes ou externes telles que la maladie ou les accidents.

CARACTÉRISTIQUES DÉTERMINANTES

MAJEURES :
Déficit immunitaire
Mauvaise cicatrisation
Troubles de la coagulation
Réaction inadaptée au stress (*excessive ou prolongée*)
Altération neurosensorielle

MINEURES :
Frissons
Diaphorèse
Dyspnée
Toux
Prurit
Agitation
Insomnie
Fatigue
Anorexie
Faiblesse
Immobilité
Désorientation
Escarre de décubitus

FACTEURS ASSOCIÉS ou FACTEURS FAVORISANTS

Extrêmes d'âge
Alimentation inadéquate
Alcoolisme
Profil sanguin anormal (leucopénie, thrombopénie, anémie, coagulation)
Pharmacothérapie (antinéoplasiques, corticostéroïdes, immunosuppresseurs, anticoagulants, thrombolytiques)
Traitements (chirurgie, radiothérapie)
Maladies (cancer, troubles du système immunitaire)

ALTÉRATION DES MÉCANISMES DE PROTECTION reliée à l'immunosuppression et à la myélosuppression

RÉSULTATS ESCOMPTÉS

Le client ne présente ni frissons, ni fièvre, ni aucun autre signe ou symptôme. (2, 3, 6)

Le client met en pratique les mesures visant à minimiser ses efforts, à maintenir une alimentation équilibrée et à lui procurer suffisamment de repos. (5)

Le client utilise des stratégies d'adaptation efficaces. (1, 7)

Le client possède de bonnes habitudes hygiéniques. (2)

Le client prend les mesures nécessaires pour que son environnement soit sécuritaire. (4)

Le client manifeste un accroissement de sa force et de sa résistance. (5, 6, 7)

Les réactions du système immunitaire s'améliorent. (3, 5, 6, 7)

INTERVENTIONS

1. Accorder le plus de temps possible au client pour lui procurer le soutien nécessaire et assurer son bien-être.
2. Enseigner au client les habitudes hygiéniques afin de prévenir l'invasion d'agents pathogènes dans l'organisme.
3. Mesurer les signes vitaux afin de déceler rapidement les complications.
4. Appliquer des mesures de sécurité afin de prévenir les chutes, les coupures ou autres blessures qui pourraient augmenter les risques d'infection, de saignement et de mauvaise cicatrisation.
5. Informer le client des moyens visant à minimiser ses efforts, à se reposer adéquatement et à maintenir une alimentation équilibrée.
6. Assurer le soulagement des symptômes tels que la fièvre, les frissons, les myalgies et la faiblesse.
7. Montrer au client des techniques de relaxation et des moyens visant à réduire le stress.

INFORMATIONS À CONSIGNER

La compréhension actuelle du client des résultats anormaux des tests hématologiques.

La description du client sur les mesures visant à prévenir ou à traiter les complications.

Les observations concernant les comportements pouvant nuire ou aider à maintenir la santé.

Les signes et symptômes d'une baisse des réactions immunitaires dans les systèmes cardiopulmonaire, neurologique, gastro-intestinal, génito-urinaire et tégumentaire.

Les observations concernant l'infection ou les saignements.

Les interventions de l'infirmière visant à assister le client dans l'apprentissage de moyens visant à réduire le stress et de comportements aidant à maintenir la santé.

Les réactions du client face aux interventions de l'infirmière.

L'évaluation de chaque résultat escompté.

DIFFICULTÉ À SE MAINTENIR EN SANTÉ (1982)

DÉFINITION : Incapacité d'identifier le type d'aide requis et de rechercher l'aide nécessaire, ou d'utiliser les services d'aide pour se maintenir en santé.

CARACTÉRISTIQUES DÉTERMINANTES

Manque de connaissances sur les pratiques de santé élémentaires (manifesté par le client)

Comportements non adaptatifs face aux changements des milieux interne et externe

Incapacité d'assumer la responsabilité des pratiques de santé élémentaires ayant trait à l'un ou à l'ensemble des modes fonctionnels de santé de Gordon (signalée par le client ou observée par l'infirmière)

Antécédents de comportements nuisant à la santé

Intérêt manifesté pour améliorer sa santé en considérant les comportements qu'il doit changer

Manque de matériel, ou de ressources pécuniaires ou autres (signalé par le client ou observé par l'infirmière)

Réseau de soutien inadéquat (fait signalé par le client ou observé par l'infirmière)

Manque d'intérêt face aux pratiques de santé

FACTEURS ASSOCIÉS ou FACTEURS FAVORISANTS

Incapacité de communiquer ou altération importante de la capacité de communiquer (communication écrite, verbale ou gestuelle)

Incapacité de juger de façon délibérée et réfléchie

Altération de la perception et de la cognition

Absence totale ou partielle de motricité fine ou grossière

Stratégies d'adaptation individuelle inefficaces

Chagrin dysfonctionnel

Tâches développementales inachevées

Stratégies d'adaptation familiale inefficaces

Détresse spirituelle débilitante

Ressources matérielles insuffisantes

RÉSULTATS ESCOMPTÉS

Le client se maintient en santé. (**1, 2, 4**)

Le client ne subit aucune lésion ni blessure. (**1, 2, 3, 4, 6**)

La famille ou la personne significative exprime ses sentiments et ses inquiétudes. (**3, 7, 9, 10**)

La famille ou la personne significative explique le programme prévu pour maintenir le client en santé. (**3, 4, 5**)

La famille ou la personne significative met en pratique le programme prévu pour maintenir le client en santé. (**5, 6**)

La famille ou la personne significative identifie des organismes communautaires et sociaux susceptibles de l'aider. (**9, 10**)

La famille ou la personne significative utilise des techniques qui facilitent son adaptation. (**8, 10**)

INTERVENTIONS DE L'INFIRMIÈRE

1. Évaluer la capacité du client de se maintenir en santé, le degré de soutien que peut fournir la famille ou les proches ainsi que le degré de motivation et le niveau d'autonomie du client. Signaler tout changement.

2. Appliquer le traitement prescrit pour traiter la cause sous-jacente à l'altération de la perception et de la cognition. Surveiller l'évolution de l'état du client et signaler ses réactions au traitement (bénéfiques ou indésirables).

3. Aider le client, la famille ou la personne significative à identifier le niveau de capacité du client de se maintenir en santé (ex. : manque d'autonomie dans l'accomplissement des soins personnels). Aider la famille ou la personne significative à communiquer avec le client de façon appropriée et à interpréter ses comportements.

4. Planifier avec le client et la famille ou la personne significative un programme pour maintenir le client en santé en tenant compte de son niveau de capacité actuel :

a) Ramener le client à la réalité aussi souvent que cela est nécessaire.

b) Disposer la chambre pour qu'elle corresponde davantage à son chez-soi.

c) Planifier un programme de soins bien structuré et le respecter, ce qui procure au client un sentiment de sécurité.

d) Assigner la même infirmière au client, si possible, dans le but d'assurer la continuité des soin.

e) Obtenir la collaboration du client en l'informant de tous les aspects des soins.

f) Donner des explications simples, courtes et adaptées au client lorsqu'il est question des soins.

g) Préparer le client à l'éventualité d'un changement inattendu, si possible.

h) Accorder au client le temps nécessaire pour accomplir les tâches ayant trait au maintien de sa santé.

5. Encourager la famille ou la personne significative à accomplir les tâches ayant trait au maintien de sa santé. Faire une démonstration de ces tâches (donner le bain, le nourrir, le ramener à la réalité).

6. Montrer à la famille ou la personne significative comment maintenir un environnement sécuritaire pour le client.

7. Encourager le client et la famille à exprimer leurs sentiments ayant trait au maintien de la santé.

8. Aider la famille ou la personne significative à développer des comportements aidants pour le client.

9. Aider la famille ou la personne significative à identifier des organismes sociaux et communautaires (groupes de soutien pour les clients ayant subi un accident vasculaire cérébral, pour les familles dont l'un des membres est atteint de la maladie d'Alzheimer).

10. Diriger le client vers l'infirmière de liaison en psychiatrie ou vers un service social, s'il y a lieu.

INFORMATIONS À CONSIGNER

Les inquiétudes exprimées par le client et la famille ou la personne significative ainsi que leurs sentiments concernant l'incapacité du client de se maintenir en santé.

Les observations de l'infirmière quant à l'incapacité du client de se donner lui-même les soins et ses réactions face au traitement.

Les réactions du client face aux interventions de l'infirmière.

L'enseignement au client et à la famille ou à la personne significative d'un programme visant à maintenir le client en santé, leur compréhension de l'enseignement reçu et leur capacité d'utiliser ce programme.

Les démarches faites pour diriger le client vers des organismes communautaires.

L'évaluation de chaque résultat escompté.

DIFFICULTÉ À SE MAINTENIR EN SANTÉ reliée au manque d'habileté motrice

RÉSULTATS ESCOMPTÉS

Le client identifie les activités qu'il doit accomplir pour se maintenir en santé. (1, 3)

Le client prend des décisions relativement à son programme des activités de la vie quotidienne. (2)

Le client effectue, selon ses capacités, des activités pour se maintenir en santé (spécifier). (3, 4)

Le client comprend la nécessité de surveiller lui-même ses fonctions organiques et l'exprime clairement. (3, 4)

Le client maintient sa force musculaire et la souplesse de ses articulations. (1, 5, 6)

Le client manifeste une capacité motrice spécifique (ex. : se brosser les dents). (6)

La famille ou la personne significative accomplit correctement les activités que le client ne peut effectuer. (7)

Le client identifie les organismes communautaires et sociaux susceptibles de l'aider à se maintenir en santé. (8)

INTERVENTIONS DE L'INFIRMIÈRE

1. Discuter avec le client des besoins qu'il doit satisfaire pour se maintenir en santé; aborder le sujet durant les activités quotidiennes.

2. Faire participer le client à la prise de décision : où, quand et comment les activités seront exécutées (ex. : « Aimeriez-vous prendre un bain ou une douche ? le matin ou le soir ? »).

3. Aider le client à accomplir les activités pour se maintenir en santé (ex. : examen quotidien de la peau, cathétérisme une fois par semaine pour évaluer le résidu vésical).

4. Montrer au client comment surveiller son état de santé. Lui donner la possibilité d'effectuer lui-même ce suivi.

5. Aider le client à effectuer les exercices d'amplitude des mouvements (actifs et passifs), ce qui l'aidera à conserver la souplesse de ses articulations et sa force musculaire.

6. Identifier le degré de mobilité du client et communiquer son niveau de capacité à tout le personnel soignant afin de favoriser une continuité dans ses soins et de préserver son niveau d'autonomie (est autonome pour s'alimenter et se laver, a besoin d'aide pour se brosser les dents, est dépendant pour l'usage du fauteuil roulant).

7. Renseigner la famille ou la personne significative sur les activités que le client ne peut effectuer sans assistance (prendre un bain, accomplir ses soins d'hygiène corporelle, se rendre à ses rendez-vous en voiture, se déplacer hors du lit, utiliser un déambulateur).

8. Consulter le travailleur social ou autre professionnel de la santé pour identifier les organismes communautaires susceptibles d'offrir un soutien au client, et à l'aider à recourir à ces organismes et à organiser le suivi (au Québec : services de soins à domicile, auxiliaires familiales, popote roulante; en France : Association de soins à domicile, Aide médico-sociale à domicile, Santé-service, Hospitalisation à domicile, Association pour le maintien à domicile).

INFORMATIONS À CONSIGNER

Les besoins identifiés par le client concernant sa santé et son évaluation de sa capacité de les satisfaire.

L'empressement du client à prendre des décisions et à participer aux activités pour se maintenir en santé.

Les observations de l'infirmière au sujet des capacités motrices, du niveau d'habileté technique et de l'état de santé du client.

Les réactions du client face aux interventions de l'infirmière.

L'évaluation de chaque résultat escompté.

NON-OBSERVANCE (préciser) (1973)

DÉFINITION : Décision réfléchie de ne pas se soumettre au traitement recommandé.

CARACTÉRISTIQUES DÉTERMINANTES

MAJEURE :

Comportement indiquant que le client n'adhère pas au programme thérapeutique; ce comportement peut être observé directement ou identifié par les propos du client ou de la personne significative

MINEURES :

Résultats anormaux des tests objectifs (mesures physiologiques)
Signes de complications
Exacerbation des symptômes
Omission de se présenter aux rendez-vous
Aucun progrès
Impossibilité pour l'aidant (médecin, infirmière ou tout autre thérapeute) et le client de fixer ou d'atteindre des objectifs communs

FACTEURS ASSOCIÉS ou FACTEURS FAVORISANTS

Système de valeurs du client :
    Croyances concernant la santé
    Influences culturelles
    Valeurs spirituelles
Type de relation existant entre le client et la personne qui donne les soins

NON-OBSERVANCE (préciser) reliée au système de valeurs du client

RÉSULTATS ESCOMPTÉS

Le client identifie les facteurs influant sur son refus de se conformer au traitement. (1, 2, 3, 4)

Le client observe le traitement de manière à ne pas compromettre sa sécurité physiologique. (5, 6, 7)

Le client établit un contrat avec l'infirmière pour effectuer

_____

(spécifier le comportement et la fréquence). (8)

Le client a recours à des organismes de soutien qui lui permettront de modifier son comportement en vue de se conformer au traitement. (6, 7, 9, 10)

INTERVENTIONS DE L'INFIRMIÈRE

1. Être à l'écoute des motifs du client concernant son refus de se conformer au traitement.

2. S'adresser au client sans porter de jugement sur son comportement.

3. Identifier les points spécifiques qui font l'objet de la non-observance.

4. S'efforcer d'identifier les facteurs (compréhension insuffisante, attentes irréalistes, différences culturelles) qui pourraient influer sur la non-conformité du client au traitement.

5. Souligner les aspects positifs liés au fait de se conformer au traitement.

6. Assister le client dans une démarche de clarification des valeurs.

7. Reconnaître au client le droit de décider de ne pas se conformer au traitement.

8. Établir un contrat avec le client pour modifier des comportements qui ne sont pas menaçants pour son système de valeurs.

9. Recourir à son réseau de soutien pour faire respecter et adopter les comportements proposés au moment du contrat.

10. Encourager et féliciter le client lorsqu'il observe le traitement.

INFORMATIONS À CONSIGNER

Les propos du client concernant la non-observance du traitement.

Les observations de l'infirmière décrivant le comportement du client qui refuse de se conformer au traitement.

Les propos du client permettant de comprendre les motifs de la non-observance du traitement.

Les conditions acceptées par le client pour adopter les comportements suggérés au moment du contrat.

Les progrès accomplis quotidiennement par le client pour se conformer à son programme thérapeutique.

L'évaluation de chaque résultat escompté.

PRISE EN CHARGE INEFFICACE DU PROGRAMME THÉRAPEUTIQUE (par la personne) (1992)

DÉFINITION : Difficulté à intégrer le programme thérapeutique (traitement de la maladie et de ses séquelles) à la vie quotidienne de façon à atteindre des objectifs de santé spécifiques.

CARACTÉRISTIQUES DÉTERMINANTES

MAJEURE :

Choix d'activités quotidiennes qui ne permettent pas d'atteindre les buts du programme de traitement ou de prévention

MINEURES :

Aggravation (attendue ou inattendue) des symptômes de la maladie

Désir de prendre en charge le traitement de la maladie et la prévention de ses séquelles (exprimé par le client)

Difficultés à intégrer dans la vie quotidienne un ou plusieurs programmes thérapeutiques prescrits pour le traitement de la maladie et de ses séquelles ou pour la prévention de ses complications (mentionnées par le client)

Absence de tout effort pour inclure le programme thérapeutique aux activités quotidiennes (signalée par le client)

Absence de tout effort pour réduire les facteurs de risque associés à la progression de la maladie et de ses séquelles (signalée par le client)

FACTEURS ASSOCIÉS ou FACTEURS FAVORISANTS

Complexité du système de santé

Complexité du programme thérapeutique

Conflit décisionnel

Difficultés pécuniaires

Exigences trop grandes pour les membres de la famille ou pour le client

Conflit familial

Habitudes familiales en matière de soins de santé

Indices d'encouragement insuffisants ou inadéquats pour motiver le client à agir

Manque de connaissances

Doute sur l'efficacité du programme thérapeutique ou méfiance envers le personnel soignant

Perception qu'a le client de la gravité de la maladie et de sa prédisposition à la maladie

Obstacles, perçus par le client, qui empêchent de suivre le programme thérapeutique

Effets bénéfiques du programme thérapeutique (perçus par le client)

Sentiment d'impuissance

Soutien social insuffisant

PRISE EN CHARGE INEFFICACE DU PROGRAMME THÉRAPEUTIQUE (par la personne)
relié aux croyances concernant la santé

RÉSULTATS ESCOMPTÉS

Le client fait part de ses croyances personnelles au sujet de sa maladie et de son traitement. (1)

Le client élabore un plan d'action en vue d'intégrer le programme thérapeutique (diète, médication, activités, etc.) à ses activités quotidiennes. (2, 3, 4, 8)

Le client choisit des activités quotidiennes qui lui permettent d'atteindre les objectifs du programme thérapeutique ou préventif. (2, 5, 6, 7, 8)

Le client exprime son intention de réduire les facteurs pouvant aggraver sa maladie. (6, 7)

Le client a recours à des organismes de soutien. (9, 10)

INTERVENTIONS DE L'INFIRMIÈRE

1. Discuter avec le client de ses croyances personnelles à propos de sa maladie et donner l'information pertinente.

2. Expliquer au client la physiopathologie de sa maladie et les buts du programme thérapeutique.

3. Amener le client et sa famille à examiner les valeurs associées à leur mode de vie afin de les aider à comprendre le conflit qui existe entre ce mode de vie et les exigences du programme thérapeutique.

4. Aider le client et sa famille à élaborer un plan d'action en vue d'intégrer le programme thérapeutique aux activités quotidiennes.

5. Corriger les croyances erronées du client en ce qui concerne sa prédisposition à la maladie et la gravité de celle-ci.

6. Aider le client et sa famille à surmonter les difficultés qui nuisent à la gestion du programme thérapeutique (ex. : les pressions sociales, l'absence de soutien familial ou les comportements antérieurs).

7. Encourager le client à modifier les comportements pouvant nuire à sa santé. Par exemple, inciter un client qui souffre d'une maladie cardiaque à cesser de fumer.

8. Fournir de la documentation écrite qui explique clairement le programme thérapeutique.

9. Diriger le client ou sa famille vers des groupes de soutien ou des organismes d'entraide.

10. Aider le client et sa famille à prévoir les changements qui devront être apportés compte tenu de l'évolution de la maladie. Par exemple, il pourra s'avérer nécessaire de modifier le domicile familial de façon à favoriser l'utilisation d'une chaise roulante ou l'installation d'un lit d'hôpital.

INFORMATIONS À CONSIGNER

Les connaissances et les croyances du client en ce qui concerne sa maladie et le programme thérapeutique.

Les propos du client au sujet de ses valeurs et de son mode de vie.

Les renseignements fournis au client dans le but de dissiper les croyances erronées.

Les mesures prises pour modifier l'environnement ou le comportement du client.

La documentation fournie au client.

Les ressources vers lesquelles on a orienté le client.

L'évaluation de chaque résultat escompté.

RECHERCHE D'UN MEILLEUR NIVEAU DE SANTÉ (préciser les comportements) (1988)

DÉFINITION : Recherche de moyens visant à modifier ses habitudes personnelles ou son environnement afin d'améliorer son état de santé, lequel est stable*.

CARACTÉRISTIQUES DÉTERMINANTES

MAJEURE :

Désir d'atteindre un meilleur niveau de bien-être (exprimé par le client ou observé par l'infirmière)

MINEURES :

Désir de mieux maîtriser les pratiques de santé (exprimé par le client ou observé par l'infirmière)

Inquiétudes, exprimées par le client, concernant l'influence des conditions environnementales sur son état de santé

Manque de connaissances sur les organismes communautaires (mentionné par le client ou observé par l'infirmière)

Manque de connaissances sur les comportements visant à maintenir la santé (observé par l'infirmière)

---

* *Un état de santé stable se définit comme suit : le client a adopté des mesures de prévention appropriées à son âge; il se dit en bonne ou en excellente santé, ou, s'il souffre d'une maladie, les signes et symptômes sont stabilisés.*

RECHERCHE D'UN MEILLEUR NIVEAU DE SANTÉ : abaisser sa cholestérolémie afin de prévenir la maladie coronarienne

RÉSULTATS ESCOMPTÉS

Le client connaît sa cholestérolémie. (**1**)

Le client affirme qu'une élévation de la cholestérolémie est un facteur de risque de la maladie coronarienne. (**3, 4, 5**)

Le client énumère les aliments à faible teneur en gras et en cholestérol. (**3, 4, 5**)

Le client prévoit recourir à une personne-ressource ou à un groupe de soutien s'il éprouve des difficultés à suivre sa diète. (**6**)

La cholestérolémie du client s'abaisse au taux désiré. (**1, 2, 3, 4, 5, 6, 7**)

Le client ne présente aucun signe précurseur de maladie, ou les signes et symptômes sont stabilisés, le cas échéant. (**1, 2, 3, 4, 5, 6, 7**)

INTERVENTIONS DE L'INFIRMIÈRE

1. Discuter avec le client de sa cholestérolémie et de l'écart par rapport aux normes établies.

2. Expliquer au client la relation entre la cholestérolémie et la maladie coronarienne. Lui préciser les sources extrinsèques et intrinsèques du cholestérol.

3. Proposer au client des moyens pour abaisser sa cholestérolémie et l'encourager à suivre sa diète après son congé.

4. Documenter le client sur le cholestérol afin qu'il puisse s'y référer après son congé.

5. Planifier une rencontre avec la diététicienne afin d'aider le client à modifier ses habitudes alimentaires.

6. Indiquer au client les personnes-ressources ou les groupes de soutien susceptibles de l'aider et d'assurer un suivi après son congé.

7. S'assurer que le client comprenne l'importance de suivre une diète pauvre en cholestérol et en gras. Vérifier ses connaissances sur les aliments riches en cholestérol et en gras saturé. Passer en revue les modifications qu'il souhaite apporter à ses habitudes alimentaires.

INFORMATIONS À CONSIGNER

Les préoccupations exprimées par le client concernant l'amélioration de son état de santé.

Les réactions du client face aux interventions de l'infirmière.

L'enseignement donné au client ainsi que sa compréhension des informations reçues.

La documentation fournie au client.

L'évaluation de chaque résultat escompté.

RECHERCHE D'UN MEILLEUR NIVEAU DE SANTÉ : abaisser sa tension artérielle afin de prévenir la maladie coronarienne

RÉSULTATS ESCOMPTÉS

Le client manifeste de l'intérêt dans l'apprentissage des nouvelles connaissances et capacités visant à réduire sa tension artérielle. (2, 4)

Le client affirme que l'hypertension artérielle est un facteur de risque de la maladie coronarienne. (1, 2)

Le client identifie des moyens appropriés pour abaisser sa tension artérielle et les met en pratique. (4)

Le client identifie l'écart entre les valeurs de sa tension artérielle et les normes établies. (4)

Le client identifie les mesures alimentaires appropriées pour abaisser la tension artérielle et s'y conforme. (5)

La tension artérielle se maintient dans les limites désirées. (1, 2, 3, 4, 5)

Le client ne présente aucun signe précurseur de maladie, ou les signes et symptômes sont stabilisés, le cas échéant. (1, 2, 3, 4, 5)

INTERVENTIONS DE L'INFIRMIÈRE

1. Discuter avec le client des effets de l'hypertension artérielle sur l'organisme. Clarifier toutes fausses conceptions.

2. Informer le client de sa tension artérielle chaque fois qu'elle est prise pour qu'il puisse constater les changements et soit motivé à poursuivre sa démarche.

3. Documenter le client sur l'hypertension artérielle afin qu'il puisse s'y référer après son congé.

4. Montrer au client divers moyens pour abaisser sa tension artérielle (exercices de relaxation et mesures alimentaires, par exemple).

5. Planifier une rencontre avec la diététicienne afin d'évaluer les habitudes alimentaires du client, discuter des modifications que le client devra apporter à sa diète comme réduire l'apport en sodium.

INFORMATIONS À CONSIGNER

Les préoccupations exprimées par le client concernant l'amélioration de son état de santé.

Les réactions du client face aux interventions de l'infirmière.

L'enseignement donné au client ainsi que sa compréhension des informations reçues.

La documentation fournie au client.

Les démarches faites pour diriger le client vers des organismes communautaires.

L'évaluation de chaque résultat escompté.

RÉSULTATS ESCOMPTÉS

Le client affirme qu'il doit cesser de fumer. (**1**)

Le client explique les effets immédiats du tabac sur l'organisme et ses conséquences à long terme. (**2, 3, 4**)

Le client comprend les moyens susceptibles de l'aider à cesser de fumer et l'exprime clairement. (**6**)

Le client choisit la méthode qu'il désire utiliser pour cesser de fumer. (**5**)

Le client cesse de fumer ou s'inscrit à un programme de soutien pour cesser de fumer. (**1, 2, 3, 4, 5, 6, 7, 8**)

Le client ne présente aucun signe précurseur de maladie, ou les signes et symptômes sont stabilisés, le cas échéant. (**1, 2, 3, 4, 5, 6, 7, 8**)

INTERVENTIONS DE L'INFIRMIÈRE

1. Déterminer la capacité du client d'améliorer son état de santé. Évaluer sa motivation.

2. Discuter avec le client des risques du tabagisme en insistant sur les effets à long terme de la nicotine sur l'organisme.

3. Évaluer la compréhension du client concernant les effets du tabac sur l'organisme (la tension artérielle, la cholestérolémie, la coagulation, la fréquence cardiaque). Clarifier toutes fausses conceptions.

4. Insister sur les avantages (d'ordre physique) qu'en retirera le client s'il cesse de fumer, ce qui pourrait l'encourager à modifier son comportement.

5. Passer en revue les méthodes auxquelles le client a déjà eu recours pour cesser de fumer ou pour réduire l'usage de la cigarette. Évaluer si elles ont été fructueuses afin de l'aider à choisir la méthode qui serait la plus efficace.

6. Suggérer au client des moyens pour cesser de fumer :

a) Dresser une liste des motifs qui pourraient l'inciter à cesser de fumer.

b) Fixer une date pour cesser de fumer.

c) Obtenir du soutien.

d) Choisir une autre marque de cigarette.

e) Réduire progressivement le nombre de cigarettes.

f) Remplacer l'habitude de fumer par d'autres activités.

7. Documenter le client sur les différentes méthodes pour cesser de fumer afin qu'il puisse s'y référer après son congé.

8. Renseigner le client sur les différents programmes de soutien afin de l'encourager à poursuivre sa démarche après son congé.

INFORMATIONS À CONSIGNER

Les préoccupations exprimées par le client concernant l'amélioration de son état de santé.

Les réactions du client face aux interventions de l'infirmière.

L'enseignement donné au client ainsi que sa compréhension des informations reçues.

Les informations communiquées au client sur les programmes de soutien pour cesser de fumer.

L'évaluation de chaque résultat escompté.

RECHERCHE D'UN MEILLEUR NIVEAU DE SANTÉ : faire des exercices aérobiques afin de prévenir la maladie coronarienne

RÉSULTATS ESCOMPTÉS

Le client comprend les bienfaits d'un programme d'exercices aérobiques et l'exprime clairement. **(1)**

Le client comprend les règles à suivre concernant les exercices aérobiques et l'exprime clairement. **(2, 3, 4, 5, 8, 9)**

Le client énumère les précautions à prendre lors des séances d'exercices aérobiques. **(2, 6)**

Le client détermine quelle devrait être sa fréquence cardiaque cible durant l'exercice (60 - 80 % de 220, moins l'âge du client). **(2)**

Le client est capable de prendre son pouls avec exactitude. **(7)**

INTERVENTIONS DE L'INFIRMIÈRE

1. Discuter des bienfaits de l'exercice pratiqué régulièrement, tant sur les systèmes cardiovasculaire et respiratoire que sur la santé mentale.

2. Réviser les éléments de base d'un programme d'exercices aérobiques :

a) La fréquence (3 fois par semaine au minimum).

b) La durée (20 minutes au minimum, excluant les 5 à 10 minutes de réchauffement et de détente).

c) L'intensité (la somme de travail doit augmenter en fonction de la fréquence cardiaque cible et de l'effort déployé par le client).

3. Discuter des activités aérobiques telles que la marche, la course à pied, la natation, la bicyclette, etc.

4. Recommander au client de consulter un médecin avant de commencer le programme d'exercices.

5. Recommander au client de choisir un programme d'exercices (avec ou sans supervision) en respectant son degré de motivation.

6. Réviser les techniques de réchauffement et de détente ainsi que les exercices d'étirement musculaire. Ces techniques visent respectivement à prévenir les changements trop brusques de la fréquence cardiaque, à éviter les blessures et la surcharge de travail du cœur.

7. Montrer au client comment prendre son pouls et en vérifier l'exactitude.

8. Aviser le client d'informer le médecin de tout symptôme éventuel durant l'exercice.

9. Documenter le client sur les règles concernant l'exercice aérobique et les programmes d'exercices en groupe.

INFORMATIONS À CONSIGNER

Les préoccupations exprimées par le client concernant l'amélioration de son état de santé.

Les réactions du client face aux interventions de l'infirmière.

L'enseignement donné au client ainsi que sa compréhension des informations reçues.

Le programme d'exercices que le client se propose de suivre après son départ de l'hôpital.

La capacité du client de prendre son pouls et de le noter.

La documentation fournie au client ainsi que les démarches faites pour le diriger vers des organismes communautaires.

L'évaluation de chaque résultat escompté.

RÉSULTATS ESCOMPTÉS

Le client affirme que le stress est un facteur de risque de la maladie coronarienne. (**1, 4**)

Le client identifie et dresse une liste des agents stressants. (**2**)

Le client explique comment son organisme réagit aux agents stressants. (**3**)

Le client énumère des moyens qui maximisent les aspects positifs du stress et qui réduisent les aspects négatifs. (**5, 6**)

INTERVENTIONS DE L'INFIRMIÈRE

1. Informer le client que le stress est un facteur de risque pouvant causer des problèmes de santé importants, telle la maladie coronarienne.

2. Examiner avec le client les agents stressants qu'il rencontre dans sa vie personnelle et professionnelle et explorer comment il fait face au stress.

3. Discuter avec le client des effets du stress sur l'organisme et des conséquences d'une diminution du stress, ce qui peut l'encourager à trouver des moyens visant à réduire le stress.

4. Discuter avec le client des caractéristiques propres aux personnalités de type A et de type B, ce qui l'encouragera à se donner les outils pour modifier son comportement.

5. Discuter avec le client des moyens visant à réduire le stress :

a) Percevoir les situations différemment.

b) Planifier ses activités.

c) Prendre régulièrement une soirée ou une journée de détente.

d) Mettre en pratique des techniques de relaxation.

e) S'affirmer face aux exigences démesurées.

f) Améliorer son image et son estime de soi.

g) Faire de l'exercice.

h) Faire face à ses problèmes et discuter de la manière de les résoudre avec sa famille et ses amis.

i) Se fixer des objectifs réalistes.

j) Réduire son niveau de vie.

6. Informer le client des différents programmes offerts sur la gestion du stress; le documenter afin qu'il puisse s'y référer après son congé.

INFORMATIONS À CONSIGNER

Les préoccupations exprimées par le client concernant l'amélioration de son état de santé.

Les réactions du client face aux interventions de l'infirmière.

L'enseignement donné au client ainsi que sa compréhension des informations reçues.

Les informations communiquées au client sur les programmes de gestion du stress et la documentation fournie sur le sujet.

L'évaluation de chaque résultat escompté.

RISQUE ÉLEVÉ D'ACCIDENT (1978)

DÉFINITION : Conditions environnementales qui interagissent avec les ressources adaptatives et défensives d'une personne et qui la rendent vulnérable aux accidents.

FACTEURS DE RISQUE

FACTEURS INTERNES (PROVENANT DE LA PERSONNE) :

Facteurs liés aux fonctions biochimiques ou régulatoires : dysfonctionnement sensoriel, dysfonctionnement intégratif, dysfonctionnement des effecteurs

Hypoxie tissulaire

Malnutrition

Facteurs immunitaires

Profil sanguin anormal (leucocytose, leucopénie, anomalie des facteurs de coagulation, thrombopénie, thalassémie, anémie falciforme, baisse du taux d'hémoglobine)

Facteurs physiques : lésions de la peau, perte de mobilité

Âge développemental (physiologique, psychosocial)

Facteurs psychologiques (affectivité, orientation)

Méconnaissance des sources de danger présentes dans l'environnement

FACTEURS EXTERNES (ENVIRONNEMENTAUX) :

Facteurs biologiques : taux d'immunisation de la localité, microorganismes

Facteurs chimiques : polluants, poisons, drogues, produits pharmaceutiques, alcool, caféine, nicotine, produits de conservation, cosmétiques, teintures, substances nutritives (vitamines, types d'aliments)

Facteurs physiques : structure, aménagement et organisation du quartier, de l'immeuble ou de l'équipement, moyens de transport

Facteurs humains : agents nosocomiaux, mode d'attribution du personnel, facteurs affectifs, cognitifs et psychomoteurs

Facteurs externes et internes qui augmentent le risque d'accident relié à la position durant la chirurgie :

Diminution de la circulation ou de la sensibilité

Altération métabolique et nutritionnelle (obésité, émaciation)

Anesthésie (générale, régionale)

Proéminence osseuse

Lésion cutanée

Maladie cardiovasculaire, hépatique, rénale ou respiratoire

Diabète sucré

Troubles musculo-squelettiques

Œdème

Intervention chirurgicale élargie

Hypovolémie

Immobilité

Facteurs mécaniques : friction, pression, force de cisaillement

RISQUE ÉLEVÉ D'ACCIDENT relié à la méconnaissance des sources de danger présentes dans l'environnement

RÉSULTATS ESCOMPTÉS

Le client et sa famille se disent conscients des sources de danger présentes dans leur entourage immédiat. (1, 4)

Le client et sa famille mettent en pratique les mesures de sécurité à la maison. (2)

Les adultes de la maison enseignent aux enfants les mesures de sécurité. (3)

Les adultes de la maison organisent les lieux afin d'assurer la sécurité des jeunes enfants ou des personnes dont les fonctions cognitives sont perturbées. (2, 4)

INTERVENTIONS DE L'INFIRMIÈRE

1. Aider le client à identifier les sources de danger qui peuvent entraîner des accidents.

2. Encourager le client à faire les réparations appropriées ou à éliminer de son environnement tout ce qui est potentiellement dangereux.

3. Encourager les adultes à discuter avec les enfants des règles de sécurité :

a) Ne pas jouer avec des allumettes.

b) Faire preuve de prudence en utilisant des appareils électriques.

c) Connaître l'emplacement des sorties de secours.

d) Ne pas parler aux étrangers.

e) Composer le 911 en cas d'urgence.

4. Diriger le client vers les ressources communautaires appropriées pour de plus amples renseignements quant à l'identification et à l'élimination des sources de danger.

INFORMATIONS À CONSIGNER

Les propos du client concernant les situations qui entraînent des accidents et des blessures.

Les comportements indiquant que le client n'est pas conscient des sources de danger ou qu'il n'en tient pas compte.

Les déficits cognitifs qui empêchent le client d'apprendre les mesures de sécurité ou de porter attention aux sources de danger.

Les interventions visant à aider le client à reconnaître et à éliminer les sources de danger.

Les réactions du client et de sa famille aux interventions de l'infirmière.

L'évaluation de chaque résultat escompté.

RISQUE ÉLEVÉ D'ACCIDENT relié à la position du client durant la chirurgie

RÉSULTATS ESCOMPTÉS

Le client maintient un mode de respiration efficace et un bon débit cardiaque. (1, 5, 6)
Le client ne présente aucun signe de lésion tissulaire, d'altération neuromusculaire ou d'atteinte vasculaire. (1, 2, 3, 4, 5, 6, 7)

INTERVENTIONS DE L'INFIRMIÈRE

1. Consigner les données de l'évaluation préopératoire et les communiquer en vue d'assurer la continuité des soins. Identifier les facteurs favorisant une lésion tissulaire.
2. Utiliser le dispositif approprié pour transporter le client (civière, lit du client, fauteuil roulant, berceau, *surgilift*).
3. Prévoir un nombre suffisant de personnes pour effectuer le déplacement du client. Un minimum de deux personnes est requis pour effectuer le déplacement du client de la civière à la table d'opération, et un minimum de quatre personnes est requis pour effectuer le déplacement du client anesthésié de la table d'opération à la civière.
4. Vérifier le fonctionnement de la table d'opération avant l'intervention chirurgicale. Une défectuosité pourrait prolonger la durée de l'anesthésie et compliquer le déroulement de l'intervention.
5. S'assurer que la position du client est adéquate.
Décubitus dorsal :
a) Vérifier l'alignement du cou et de la colonne vertébrale.
b) Décroiser les chevilles et s'assurer que les jambes sont droites.
c) Placer une courroie de sécurité deux pouces au-dessus des genoux; elle doit être assez serrée pour retenir le client, sans toutefois nuire à la circulation veineuse superficielle.
d) Maintenir les bras de chaque côté du corps avec l'alèse, la paume des mains vers le bas; s'assurer qu'aucune partie ne déborde du matelas ni n'est en contact avec les surface de métal. Utiliser la méthode ici décrite : en procédant d'un côté à la fois, attacher le membre sur un appui-bras matelassé, la paume de la main vers le haut. L'angle entre le bras et le corps doit être plus petit que 90 degrés, car une hyperextension peut causer une lésion du plexus brachial.
e) Appliquer des compresses sur les yeux si les paupières du client ne restent pas fermées (ou appliquer de l'onguent et fermer les paupières avec du diachylon), ou dans le cas d'une chirurgie de la tête, du cou ou du thorax. Si les paupières demeurent ouvertes, l'œil peut s'assécher et s'infecter. Une abrasion de la cornée peut survenir en raison du frottement des champs ou d'autres objets.
f) Placer un coussinet sous l'occiput, l'omoplate, l'olécrâne, le sacrum, le coccyx et le calcanéum afin de protéger ces points de pression, si l'intervention dure plus de 2 heures ou si le client est prédisposé aux lésions cutanées. Placer un

INFORMATIONS À CONSIGNER

Les données de l'évaluation préopératoire.
L'intervention chirurgicale pratiquée, le type d'anesthésie et la position chirurgicale utilisée.
La durée de l'intervention chirurgicale : l'heure à laquelle le client est entré dans la salle d'opération, l'heure à laquelle l'incision a été pratiquée, l'heure à laquelle la plaie opératoire a été fermée et l'heure à laquelle le client a quitté la salle d'opération.
Le dispositif utilisé pour transporter le client (civière, lit, chaise roulante) et les déplacements du client.
L'évaluation des pertes sanguines préopératoires.
Les types de contentions et le matériel de soutien utilisés pour protéger le client ainsi que les appareils qui ont servi à l'installer.
Les changements de position effectués durant l'opération.
La mise en place d'implants temporaires ou permanents durant l'opération.
Les pouls périphériques.
Les spécimens envoyés au laboratoire d'analyses médicales.
L'évaluation de chaque résultat escompté.

→

appui-pieds matelassé afin d'éviter la flexion plantaire et de prévenir l'étirement du nerf sciatique poplité interne et, par conséquent, le pied tombant.

g) Placer un coussinet ou un oreiller en mousse sous la tête du client afin d'éviter l'étirement des muscles du cou, sauf contre-indication.

Décubitus ventral :

a) S'assurer d'avoir l'aide de quatre personnes pour installer le client en position ventrale.

b) Placer un coussinet ou un oreiller en mousse sous la tête du client. Appliquer des compresses sur les yeux. Placer la tête de côté de manière à ce qu'il n'y ait pas trop de pression sur l'oreille et sur l'œil.

c) Placer les membres supérieurs sur des appui-bras, de chaque côté de la tête, les coudes en légère flexion et les paumes vers le bas, afin de réduire la tension au niveau des articulations des épaules, des coudes et des poignets.

d) Vérifier l'alignement du cou et de la colonne vertébrale.

e) Veiller à ce que les seins de la cliente ou les organes génitaux du client ne soient pas trop comprimés par les rouleaux thoraciques ou le corset pour laminectomie, afin d'éviter des lésions au niveau des tissus mous et des nerfs.

f) Vérifier les pulsations des membres supérieurs et inférieurs. Les artères radiales et fémorales peuvent être comprimées par les rebords supérieurs et inférieurs des rouleaux thoraciques ou du corset pour laminectomie.

g) Placer des coussinets sous les genoux afin d'éviter des lésions au niveau des tissus mous et de l'articulation.

h) Placer un oreiller sous les chevilles afin d'éviter qu'il y ait une pression sur les orteils et les pieds, et afin de prévenir l'étirement du nerf sciatique poplité interne et la flexion plantaire.

i) Placer une courroie de sécurité deux pouces au-dessus des genoux; elle doit être assez serrée pour maintenir le client en place sans toutefois nuire à la circulation veineuse superficielle.

j) Placer un coussinet sous l'acromion, l'olécrane et les épines iliaques antérieures afin de protéger ces points de pression, si l'intervention dure plus de 2 heures ou si le client est prédisposé aux lésions cutanées.

Position latérale :

a) S'assurer d'avoir l'aide de quatre personnes pour installer le client en position latérale.

b) Vérifier l'alignement du cou et de la colonne vertébrale.

c) Placer un coussinet ou un oreiller en mousse sous la tête du client. Appliquer des compresses sur les yeux. Placer la tête de manière à ce qu'il n'y ait pas trop de pression sur l'oreille et sur l'œil.

d) Placer un petit rouleau sous l'aisselle de dessous afin de diminuer la pression sur le thorax et l'aisselle, de favoriser une bonne expansion thoracique et de prévenir la compression du plexus brachial par la tête de l'humérus.

e) Placer le bras de dessous sur un appui-bras, la paume vers le haut; l'angle entre le bras et le corps doit être plus petit que 90 degrés. Placer le bras de dessus sur un appui-bras élevé et le maintenir en place à l'aide de contentions; l'angle entre le bras et le corps doit être plus petit que 90 degrés.

f) Fléchir la jambe de dessous à la hanche et au genou, et placer la jambe de dessus pour qu'elle soit droite. Ainsi, le tronc est plus stable, la pression exercée sur la jambe de dessous est réduite et les parties osseuses des genoux et des chevilles ne sont pas appuyées l'une sur l'autre.

g) Placer un oreiller entre les genoux et entre les chevilles, de manière à soutenir la jambe de dessus, à réduire la tension au niveau de la hanche de dessus et à protéger les points de pression.

h) Placer des coussinets sous la face latéro-externe du genoux et de la cheville de dessous pour diminuer le risque de lésion au niveau de la malléole et du nerf sciatique poplité externe (pied tombant).

→

i) Placer une courroie de sécurité au niveau des cuisses ou un ruban adhésif large au niveau des hanches. Attacher la courroie ou le ruban à la table d'opération.

j) Placer un coussinet sous l'acromion, l'os iliaque et le grand trochanter afin de protéger ces points de pression, si l'intervention dure plus de 2 heures ou si le client est prédisposé aux lésions cutanées.

Position gynécologique :

a) Attacher les membres supérieurs à des appui-bras ou les maintenir sur la table d'opération, de chaque côté du corps. Si tel est le cas, prêter une attention particulière aux doigts afin qu'ils ne soient pas placés près du point de flexion de la table, où ils risquent d'être coincés si la position du client est changée.

b) Vérifier l'alignement du cou et de la colonne vertébrale.

c) Installer les étriers à la même hauteur et les attacher solidement à la table pour éviter qu'ils ne bougent accidentellement. Une flexion inégale des jambes ainsi qu'une abduction inégale des hanches peuvent causer une tension dans les régions lombaire et sacrée.

d) Placer les courroies des montants des étriers derrière les chevilles et sous les pieds. Matelasser les montants des étriers si ces derniers risquent d'être en contact avec les jambes.

e) Matelasser la partie des étriers qui soutiennent les creux poplités afin de prévenir une thrombose des vaisseaux superficiels et une lésion des nerfs crural et obturateur.

f) Placer un coussinet sous l'occiput, l'omoplate et le sacrum afin de protéger ces points de pression, si l'intervention dure plus de 2 heures ou si le client est prédisposé aux lésions cutanées.

g) Avec l'aide d'un collègue, lever et baisser les jambes du client simultanément et lentement, pour éviter des lésions au niveau des genoux ou des chevilles et une luxation au niveau des hanches. Le fait de baisser trop rapidement les jambes peut entraîner de l'hypotension.

6. Vérifier la position du client chaque fois qu'elle est changée et prêter une attention particulière à l'alignement corporel et au matériel de soutien.

7. Mettre des contentions après tout changement de position afin de prévenir les chutes et les blessures.

RÉSULTATS ESCOMPTÉS

Le client ne subit aucune nouvelle blessure et dit que les mauvais traitements ont cessé. (**1, 2, 3, 4, 5, 6, 7, 8, 9, 10**)

Le client comprend qu'il a le droit de vivre sans subir de mauvais traitements, et il l'exprime clairement. (**1, 2, 3, 10**)

Le client dit avoir plus de contacts sociaux à l'extérieur de la famille. (**3, 4, 5, 6, 7**)

Le client établit un système d'entraide avec un pair : ils s'appellent ou se rendent visite à intervalles réguliers. (**7**)

Le client s'occupe de son courrier, de ses appels téléphoniques et de ses effets personnels, sans ingérence de son entourage. (**4**)

L'aidant naturel exprime son intention de demander l'aide d'un groupe de soutien et d'autres organismes communautaires. (**6, 9**)

Le client et l'aidant naturel font part de l'amélioration de leur mode de communication. (**8**)

INTERVENTIONS DE L'INFIRMIÈRE

1. Observer attentivement le client à chaque visite, de façon à déceler tout signe de mauvais traitements physiques ou mentaux, ou de négligence : ecchymoses, éraflures, mauvaise odeur corporelle, apparence négligée. Questionner le client pour vérifier les faits.

2. Amener le client à parler des mauvais traitements subis ou des menaces à cet effet. Se rendre disponible pour écouter et faire attention de ne pas juger.

3. Renseigner le client sur son droit de vivre sans subir de mauvais traitements. Parler de la responsabilité qu'ont les forces de l'ordre de faire enquête à la suite d'une plainte concernant des mauvais traitements. Fournir au client une liste des organismes sociaux qui peuvent lui venir en aide.

4. Inciter le client à continuer à se servir de son téléphone et à ouvrir son propre courrier.

5. Encourager le client à participer à des activités communautaires, en faisant partie de groupes paroissiaux ou de groupes de personnes âgées bénévoles, par exemple.

6. Suggérer au client d'avoir recours aux services de la « Popote roulante » ou autres services communautaires pour les personnes confinées à la maison.

7. Encourager les amis du client à lui rendre visite à la maison. Suggérer au client d'établir un système d'entraide mutuelle avec un pair : lui et l'autre personne devront s'appeler ou se rendre visite à intervalles réguliers.

8. Conseiller au client et aux membres de sa famille d'organiser périodiquement des rencontres familiales, s'il y a lieu. Aider le client et les membres de sa famille à identifier des sujets propices à la discussion, comme les stratégies pour composer avec l'incapacité du client de prendre soin de lui-même ou la nécessité pour l'aidant naturel de prendre des congés.

9. Fournir à l'aidant naturel de l'information sur les services communautaires pour les personnes âgées, les centres de jour, les groupes de soutien pour les enfants de parents âgés et autres services communautaires.

10. Rapporter aux autorités tout incident ou risque de mauvais traitements et prodiguer les soins d'urgence ou le suivi approprié.

INFORMATIONS À CONSIGNER

Les signes de négligence ou de mauvais traitements d'ordre affectif, physique ou financier.

Les propos du client laissant entrevoir la possibilité qu'il subit de mauvais traitements.

Les propos de l'aidant naturel se rapportant à ses sentiments quant à la responsabilité de s'occuper d'un parent âgé.

Les propos du client indiquant son intention de faire partie d'un groupe de soutien ou d'avoir recours aux ressources communautaires appropriées.

Les propos du client et de l'aidant naturel montrant qu'ils ont compris l'enseignement donné par l'infirmière.

Les réactions du client face aux interventions de l'infirmière.

L'évaluation de chaque résultat escompté.

RISQUE ÉLEVÉ D'INFECTION (1986)

DÉFINITION : Risque accru d'envahissement de l'organisme par des germes pathogènes.

FACTEURS DE RISQUE

Atteinte des mécanismes de défense primaires (lésions de la peau, traumatisme des tissus, diminution du mouvement ciliaire, stase des liquides biologiques, modification du pH des sécrétions, modification du péristaltisme)

Atteinte des mécanismes de défense secondaires (diminution du taux d'hémoglobine, leucopénie, suppression de la réaction inflammatoire) et immunosuppression

Immunité acquise inadéquate

Destruction des tissus et exposition environnementale accrue

Maladie chronique

Interventions ou examens invasifs

Malnutrition

Agents pharmaceutiques

Traumatisme

Rupture des membranes amniotiques

Manque de connaissances sur la façon d'éviter l'exposition à des agents pathogènes

Autres facteurs externes et internes augmentant les risques d'infection :
- *Abus de drogues*
- *Âge (plus de 65 ans)*
- *Admission à l'hôpital*
- *Durée de l'hospitalisation dépassant un mois*
- *Immobilité*
- *Atteinte cardiovasculaire entraînant une déficience dans le transport de l'oxygène*
- *Techniques de monitorage invasives*
- *Cathéters intraveineux*
- *Sonde urinaire à demeure*
- *Traitement des voies respiratoires : tube endotrachéal, canule trachéale; respirateur; humidificateur, nébuliseur*
- *Chimiothérapie*
- *Thérapie aux corticostéroïdes*
- *Intervention chirurgicale*
- *Obésité*
- *Hémodialyse*
- *Antibiothérapie prophylactique*

RISQUE ÉLEVÉ D'INFECTION relié à des facteurs externes

RÉSULTATS ESCOMPTÉS

La température corporelle se maintient dans les écarts normaux. (2)

La numération des globules blancs se maintient dans les écarts normaux. (3)

La formule leucocytaire demeure normale. (3)

Les cultures ne montrent aucun organisme pathogène. (4)

Le client maintient une bonne hygiène corporelle et buccale. (5, 6, 7)

Les sécrétions pulmonaires sont claires et sans odeur. (8, 11, 12, 14)

L'urine est jaune clair, sans odeur, et ne contient aucun sédiment. (8)

Les plaies et les incisions sont propres, rosées et sans écoulement purulent. (8)

Les points de perfusion intraveineuse ne présentent aucun signe d'inflammation. (8, 9, 10)

Il n'y a aucune lésion cutanée apparente. (13)

Le client ingère ___ ml de liquides par 24 heures. (15)

Le client consomme ___ g de protéines par jour. (16)

Le client nomme les facteurs qui augmentent les risques d'infection. (18)

Le client nomme les signes et symptômes de l'infection. (17)

Le client ne présente aucun signe ou symptôme d'infection. (1, 2, 3, 4, 5, 6, 7, 8, 9, 10, 11, 12, 13, 14, 15, 16, 17)

INTERVENTIONS DE L'INFIRMIÈRE

1. Réduire chez le client le risque d'infection en :
a) Se lavant méthodiquement les mains avant et après avoir donné des soins.
b) Portant des gants pour assurer l'asepsie lors des soins qui nécessitent un contact direct avec le client.
2. Vérifier et noter la température au moins toutes les 4 heures. Signaler immédiatement les élévations.
3. Vérifier la numération des globules blancs, selon l'ordonnance. Signaler les élévations et les diminutions. ✧
4. Procéder aux cultures d'urine, de sécrétions pulmonaires, d'écoulement des plaies et de sang, selon les règles de l'établissement de santé et de l'ordonnance médicale. ✧
5. Aider le client à se laver les mains avant et après les repas.
6. S'assurer que la région périanale est propre et sèche après que le client eut uriné et déféqué. Aider le client à procéder aux soins d'hygiène, si nécessaire.
7. Donner au client des soins buccaux toutes les 4 heures pour prévenir le développement de colonies microbiennes et réduire le risque que l'infection se propage davantage.
8. Utiliser une technique d'asepsie rigoureuse pour aspirer les sécrétions des voies respiratoires inférieures, insérer une sonde urinaire, introduire des cathéters intraveineux et soigner les plaies.
9. Changer les tubulures du système de perfusion intraveineuse et procéder aux soins de la peau aux points d'insertion des cathéters intraveineux toutes les 24 à 48 heures, ou selon les règles de l'établissement de santé.
10. Effectuer la rotation des points de perfusion intraveineuse toutes les 48 à 72 heures, ou selon les règles de l'établissement de santé.
11. Demander au client de tousser et de prendre des respirations profondes toutes les 4 heures, après une intervention chirurgicale.
12. Procurer au client des mouchoirs de papier et un sac jetable pour l'expectoration des crachats.
13. Aider le client à changer de position toutes les 2 heures. Prodiguer les soins de la peau, particulièrement au niveau des proéminences osseuses.
14. Employer de l'eau stérile pour l'humidification et la nébulisation de l'oxygène.
15. Encourager l'ingestion de 3000 à 4000 ml de liquides par jour, sauf contre-indication.
16. S'assurer que l'apport nutritionnel est satisfaisant. Offrir des suppléments protéiques, sauf contre-indication.
17. Expliquer au client :
a) Les règles à suivre pour le lavage de mains.
b) Les facteurs qui augmentent les risques d'infection.
c) Les signes et symptômes d'infection.

INFORMATIONS À CONSIGNER

La température.

La date, l'heure et le type de chaque échantillon prélevé pour les cultures.

La date, l'heure et les points d'insertion de tous les cathéters.

L'apparence de la peau aux points d'insertion des cathéters, des tubes et des plaies.

Les interventions de l'infirmière visant à réduire le risque d'infection.

Les réactions du client face aux interventions.

L'évaluation de chaque résultat escompté.

RISQUE ÉLEVÉ D'INFECTION relié à l'incision chirurgicale

RÉSULTATS ESCOMPTÉS

Les signes vitaux, la température corporelle et les résultats des analyses de laboratoire se maintiennent dans les écarts normaux pour ce client. (**1, 8, 9, 10, 13, 16**)
La plaie chirurgicale ne présente aucun signe d'infection. (**2, 3, 4, 5, 6, 7, 8, 9, 10, 12, 14, 15, 16**)
Il n'y a pas de déhiscence. (**11, 16**)

INTERVENTIONS DE L'INFIRMIÈRE

1. Consigner les données de l'évaluation préopératoire et les communiquer en vue d'assurer la continuité des soins. Identifier les facteurs favorisant l'infection chez le client.
2. S'assurer que tous les membres de l'équipe portent les vêtements appropriés dans la salle d'opération. Le corps humain est une source majeure de contamination microbienne.
3. Veiller à ce que la salle d'opération soit propre avant d'ouvrir les boîtes contenant du matériel ou des instruments stériles.
4. Effectuer le lavage chirurgical des mains et des avant-bras. Mettre des gants et une blouse stériles. Placer des draps stériles sur le client, les accessoires et l'équipement.
5. S'assurer que les emballages stériles sont intacts; vérifier la couleur du ruban apposé sur l'emballage et, s'il y a lieu, la date de péremption des articles avant de les déposer sur le champ stérile.
6. Surveiller de près le champ stérile et prendre les mesures nécessaires afin de corriger les erreurs techniques, le cas échéant. La contamination du champ stérile peut conduire à la contamination de la plaie et, par la suite, à l'infection.
7. Utiliser une technique adéquate pour ouvrir les emballages et déposer les articles sur le champ stérile.
8. Effectuer la préparation du champ opératoire. Cette mesure affaiblit le pouvoir pathogène des germes résidents en réduisant leur nombre et inhibe la croissance rapide des microbes.
9. Garder les portes de la salle d'opération fermées en tout temps, et réduire au minimum les entrées et les sorties. Ces mesures visent à réduire le nombre de bactéries, lequel pourrait s'accroître brusquement.
10. Maintenir la température ambiante entre 20 et 23,9 °C et l'humidité relative à 50 % (plus ou moins 10), sauf contre-indication. Une température ambiante fraîche et un taux d'humidité bas inhibent la croissance microbienne.
11. Préciser le type de plaie chirurgicale en fonction du degré de contamination de la plaie et des tissus environnants. Cela permet d'évaluer les risques d'infection de la plaie en fonction de facteurs endogènes, et de donner un traitement aux antibiotiques, s'il y a lieu.

INFORMATIONS À CONSIGNER

Les données de l'évaluation préopératoire.
L'intervention chirurgicale pratiquée.
Le type d'anesthésie.
La durée de l'intervention chirurgicale : l'heure à laquelle le client est entré dans la salle d'opération, l'heure à laquelle l'incision a été pratiquée, l'heure à laquelle la plaie opératoire a été fermée et l'heure à laquelle le client a quitté la salle d'opération.
Le type de plaie chirurgicale.
L'administration préopératoire d'antibiotiques.
La présence de méchage, d'un drain, d'une sonde de Foley ou d'autres dispositifs envahissants.
La technique utilisée pour fermer la plaie.
Le type de pansement appliqué.
La mise en place d'implants temporaires ou permanents durant l'opération.
L'évaluation des pertes sanguines.
L'évaluation de chaque résultat escompté.

→

12. Se laver les mains après tout contact avec le client ou avec tout objet souillé de sang ou de liquides organiques. Le lavage des mains est la méthode la plus efficace pour prévenir la transmission microbienne.

13. Administrer les antibiotiques selon l'ordonnance (ou selon les règles établies). L'administration d'antibiotiques durant la période préopératoire peut réduire l'incidence et la gravité des infections de la plaie.

14. Les instruments et l'équipement qui seront utilisés durant la chirurgie doivent être désinfectés et stérilisés. Ces mesures doivent être appliquées immédiatement après l'intervention chirurgicale. La stérilisation des instruments et de l'équipement après leur usage prévient la croissance et la propagation des microorganismes pendant l'entreposage.

15. Nettoyer sans tarder les surfaces extérieures au champ stérile lorsqu'elles sont souillées de sang, de tissus ou de liquides organiques; utiliser un désinfectant approprié.

16. Appliquer un pansement stérile sur la plaie chirurgicale avant d'enlever les draps qui couvrent le client. Cette mesure permet de prévenir la contamination de la plaie et, par conséquent, l'infection.

RISQUE ÉLEVÉ D'INTOXICATION (1980)

DÉFINITION : Risque d'ingestion accidentelle de produits dangereux pouvant provoquer une intoxication *(les produits dangereux peuvent être des substances médicamenteuses, ménagères, industrielles, des plantes, des gaz, etc.)* en raison d'une exposition à ceux-ci.

FACTEURS DE RISQUE

FACTEURS INTERNES (PROVENANT DE LA PERSONNE) :

Vision affaiblie

Mesures de sécurité inadéquates sur le lieu de travail (mentionnées par le client)

Manque d'information sur les mesures de sécurité et les drogues

Négligence

Difficultés d'ordre cognitif ou émotionnel

Manque d'argent

FACTEURS EXTERNES (ENVIRONNEMENTAUX) :

Réserves importantes de médicaments à la maison

Médicaments rangés dans des armoires non fermées à clé, à la portée des enfants et des personnes désorientées

Produits dangereux rangés ou mis à la portée des enfants et des personnes désorientées

Présence de plantes vénéneuses

Accès facile à des drogues illégales susceptibles d'être mêlées à des produits toxiques

Peinture ou plâtre qui s'écaille dans un lieu habité par un jeune enfant

Contamination chimique de l'eau et de la nourriture

Contact avec des métaux lourds ou des substances chimiques, et ce sans protection

Peinture, vernis, etc., placés dans des pièces mal aérées ou dans des contenants mal scellés

Présence de polluants atmosphériques

RÉSULTATS ESCOMPTÉS

Le client n'est pas exposé à des produits dangereux ou n'en ingère pas. (**1, 2, 3, 4, 5, 6**)
Le client comprend la nécessité de se protéger des accidents et l'exprime clairement. (**7**)
Le client et la personne significative expliquent de quelle façon ils prévoient garder les produits dangereux ou potentiellement dangereux en lieu sûr. (**7**)

INTERVENTIONS DE L'INFIRMIÈRE

1. Observer, noter et signaler les chutes, les crises convulsives et toute habitude présentant un risque pour la sécurité du client.
2. Évaluer et noter l'état respiratoire du client.
3. Évaluer et noter l'état neurologique du client.
4. Mesurer les signes vitaux, les ingesta et les excreta, et évaluer le niveau de conscience du client. Noter et signaler tout changement.
5. Enlever tous les produits dangereux ou potentiellement dangereux à la portée du client.
6. Vérifier, toutes les 30 minutes, le débit d'oxygène indiqué sur le débitmètre, et ce, chez tous les clients qui présentent de façon chronique une PCO_2 élevée (ex. : certains clients souffrant d'une maladie pulmonaire obstructive chronique).
7. Communiquer au client et à la personne significative l'information requise sur le(s) produit(s) spécifique(s) (médicaments, oxygène, hyperalimentation parentérale). Pour chacun des produits, une information spécifique devra être définie et adaptée à la capacité d'apprentissage du client.

INFORMATIONS À CONSIGNER

Les propos du client indiquant qu'il y a un risque d'accident.
Les observations concernant la condition physique du client.
Les observations ou les connaissances concernant les habitudes présentant un risque pour la sécurité du client.
Les interventions de l'infirmière visant à prévenir les accidents.
Les réactions du client face aux interventions de l'infirmière.
L'évaluation de chaque résultat escompté.

RISQUE ÉLEVÉ D'INTOXICATION relié à des facteurs internes (provenant de la personne)

RÉSULTATS ESCOMPTÉS

Le client n'est pas exposé à des produits dangereux ou n'en ingère pas. (**1, 2, 3, 4, 5**)

Le client comprend la nécessité de se protéger des accidents et l'exprime clairement. (**6**)

Le client et la personne significative expliquent de quelle façon ils prévoient garder les produits dangereux en lieu sûr. (**6**)

INTERVENTIONS DE L'INFIRMIÈRE

1. Observer, noter et signaler les chutes, les crises convulsives et toute habitude présentant un risque pour la sécurité du client.

2. Évaluer et noter l'état respiratoire du client.

3. Évaluer et noter l'état neurologique du client.

4. Enlever les produits dangereux ou potentiellement dangereux à la portée du client.

5. Mesurer les signes vitaux, les ingesta et les excreta, et évaluer le niveau de conscience du client. Signaler tout changement.

6. Communiquer au client et à la personne significative l'information requise sur le(s) produit(s) spécifique(s) (médicaments, oxygène, hyperalimentation parentérale). Pour chacun des produits une information spécifique devra être définie et adaptée à la capacité d'apprentissage du client.

INFORMATIONS À CONSIGNER

Les propos du client (sur la situation) indiquant qu'il y a un risque d'accident.

Les observations concernant la condition physique du client.

Les observations ou les connaissances concernant les habitudes présentant un risque pour la sécurité du client.

Les interventions de l'infirmière visant à réduire les risques d'accident.

Les réactions du client aux interventions de l'infirmière.

L'évaluation de chaque résultat escompté.

RISQUE ÉLEVÉ D'INTOXICATION relié à la toxicité d'un médicament ou à l'usage abusif de médicaments (chez la personne agée)

RÉSULTATS ESCOMPTÉS

Le client comprend sa médication. (**1, 7**)

Le client ne présente pas de signes d'intoxication. (**1, 2, 3, 4, 5, 6, 7, 8, 9, 10, 11**)

Le client ne prend que les médicaments qui lui sont prescrits, en quantité appropriée et aux heures indiquées. (**1, 4, 6, 7, 8, 9**)

INTERVENTIONS DE L'INFIRMIÈRE

1. Donner au client ou à l'aidant naturel des renseignements concernant la médication, les mesures de sécurité à prendre et la façon de vérifier l'efficacité des médicaments.

2. Faire régulièrement une révision complète de la médication du client.

3. Recommander au client ou à l'aidant naturel de garder les médicaments dans un endroit sûr.

4. N'utiliser que des couleurs vives de teintes contrastantes pour étiqueter les médicaments.

5. Amener le client ou l'aidant naturel à identifier les comportements qui peuvent contribuer à augmenter le risque d'intoxication, comme le fait d'obtenir des prescriptions de différents médecins ou dans différentes pharmacies.

6. Encourager le client ou l'aidant naturel à choisir un médecin qui supervisera l'ensemble des soins.

7. Donner des directives quant à l'autoadministration de médicaments, particulièrement en ce qui a trait à la quantité, à la fréquence et au nombre de doses. S'assurer que les directives sont clairement écrites en noir ou en bleu.

8. Vérifier si le texte des étiquettes des contenants de médicaments est écrit en gros caractères et s'il spécifie le dosage.

9. Amener le client à établir un système précis et efficace pour bien suivre sa médication, comme un calendrier avec des cases à cocher, ou une boîte avec un compartiment pour chaque jour de la semaine. Conseiller au client de consulter son pharmacien pour l'élaboration de ce système.

10. Vérifier les concentrations sérique et urinaire de médicaments, s'il y a lieu.

11. Discuter avec le médecin de la possibilité de prescrire au client des médicaments à longue durée d'action ou des médicaments qui ne nécessitent qu'une dose par jour.✧

INFORMATIONS À CONSIGNER

Les comportements du client ou de l'aidant naturel indiquant qu'il comprend mal la médication ou ne l'observe pas correctement.

Les autres facteurs qui augmentent le risque d'intoxication.

Les observations concernant la condition physique du client.

Les directives fournies quant à l'autoadministration des médicaments et les réactions du client ou de l'aidant naturel face à ces directives.

Les réactions du client face aux interventions de l'infirmière.

L'évaluation de chaque résultat escompté.

RISQUE ÉLEVÉ DE SUFFOCATION (1980)

DÉFINITION : Risque accru de suffocation accidentelle (empêchement de l'entrée d'air dans les poumons par l'accès normal).

FACTEURS DE RISQUE

FACTEURS INTERNES (PROVENANT DE LA PERSONNE) :
Olfaction affaiblie
Capacité motrice réduite
Manque d'information sur les mesures de sécurité
Négligence
Difficultés d'ordre cognitif ou émotionnel
Processus pathologique ou traumatisme

FACTEURS EXTERNES (ENVIRONNEMENTAUX) :
Oreiller placé dans le berceau d'un bébé, ou biberon soutenu dans sa bouche
Véhicule en marche dans un garage fermé
Enfants qui jouent avec des sacs de plastique ou qui s'insèrent de menus objets dans le nez ou la bouche
Réfrigérateurs ou congélateurs mis au rebut sans en enlever la porte
Enfants laissés sans surveillance dans un bain ou dans une piscine
Fuites de gaz
Fumer au lit
Utilisation d'un appareil de chauffage à combustible sans tuyau de ventilation vers l'extérieur
Corde à linge suspendue trop bas
Sucette attachée par un ruban au cou d'un bébé
Prendre de grosses bouchées en mangeant

Autres facteurs externes (environnementaux) qui augmentent le risque de suffocation chez un client soumis à une ventilation artificielle :
Client immobile placé incorrectement en position abdominale
Alarmes des respirateurs non branchées
Raccords des respirateurs mal ajustés ou détachés
Oreiller placé incorrectement sous la tête d'un client dont la fonction respiratoire est compromise

RISQUE ÉLEVÉ DE SUFFOCATION relié à des facteurs externes (environnementaux)

RÉSULTATS ESCOMPTÉS

Les voies respiratoires restent libres en tout temps. (**1, 2, 3, 4, 5, 6, 7**)

Les signes vitaux se maintiennent dans les limites de la normale. (**3**)

Le client et la personne significative connaissent les mesures de sécurité pour prévenir la suffocation. (**8**)

INTERVENTIONS DE L'INFIRMIÈRE

1. Évaluer et noter l'état respiratoire du client.

2. Évaluer et noter l'état neurologique du client.

3. Prendre les signes vitaux et signaler les changements.

4. Placer le client sur le côté, placer sa tête et son cou de manière à éviter que le relâchement des muscles du cou n'obstrue les voies respiratoires.

5. Vérifier tous les raccords des respirateurs toutes les 30 minutes chez les clients soumis à la ventilation mécanique.

6. Vérifier les alarmes des respirateurs toutes les 30 minutes et après les séances de succion.

7. Aspirer les sécrétions des voies respiratoires, au besoin.

8. Communiquer au client et à la personne significative l'information concernant les mesures de sécurité.

INFORMATIONS À CONSIGNER

Les propos du client indiquant qu'il y a un risque d'accident.

Les observations au sujet de la condition physique du client.

Les observations ou les connaissances concernant les habitudes présentant un risque pour la sécurité du client.

Les interventions de l'infirmière visant à prévenir les accidents.

Les réactions du client face aux interventions de l'infirmière.

L'évaluation de chaque résultat escompté.

RISQUE ÉLEVÉ DE SUFFOCATION relié à des facteurs internes (provenant de la personne)

RÉSULTATS ESCOMPTÉS

Le client n'a pas d'accident par suffocation. (**1, 2, 3, 4, 5, 6, 7**)
Les signes vitaux se maintiennent dans les limites de la normale. (**4**)
Le client et la personne significative connaissent les mesures de sécurité pour prévenir la suffocation. (**8**)

INTERVENTIONS DE L'INFIRMIÈRE

1. Observer, noter et signaler les chutes, les crises convulsives et toute habitude présentant un risque pour la sécurité du client.
2. Évaluer et noter l'état respiratoire du client.
3. Évaluer et noter l'état neurologique du client.
4. Prendre les signes vitaux et signaler les changements.
5. Placer le client sur le côté, placer sa tête et son cou de manière à éviter que le relâchement des muscles du cou n'obstrue les voies respiratoires.
6. Se procurer un appareil de succion, l'assembler et le mettre au chevet du client.
7. Aspirer les sécrétions pour dégager les voies respiratoires supérieures et inférieures, au besoin.
8. Communiquer au client et à la personne significative l'information concernant les mesures de sécurité.

INFORMATIONS À CONSIGNER

Les propos du client (sur la situation) indiquant qu'il y a un risque d'accident.
Les observations au sujet de la condition physique du client.
Les observations concernant les chutes, les crises convulsives et les habitudes présentant un risque pour la sécurité du client.
Les interventions de l'infirmière visant à réduire les risques d'accident.
Les réactions du client face aux interventions de l'infirmière.
L'évaluation de chaque résultat escompté.

RISQUE ÉLEVÉ DE TRAUMA (1980)

DÉFINITION : Risque accru de lésion tissulaire accidentelle (brûlure, fracture, plaie, etc.).

FACTEURS DE RISQUE

FACTEURS INTERNES (PROVENANT DE LA PERSONNE) :
Faiblesse; problèmes d'équilibre; vision affaiblie
Diminution de la sensibilité thermique ou tactile
Diminution de la coordination des muscles longs ou courts
Diminution de la coordination main-œil
Négligence; antécédents de trauma
Manque d'information sur les mesures de sécurité
Moyens financiers insuffisants pour permettre d'acheter de l'équipement sécuritaire ou effectuer les réparations nécessaires
Difficultés d'ordre cognitif ou émotionnel

FACTEURS EXTERNES (ENVIRONNEMENTAUX) :
Planchers glissants (mouillés ou très cirés); corridors encombrés
Accumulation de neige ou de glace dans les escaliers ou sur les trottoirs
Tapis mal fixés
Baignoire sans barre d'appui ou sans tapis antidérapant
Utilisation d'échelles ou de chaises instables
Entrer dans des pièces non éclairées
Escaliers sans rampes ou dont les rampes sont précaires
Fils électriques non fixés
Détritus ou liquides renversés sur le plancher ou dans les escaliers
Lits trop hauts
Enfants qui jouent en haut d'un escalier sans barrière
Fenêtres non sécuritaires dans une maison où vivent de jeunes enfants
Système d'appel inadéquat pour une personne alitée
Manches de casseroles tournés vers l'avant de la cuisinière
Bains pris dans de l'eau très chaude (jeune enfant laissé sans surveillance dans le bain, par exemple)
Fuites de gaz pouvant entraîner une explosion
Délai avant d'allumer les cuisinières ou les chaufferettes après l'ouverture du gaz
Expériences faites avec des produits chimiques ou de l'essence
Foyers ou radiateurs sans écran ignifuge
Port d'un tablier de plastique ou de vêtements amples près d'une flamme
Enfants qui jouent avec des allumettes, des chandelles ou des cigarettes
Produits inflammables ou corrosifs entreposés de façon inadéquate (allumettes, chiffons huileux, caustiques)
Vêtements ou jouets d'enfants inflammables
Boîtes à fusibles surchargées
Contact avec une machine qui fonctionne à haute vitesse, avec des courroies ou des poulies
Glisser sur des draps rêches ou lutter contre des contentions dans son lit
Prises ou appareils électriques défectueux, fils électriques endommagés
Contact avec des produits acides ou alcalins
Manipulation de feux d'artifice ou de poudre à fusil
Exposition au froid intense
Exposition prolongée au soleil, aux lampes solaires ou à la radiothérapie
Utilisation de vaisselle ou de verrerie fêlée
Couteaux rangés sans étui
Fusils ou munitions rangés dans un endroit non fermé à clé
Gros glaçons pendant du toit
Proximité de machines dangereuses
Enfants qui jouent avec des jouets à bords tranchants
Personnes vulnérables habitant un quartier au taux de criminalité élevé
Conduite d'un véhicule mécaniquement dangereux
Conduite d'un véhicule après avoir consommé des boissons alcoolisées ou de la drogue
Conduite d'un véhicule à vitesse excessive ou sans les aides visuelles nécessaires
Enfants qui voyagent assis sur la banquette avant d'une voiture
Fumer au lit ou près d'une source d'oxygène
Surcharge des circuits électriques
Accumulation de graisse sur la cuisinière
Soulever des plats chauds avec des poignées ou des gants de cuisine usés ou trop minces
Casques protecteurs non utilisés ou mal utilisés par les motocyclistes ou par de jeunes enfants transportés sur des vélos d'adulte
Conditions routières ou intersections dangereuses
Enfants qui jouent ou personnes qui travaillent près d'une voie réservée aux véhicules (ex. : entrée, ruelle, voie ferrée)
Mal utiliser ou ne pas utiliser les ceintures de sécurité en voiture

RISQUE ÉLEVÉ DE TRAUMA relié à des facteurs externes (environnementaux)

RÉSULTATS ESCOMPTÉS

Le client ne se blesse pas. (**1, 2, 3, 4, 5, 6, 7, 8, 9, 10**)
Le client comprend les mesures de sécurité qu'il devra utiliser et l'exprime clairement. (**11**)
Le client utilise adéquatement les appareils d'assistance (ex. : déambulateur, canne). (**11**)

INTERVENTIONS DE L'INFIRMIÈRE

1. Observer, noter e de gaze au chevet du client, si sa condition le justifie.
5. S'assurer que les ridelles sont levées en tout temps.
6. Maintenir le lit en position basse, sauf pour l'application des soins.
7. Encourager le client à demander de l'aide pour se lever.
8. Aider le client faible ou chancelant à sortir du lit. S'assurer que le plancher est sec et que le passage est libre de tout objet encombrant.
9. Éviter, lorsque des contentions souples sont utilisées, de les attacher trop serrées, ce qui provoquerait des brûlures. ✧
10. Utiliser des contentions de cuir lorsque c'est nécessaire. Bien protéger la peau du client aux endroits où elles seront appliquées. Libérer chaque extrémité toutes les heures en établissant une rotation; examiner la peau afin de s'assurer qu'il n'y ait pas de brûlures. ✧
11. Informer le client et la personne significative concernant les mesures de sécurité (utilisation adéquate du déambulateur, des béquilles, de la canne).

INFORMATIONS À CONSIGNER

Les propos du client indiquant qu'il y a un risque de blessure.
Les observations au sujet de la condition physique du client.
Les observations ou les connaissances concernant les habitudes présentant un risque pour la sécurité du client.
Les interventions de l'infirmière visant à prévenir les blessures.
Les réactions du client face aux interventions de l'infirmière.
L'évaluation de chaque résultat escompté.

RISQUE ÉLEVÉ DE TRAUMA relié à des facteurs internes (provenant de la personne)

RÉSULTATS ESCOMPTÉS

Le client ne se blesse pas. (**1, 2, 3, 4, 5**)
Le client désire comprendre les mesures de sécurité. (**6, 7**)
Le client utilise adéquatement les appareils d'assistance (ex. : déambulateur, canne). (**6, 7**)

INTERVENTIONS DE L'INFIRMIÈRE

1. Observer, noter et signaler les chutes, les crises convulsives et toute habitude présentant un risque pour la sécurité du client.
2. Évaluer et noter l'état respiratoire du client.
3. Évaluer et noter l'état neurologique du client.
4. S'il y a des crises convulsives :
a) Placer un abaisse-langue recouvert de gaze au chevet du client afin de prévenir la morsure de la langue au moment de la crise. Ne pas en forcer l'introduction dans la bouche.
b) S'assurer que les ridelles sont levées.
c) Matelasser les ridelles.
d) Protéger le client de blessures additionnelles pendant une crise.
e) Prévenir l'aspiration en plaçant le client sur le côté.
f) Noter les caractéristiques des convulsions telles que le début de la crise, sa durée et les mouvements du corps.
5. Pour prévenir les chutes :
a) S'assurer que les ridelles sont levées.
b) Maintenir le lit en position basse, sauf pour l'application des soins.
c) Encourager le client à demander de l'aide pour se lever.
d) Procurer de l'aide au client pour marcher, pour se rendre à la salle de bains, etc.
e) Prévoir les chutes en surveillant attentivement le client (durant la nuit, après l'administration d'un diurétique, lorsqu'il est assis dans un fauteuil).
6. Montrer au client et à la famille ou à la personne significative comment utiliser les appareils d'assistance (canne, déambulateur, béquilles, fauteuil roulant).
7. Communiquer au client et à la famille ou à la personne significative l'information concernant les mesures de sécurité requises.

INFORMATIONS À CONSIGNER

Les propos du client (sur la situation) indiquant qu'il y a un risque de blessure.
Les observations au sujet de la condition physique du client.
Les observations concernant les chutes, les crises convulsives et les habitudes présentant un risque pour la sécurité du client.
Les interventions de l'infirmière visant à réduire les risques de blessure.
Les réactions du client face aux interventions de l'infirmière.

2

Ce mode fonctionnel de santé a trait à la consommation d'aliments et de liquides par le client par rapport à ses besoins métaboliques et aux indices concernant la transformation et l'utilisation des aliments dans son organisme. L'état hydro-électrolytique, la thermorégulation de même que l'état de la peau et des tissus sont ici considérés en raison de leurs liens très étroits avec l'état nutritionnel. Rappelons que les aliments et les liquides ingérés fournissent les éléments nutritifs qui seront métabolisés par l'organisme pour répondre aux besoins énergétiques et pour maintenir l'équilibre hydro-électrolytique. De plus, tout facteur qui compromet l'état nutritionnel et hydro-électrolytique entraîne ou risque d'entraîner une atteinte à l'intégrité de la peau ou des tissus.

La nutrition et le métabolisme ont aussi un impact sur la croissance et le développement de la personne.

Catégories diagnostiques contenues dans ce chapitre :

Allaitement maternel efficace
Allaitement maternel inefficace
Allaitement maternel interrompu
Atteinte à l'intégrité de la muqueuse buccale
Atteinte à l'intégrité de la peau
Atteinte à l'intégrité des tissus
Déficit de volume liquidien
Déficit nutritionnel
Excès de volume liquidien
Excès nutritionnel
Hyperthermie
Hypothermie
Incapacité (partielle ou totale) d'avaler
Mode d'alimentation inefficace chez le nouveau-né
 ou le nourrisson
Risque élevé d'altération de la température corporelle
Risque élevé d'aspiration (fausse route)
Risque élevé d'atteinte à l'intégrité de la peau
Risque élevé d'atteinte à l'intégrité des tissus *
Risque élevé d'excès nutritionnel
Risque élevé de déficit de volume liquidien
Thermorégulation inefficace

* Cette catégorie diagnostique n'a pas été approuvée par l'ANADI.

NUTRITION ET MÉTABOLISME

ALLAITEMENT MATERNEL EFFICACE (1990)

DÉFINITION : Allaitement réalisé avec aisance par la mère et le bébé, qui en tirent tous deux satisfaction.

CARACTÉRISTIQUES DÉTERMINANTES

MAJEURES :

La mère est capable de placer le bébé de manière qu'il puisse saisir facilement le sein
Le bébé semble satisfait après l'allaitement
Le bébé a une succion régulière et ininterrompue (8 à 10 tétées par 24 heures)
Le bébé prend du poids de façon adéquate
Mode de communication efficace entre la mère et le bébé (interprétation des signaux du bébé par la mère et réaction de celle-ci à ces signaux)

MINEURES :

La mère dit qu'elle est satisfaite du processus d'allaitement
Les signes ou symptômes de libération d'ocytocine sont présents (réflexe d'émission du lait)
Le bébé a des selles molles
Le bébé mouille plus de six couches d'urine non concentrée par jour
Le bébé manifeste un vif désir de prendre le sein

FACTEURS ASSOCIÉS (*facteurs facilitant la réaction**)

Connaissance des notions de base en matière d'allaitement
Structure mammaire normale
Structure normale de la bouche du bébé
Âge gestationnel du nouveau-né supérieur à 34 semaines
Existence d'un réseau de soutien
Confiance en soi de la mère

* *Ces facteurs sont des éléments qui facilitent le processus d'allaitement.*

ALLAITEMENT MATERNEL EFFICACE

RÉSULTATS ESCOMPTÉS

La mère allaite son bébé avec assurance et se dit satisfaite de l'allaitement. (**1, 2, 3, 5, 6, 7, 8, 9**)

Le bébé se nourrit aux deux seins avec aisance et semble satisfait. (**2, 3, 5**)

La croissance et le développement du bébé sont conformes aux normes établies. (**2, 4, 5, 6**)

La mère continue l'allaitement après le début de la période postnatale. (**1, 2, 3, 4, 5, 6, 7, 8, 9**)

INTERVENTIONS DE L'INFIRMIÈRE

1. Évaluer les connaissances et l'expérience de la mère sur l'allaitement.

2. Renseigner la mère sur les techniques d'allaitement :

a) Se laver les mains et les mamelons avant d'allaiter.

b) Installer le bébé de manière à ce qu'il puisse saisir presque toute l'aréole.

c) Utiliser différentes positions afin d'éviter ou de réduire la douleur aux mamelons.

d) Nourrir le bébé aux deux seins à chaque période d'allaitement.

e) Retirer le mamelon de la bouche du bébé en y introduisant le doigt (près de l'aréole du sein) ou en appuyant sur son menton afin de briser la force de succion.

f) Ne pas établir de limites de temps pour les périodes d'allaitement, au début.

g) Prodiguer le soin des seins.

3. Renseigner la mère sur les moyens visant à stimuler le réflexe d'émission du lait : prendre une douche chaude, utiliser des techniques de relaxation comme l'imagerie mentale, appliquer des compresses chaudes sur les seins, tenir le bébé près des seins ou l'écouter pleurer.

4. Informer la mère de ses besoins nutritionnels. Elle doit ajouter 2 100 kilojoules et deux verres d'eau par jour à son régime alimentaire. Elle doit limiter sa consommation de caféine et éviter les aliments qui l'incommodent.

5. Faire part à la mère que le bébé doit avoir 8 à 12 selles et 6 à 8 couches mouillées par jour. Les selles doivent être de consistance molle ou liquide et inodores. Le bébé doit se nourrir toutes les 2 à 3 heures, il doit être calme et serein après l'allaitement.

6. Aider la mère et la famille à planifier les soins pour le retour à la maison. La mère doit se reposer lorsque le bébé dort, prodiguer ses soins personnels, apprendre les techniques pour extraire et conserver le lait maternel et reconnaître les signes d'engorgement et d'infection mammaires. Les membres de la famille doivent comprendre l'importance d'aider la mère.

7. Procurer de l'intimité et favoriser un environnement calme pour assurer à la mère et au bébé un allaitement en toute confiance.

8. Encourager la mère à verbaliser ses inquiétudes face à l'allaitement afin de réduire son anxiété.

9. Diriger la mère vers des groupes de soutien concernant l'allaitement maternel.

INFORMATIONS À CONSIGNER

Les propos de la mère sur son expérience de l'allaitement.

Les observations portant sur les techniques d'allaitement.

L'interaction entre la mère et le bébé pendant l'allaitement.

Les informations communiquées par l'infirmière.

La croissance du bébé incluant son poids.

Les démarches faites pour diriger la mère vers des groupes de soutien.

L'intention de la mère de poursuivre ou non l'allaitement après son départ de l'hôpital.

L'évaluation de chaque résultat escompté.

ALLAITEMENT MATERNEL INEFFICACE (1988)

DÉFINITION : Insatisfaction ou difficulté ressentie par la mère ou le bébé face au processus d'allaitement.

CARACTÉRISTIQUES DÉTERMINANTES

MAJEURE :

Insatisfaction face au processus d'allaitement

MINEURES :

Production de lait insuffisante (réelle ou perçue comme telle)
Difficulté pour le bébé de saisir correctement le sein
Aucun signe observable de libération d'ocytocine
Signes observables d'un apport lacté inadéquat chez le bébé
Impossibilité pour le bébé de téter sans arrêt ou assez longtemps
Vidange incomplète des seins après l'allaitement
Persistance de douleur aux mamelons au-delà de la première semaine d'allaitement
Manque d'occasions favorisant les tétées
Irritabilité et pleurs du bébé dans l'heure qui suit l'allaitement
Le bébé ne réagit pas aux autres mesures de réconfort
Le bébé se raidit (dos arqué) et pleure lorsqu'il est placé au sein
Le bébé refuse de saisir le mamelon
La mère manifeste peu d'attachement envers le bébé; elle hésite à le placer au sein aussi souvent que nécessaire
Mamelons difficiles à saisir en raison d'une anomalie

FACTEURS ASSOCIÉS ou FACTEURS FAVORISANTS

Prématurité
Anomalie chez le bébé
Anomalie mammaire
Antécédents de chirurgie mammaire
Antécédents d'allaitement inefficace
Administration d'un supplément alimentaire au bébé
Réflexe de téter inefficace
Réseau de soutien inadéquat (conjoint ou famille)
Manque de connaissances
Interruption de l'allaitement
Anxiété ou ambivalence maternelle

ALLAITEMENT MATERNEL INEFFICACE relié à un manque de connaissances sur l'allaitement

RÉSULTATS ESCOMPTÉS

La mère effectue correctement les techniques d'allaitement et le soin des seins. (**1, 2, 4, 5, 6**)

La mère éprouve un sentiment de bien-être face à l'allaitement (**1, 2, 4, 5, 6**)

La mère présente moins d'anxiété et d'appréhension. (**1, 2, 4, 5, 6**)

Le bébé se nourrit aux deux seins avec aisance et semble satisfait plus d'une heure après l'allaitement. (**1, 3**)

La croissance et le développement du bébé sont conformes aux normes établies. (**1, 3**)

La mère cite au moins un groupe de soutien qui pourrait l'aider à résoudre ses difficultés concernant l'allaitement. (**6**)

INTERVENTIONS DE L'INFIRMIÈRE

1. Enseigner à la mère le soin des seins et lui montrer les techniques d'allaitement.

2. Être présente durant l'allaitement tout en étant discrète. Encourager la mère à poser des questions.

3. Renseigner la mère sur les moyens visant à stimuler le réflexe d'émission du lait :
a) Prendre une douche chaude.
b) Faire un massage du sein.
c) Donner les soins physiques au bébé.
d) Tenir le bébé près des seins.

4. Procurer un environnement facilitant l'allaitement :
a) Tranquillité.
b) Intimité.
c) Confort.
d) Réduction des agents stressants.

5. Encourager la mère et la personne significative à verbaliser leurs peurs et leur anxiété.

6. Offrir des dépliants ou donner de l'information sur les groupes de soutien concernant l'allaitement.

INFORMATIONS À CONSIGNER

Les propos de la mère décrivant un sentiment de bien-être face à l'allaitement.

Les observations portant sur l'attachement maternel et sur les techniques d'allaitement.

Les informations communiquées à la mère et sa compréhension de l'enseignement reçu.

La croissance du bébé incluant son poids.

Les démarches faites pour diriger la mère vers des groupes de soutien.

L'évaluation de chaque résultat escompté.

ALLAITEMENT MATERNEL INTERROMPU (1992)

DÉFINITION : Arrêt de l'allaitement, soit en raison d'une incapacité de placer le bébé au sein pour la tétée, soit en raison d'une contre-indication à l'allaitement.

CARACTÉRISTIQUES DÉTERMINANTES

MAJEURE :

Le bébé reçoit un apport lacté insuffisant au cours de certaines tétées ou au cours de toutes les tétées

MINEURES :

Désir exprimé par la mère de continuer l'allaitement et de fournir (ou d'éventuellement fournir) son lait pour satisfaire aux besoins nutritionnels de son bébé

Séparation de la mère et du bébé

Connaissances insuffisantes de la mère en ce qui concerne l'extraction et la conservation du lait

FACTEURS ASSOCIÉS ou FACTEURS FAVORISANTS

Maladie de la mère ou du bébé

Prématurité

Travail de la mère

Contre-indications à l'allaitement (ex. : médicaments, ictère lié à l'allaitement maternel)

Nécessité de sevrer le bébé brusquement

RÉSULTATS ESCOMPTÉS

La mère comprend les raisons qui entraînent l'interruption de l'allaitement et l'exprime clairement. (**1, 2**)

La mère exprime de la satisfaction par rapport à sa décision de reprendre ou de cesser l'allaitement. (**3**)

La mère effectue correctement l'extraction du lait et le conserve de façon appropriée. (**4, 5, 6, 7, 8**)

La mère produit suffisamment de lait lorsqu'elle reprend l'allaitement. (**6, 7, 8**)

La mère reprend l'allaitement après avoir surmonté les obstacles. (**9**)

La mère obtient un soulagement des malaises associés à l'engorgement des seins. (**10**)

INTERVENTIONS DE L'INFIRMIÈRE

1. Évaluer la compréhension de la mère quant aux facteurs qui entraînent l'interruption de l'allaitement. Lui donner de l'information, si nécessaire.

2. Rassurer la mère en lui disant que les besoins nutritionnels de son bébé seront comblés par d'autres moyens.

3. Vérifier si la mère désire cesser ou reprendre l'allaitement lorsqu'il sera possible de le faire. Lui offrir le soutien nécessaire.

4. Fournir à la mère du matériel éducatif comme des dépliants ou des documents audiovisuels portant sur l'extraction du lait et sur les méthodes de conservation.

5. Montrer à la mère comment extraire et conserver le lait.

6. Recommander à la mère d'utiliser un tire-lait selon les directives suivantes :

a) Commencer l'extraction du lait le plus tôt possible après l'accouchement, dès qu'elle aura récupéré.

b) Extraire le lait environ 10 minutes par sein, toutes les 3 ou 4 heures.

c) Prendre le temps nécessaire pour extraire chaque fois suffisamment de lait pour ramollir les seins.

7. Inciter la mère à conserver son lait dans un contenant stérile en le plaçant au réfrigérateur ou au congélateur pour les besoins ultérieurs de son bébé.

8. Encourager la mère à utiliser un tire-lait électrique, si l'extraction manuelle est inefficace, lorsque l'extraction du lait doit se faire pendant une période prolongée.

9. Prendre les mesures suivantes pour aider la mère qui veut reprendre l'allaitement :

a) Montrer à la mère comment soulager l'engorgement des seins, de manière à permettre au bébé de téter efficacement.

b) Enseigner à la mère, s'il y a lieu, comment se servir d'un dispositif tel qu'une téterelle (qui est utilisée en dernier ressort et pour une courte période) dans le cas où les mamelons sont plats ou invaginés.

c) Passer en revue les activités quotidiennes de la mère pour lui suggérer des façons d'intégrer l'allaitement à son horaire de travail.

d) Diriger la mère vers des groupes de soutien à l'allaitement.

10. Donner les informations suivantes à la mère qui décide de ne pas reprendre l'allaitement : lui dire de porter un soutien-gorge à maintien ferme, d'appliquer des compresses glacées sur les seins et de prendre un analgésique doux, comme de l'acétaminophène, dans le but de soulager les malaises associés à l'engorgement des seins. En collaboration avec le médecin, administrer un inhibiteur de la sécrétion lactée pour arrêter la montée laiteuse.◇

INFORMATIONS À CONSIGNER

Les raisons pour lesquelles l'allaitement a dû être interrompu (à réévaluer périodiquement afin d'en déterminer la pertinence).

Les sentiments exprimés par la mère quant à la nécessité d'interrompre l'allaitement.

La décision de la mère de cesser ou de reprendre l'allaitement lorsqu'il sera possible de le faire.

L'enseignement donné à la mère.

Les efforts de la mère en vue d'assurer à son bébé un apport lacté suffisant.

Les réactions de la mère aux interventions infirmières.

La croissance, le poids, l'élimination urinaire et fécale du bébé.

Les groupes de soutien vers lesquels on a orienté la mère.

L'évaluation de chaque résultat escompté.

ATTEINTE À L'INTÉGRITÉ DE LA MUQUEUSE BUCCALE (1982)

DÉFINITION : Rupture des couches tissulaires de la cavité buccale.

CARACTÉRISTIQUES DÉTERMINANTES

Douleur ou inconfort au niveau de la bouche
Sécheresse de la bouche
Langue saburrale (ou chargée)
Stomatite (*inflammation des gencives ou de la muqueuse buccale*)
Lésions, vésicules ou ulcères dans la bouche
Œdème, *saignement ou exsudats* dans la bouche
Hypérémie
Absence ou diminution de la salivation
Leucoplasie
Plaques sur la muqueuse buccale
Haleine fétide
Desquamation
Gingivite hémorragique
Caries dentaires
Soif

FACTEURS ASSOCIÉS ou FACTEURS FAVORISANTS

Condition pathologique de la cavité buccale (irradiation de la tête ou du cou)
Déshydratation
Traumatismes chimiques : aliments acides, médicaments, substances nocives, alcool
Traumatismes mécaniques : prothèses mal ajustées, appareil orthodontique, tube endotrachéal ou naso-gastrique, chirurgie buccale
NPO pour plus de 24 heures
Hygiène buccale insuffisante
Respiration par la bouche
Malnutrition
Infection
Salivation diminuée ou absente
Médication

RÉSULTATS ESCOMPTÉS

L'équilibre hydrique est maintenu; les ingesta égalent les excreta. (**2**)

La muqueuse buccale est humide et rosée. (**1, 2, 3, 4, 5, 6**)

Le client fait part de son mieux-être. (**2, 3**)

Les complications sont évitées ou réduites. (**1, 2, 3, 7**)

Le client met en corrélation les causes de l'atteinte à l'intégrité de la muqueuse buccale et l'attention qu'il doit porter aux soins de sa bouche. (**5, 6**)

Le client effectue correctement les mesures d'hygiène buccale. (**4**)

INTERVENTIONS DE L'INFIRMIÈRE

1. Examiner la cavité buccale du client à chaque quart de travail. Décrire et noter l'état de la bouche, et signaler tout changement.

2. Entreprendre et poursuivre un programme d'hygiène buccale (faire tremper les dentiers tous les soirs dans un contenant bien identifié, utiliser une crème pour le nettoyage et le rinçage).✧

3. Procurer le soutien requis :

a) Aider le client à se donner des soins buccaux avant et après les repas.

b) Utiliser une brosse à dents et un appareil de succion, si le client est incapable de cracher.

c) Utiliser un rince-bouche, un gargarisme, tel qu'il est prescrit, afin d'améliorer le confort du client.

d) Appliquer fréquemment un lubrifiant à base d'eau sur les lèvres du client.

4. Renseigner le client sur les règles d'hygiène buccale, si nécessaire. Lui faire recommencer la démonstration des soins buccaux. Lui recommander de mâcher de la gomme ou de sucer des bonbons à faible teneur en sucre afin de stimuler la salivation.

5. Discuter des causes de l'altération de la muqueuse buccale, si elles sont connues, et s'efforcer de les prévenir (ex. : une perte de poids peut modifier les contours de la cavité buccale).

6. Encourager le client à se conformer aux autres aspects des soins de santé afin de réduire l'atteinte à la muqueuse buccale (ex. : les clients porteurs d'un appareil orthodontique devraient éviter le maïs soufflé, la gomme à mâcher et les caramels).

7. Diriger le client vers le dentiste, l'hygiéniste dentaire ou vers une autre personne-ressource pour qu'elle corrige les dentiers mal ajustés, pour qu'elle modifie l'appareil orthodontique ou pour qu'elle ajuste les broches.✧

INFORMATIONS À CONSIGNER

Les observations de l'infirmière portant sur la condition du client, sur le processus de guérison et sur la réaction du client face au traitement.

Les interventions de l'infirmière portant sur les mesures de soutien au client et la réaction du client face aux soins reçus.

Les informations communiquées au client, sa compréhension des informations reçues et sa capacité de se donner les soins buccaux prescrits.

L'évaluation de chaque résultat escompté.

ATTEINTE À L'INTÉGRITÉ DE LA MUQUEUSE BUCCALE reliée à la déshydratation

RÉSULTATS ESCOMPTÉS

L'équilibre hydrique est maintenu; les ingesta égalent les excreta. **(2)**

Les complications dues à la déshydratation sont évitées ou réduites. **(1, 2, 3)**

La muqueuse buccale est humide et rosée. **(1, 2, 3, 4, 5, 6)**

Le client fait part de son mieux-être. **(2, 3)**

Le client met en corrélation les causes de l'atteinte à l'intégrité de la muqueuse buccale et les soins appropriés de la bouche. **(5, 6)**

Le client se donne correctement les soins buccaux. **(4)**

INTERVENTIONS DE L'INFIRMIÈRE

1. Examiner la cavité buccale du client à chaque quart de travail. La décrire au dossier et signaler tout changement.

2. Appliquer la thérapeutique prescrite (ex. : administrer les liquides par voie parentérale ou orale). Évaluer les progrès et signaler toutes les réactions du client au traitement (bénéfiques ou indésirables). ✧

3. Procurer des mesures de soutien :

a) Aider le client à se donner des soins buccaux avant et après les repas.

b) Utiliser une brosse à dents et un appareil de succion, si le client est incapable de cracher.

c) Utiliser un rince-bouche et un gargarisme, tel qu'il est prescrit, afin d'améliorer le confort chez le client.

d) Appliquer fréquemment un lubrifiant à base d'eau sur les lèvres du client.

4. Enseigner au client les habitudes d'hygiène buccale, si nécessaire. Lui demander de faire à nouveau la démonstration des soins buccaux. Lui recommander de mâcher de la gomme ou de sucer des bonbons à faible teneur en sucre afin de stimuler la salivation.

a) Utiliser une brosse à dents à soies souples.

b) Brosser les dents en effectuant des mouvements circulaires à partir des gencives.

c) Brosser la langue également.

d) Recommander au client de consulter un dentiste régulièrement (ex. : visite annuelle pour les adultes).

5. Discuter des causes de la déshydratation, si elles sont connues, et expliquer comment les prévenir (éviter de faire des exercices par temps chaud, signaler les effets secondaires des médicaments).

6. Encourager le client à se conformer aux autres aspects de la thérapeutique pour guérir ou réduire l'atteinte à l'intégrité de la muqueuse buccale (contrôler le diabète, modifier ses habitudes alimentaires, ne pas consommer d'alcool).

INFORMATIONS À CONSIGNER

Les observations de l'infirmière sur la condition du client, le processus de guérison et la réaction du client face au traitement.

Les interventions de l'infirmière portant sur les mesures de soutien et les réactions du client face aux soins reçus.

Les informations communiquées au client, sa compréhension des informations reçues et sa capacité de se donner les soins buccaux prescrits.

L'évaluation de chaque résultat escompté.

ATTEINTE À L'INTÉGRITÉ DE LA MUQUEUSE BUCCALE reliée à une condition pathologique

RÉSULTATS ESCOMPTÉS

Les lésions et les plaies se sont refermées ou cicatrisées. (**1, 2, 4, 5, 6**)

Les complications sont évitées ou réduites. (**1, 2, 4, 5, 7**)

Le client fait part de son mieux-être. (**2, 4, 5**)

Le client comprend les soins préopératoires et postopératoires et l'exprime clairement. (**5**)

Le client exprime ses sentiments face à sa condition. (**3, 8**)

Le client explique le programme de soins buccaux. (**5, 6**)

Le client applique correctement les soins buccaux. (**6**)

INTERVENTIONS DE L'INFIRMIÈRE

1. Examiner la cavité buccale du client à chaque quart de travail. La décrire au dossier et signaler tout changement.

2. Appliquer la thérapeutique prescrite pour corriger la pathologie sous-jacente à l'altération de la muqueuse buccale. Évaluer les progrès et signaler toutes les réactions du client au traitement (bénéfiques ou indésirables). ✧

3. Encourager le client à verbaliser ses inquiétudes concernant l'état de sa bouche et les conséquences de celui-ci sur son image corporelle.

4. Procurer des mesures de soutien :

a) Aider le client à se donner des soins buccaux avant et après les repas.

b) Utiliser une brosse à dents à soies souples ou un applicateur ainsi qu'un rince-bouche (éviter les rince-bouche à base d'alcool : ils augmentent la sécheresse de la bouche et favorisent l'apparition de lésions).

c) Lubrifier les lèvres fréquemment.

d) Se procurer et utiliser une solution de salive artificielle, si la bouche se dessèche.

e) Éviter de servir des aliments irritants pour la muqueuse buccale (aliments chauds, froids, épicés, frits; agrumes).

f) Aspirer les sécrétions de la cavité buccale afin de prévenir leur écoulement hors de la bouche et leur aspiration vers les voies respiratoires.

5. Donner au client les soins appropriés et l'enseignement préopératoire et postopératoire requis, si une intervention chirurgicale au niveau de la bouche est prévue. Noter ses réactions.

6. Enseigner au client les habitudes d'hygiène buccale. Lui faire recommencer la démonstration des soins buccaux. Lui suggérer de consulter le dentiste ou l'hygiéniste dentaire. ✧

7. Encourager le client à cesser de fumer, et lui expliquer la corrélation entre le tabagisme et l'atteinte à l'intégrité de la muqueuse buccale.

8. Diriger le client vers une infirmière de liaison en psychiatrie ou vers un groupe de soutien, s'il y a lieu.

INFORMATIONS À CONSIGNER

Les inquiétudes exprimées par le client sur l'état de sa bouche et les conséquences de celui-ci sur son image corporelle; son empressement à participer aux soins buccaux.

Les observations de l'infirmière sur la condition du client, le processus de guérison et la réaction du client face au traitement.

Les interventions de l'infirmière portant sur les mesures de soutien et la réaction du client face aux soins reçus.

Les informations communiquées au client, sa compréhension des informations reçues et sa capacité de se donner les soins buccaux prescrits.

L'évaluation de chaque résultat escompté.

ATTEINTE À L'INTÉGRITÉ DE LA PEAU (1975)

DÉFINITION : Détérioration de la peau.

CARACTÉRISTIQUES DÉTERMINANTES

Rupture de l'épiderme
Destruction des couches de la peau
Envahissement des structures corporelles

FACTEURS ASSOCIÉS ou FACTEURS FAVORISANTS

FACTEURS EXTERNES (ENVIRONNEMENTAUX) :
Hypothermie ou hyperthermie
Substances chimiques
Facteurs mécaniques (pression, force de cisaillement, contention)
Irradiation
Immobilisation
Humidité

FACTEURS INTERNES (SOMATIQUES) :
Médication
Altération de l'état nutritionnel (obésité, émaciation)
Altération de l'état métabolique
Diminution de la circulation
Diminution de la sensibilité
Altération de la pigmentation
Proéminence osseuse
Facteurs développementaux
Déficit immunitaire
Persistance du pli cutané (diminution de l'élasticité de la peau)

ATTEINTE À L'INTÉGRITÉ DE LA PEAU reliée à des facteurs externes (environnementaux)

RÉSULTATS ESCOMPTÉS

Le client n'a aucune lésion cutanée apparente. (**1, 2, 3, 4, 5, 6, 7, 8**)

La réaction au pli cutané est normale. (**1, 2, 3, 4**)

L'état de la peau du client s'améliore [ex. : la taille de la plaie de lit diminue (spécifier)]. (**2, 3, 7, 8**)

La plaie chirurgicale est cicatrisée. (**2, 7, 8**)

Le client décrit les mesures reliées à la protection de la peau. (**7, 8**)

Le client soigne correctement sa plaie, sa brûlure et son incision. (**7, 8**)

Le client met en pratique la technique pour l'examen de la peau. (**7**)

Le client applique les soins courants de la peau. (**7, 8**)

Le client exprime ses sentiments concernant la modification de son image corporelle. (**6, 9**)

INTERVENTIONS DE L'INFIRMIÈRE

1. Examiner la peau du client à chaque quart de travail, en noter l'état et signaler tout changement.

2. Appliquer la thérapeutique médicale prescrite pour l'état actuel de la peau (ex. : brûlure, plaie, escarre de décubitus). Observer l'évolution de la lésion et signaler toutes les réactions du client au traitement (bénéfiques ou indésirables).✧

3. Procurer les mesures de soutien :

a) Assister le client dans les soins d'hygiène (soin des ongles, soin de la peau).

b) Administrer la médication analgésique et évaluer son efficacité.✧

c) Maintenir les conditions environnementales appropriées (isolement, température et aération de la chambre).

d) Mettre un matelas mousse, installer un arceau sur le lit ou utiliser d'autres mesures de protection.

e) Recommander au client de ne pas toucher la plaie et le pansement.

f) Respecter les normes d'asepsie afin d'éviter l'infection.

4. Installer le client confortablement de manière à réduire la pression sur les proéminences osseuses. Le changer de position au moins toutes les 2 heures en respectant l'horaire affiché au chevet. Surveiller la fréquence des changements de position et l'état de la peau.

5. Expliquer au client et à la famille ou à la personne significative le but de la thérapie et les objectifs visés.

6. Donner au client la possibilité d'exprimer ses émotions face à l'état de sa peau, à ses effets sur son image corporelle et à son mode de vie.

7. Renseigner le client et la famille ou la personne significative sur l'examen de la peau (indices à rechercher, description de l'état de la peau), sur l'hygiène de la peau et sur les mesures prescrites pour le soin de la peau.

8. Superviser le client et la famille ou la personne significative dans l'application des soins de la peau tels qu'ils sont énumérés ci-dessus. Les féliciter pour avoir appliqué eux-mêmes les soins.

9. Diriger le client vers une infirmière de liaison en psychiatrie, un service social ou vers un autre groupe de soutien, s'il y a lieu.✧

INFORMATIONS À CONSIGNER

La perception et les inquiétudes du client concernant le changement de l'état de sa peau, les circonstances qui y sont reliées, et sa volonté d'accepter le traitement et d'y participer.

Les observations de l'infirmière portant sur la cicatrisation de la plaie, de l'incision et les réactions au traitement.

Les interventions de l'infirmière concernant les mesures de soutien et le traitement prescrit.

Les informations communiquées au client et à la famille ou à la personne significative au sujet du traitement; leur compréhension des informations reçues et leur capacité d'appliquer les soins spécifiques de la peau.

Les réactions du client face aux interventions de l'infirmière.

ATTEINTE À L'INTÉGRITÉ DE LA PEAU reliée à des facteurs internes (somatiques)

RÉSULTATS ESCOMPTÉS

Les lésions et les plaies se sont refermées ou cicatrisées. (**1, 2, 3, 7, 8, 9**)
Le client fait part de son mieux-être. (**2, 3**)
Les complications dues à l'intégrité de la peau sont évitées ou réduites. (**1, 2, 3**)
Le client met en corrélation les causes de l'atteinte à l'intégrité de la peau et le traitement spécifique pour le soin de la peau. (**5, 6, 9**)
Le client explique le traitement à suivre pour le soin de la peau. (**5, 6, 7**)
Le client et la famille ou la personne significative effectuent le traitement spécifique pour le soin de la peau. (**8**)
Le client exprime ses sentiments concernant l'état de sa peau, les effets sur son image corporelle et sur son mode de vie. (**4, 10**)

INTERVENTIONS DE L'INFIRMIÈRE

1. Examiner la peau du client à chaque quart de travail, en décrire et en noter l'état, et signaler tout changement.
2. Appliquer la thérapeutique médicale prescrite pour l'état actuel de la peau. Observer l'évolution de l'état de la peau. Signaler toutes les réactions du client au traitement (bénéfiques ou indésirables).✧
3. Procurer les mesures de soutien :
a) Assister le client dans les soins d'hygiène (soin des ongles, prendre un bain).
b) Administrer la médication analgésique et évaluer son efficacité.✧
c) Maintenir les conditions environnementales appropriées (ex. : température et aération de la chambre).
d) Installer un arceau sur le lit afin de protéger les lésions cutanées du frottement des couvertures.
e) Rappeler au client de ne pas se gratter.
f) Administrer les médicaments antiprurigineux et évaluer leur efficacité.✧
g) Expliquer au client les restrictions alimentaires (ex. : allergies cutanées causées par des aliments).
4. Encourager le client à exprimer ses émotions concernant l'état de sa peau et ses effets sur son mode de vie et la modification de son image corporelle.
5. Expliquer au client et à la famille le but de la thérapie et les objectifs visés.
6. Discuter des causes et des effets à long terme d'une atteinte à l'intégrité de la peau, si elles sont connues (stress et dermatite; nature cyclique de certains troubles cutanés, soit des périodes d'exacerbation et de rémission; risque d'infection).
7. Renseigner le client et la famille ou la personne significative sur le traitement spécifique pour le soin de la peau.
8. Superviser le client et la famille ou la personne significative dans l'application du traitement spécifique pour le soin de la peau. Les féliciter pour s'être donnés eux-mêmes les soins.
9. Encourager le client à se conformer aux autres aspects de la thérapeutique afin de réduire l'atteinte à l'intégrité de sa peau (contrôler le diabète, surveiller son poids, ne pas utiliser de lotions ou d'onguents qui ne sont pas prescrits).
10. Diriger le client vers une infirmière de liaison en psychiatrie ou vers un service social, s'il y a lieu.

INFORMATIONS À CONSIGNER

L'inquiétude exprimée par le client concernant l'état de sa peau, ses effets sur son image corporelle, sur son mode de vie et sa volonté de participer aux soins.
Les observations de l'infirmière sur l'état de la peau du client, sur son processus de guérison et sur ses réactions face au traitement.
Les interventions de l'infirmière concernant les mesures de soutien.
Les informations communiquées au client et à la famille au sujet du traitement; leur compréhension des informations reçues et leur capacité de mettre en pratique les mesures prescrites pour le soin de la peau.
Les réactions du client aux interventions de l'infirmière.
L'évaluation de chaque résultat escompté.

ATTEINTE À L'INTÉGRITÉ DES TISSUS (1986)

DÉFINITION : Détérioration des muqueuses, de la cornée, des téguments ou du tissu sous-cutané.

CARACTÉRISTIQUE DÉTERMINANTE

MAJEURE :

Lésion ou destruction des tissus (des muqueuses, de la cornée, des téguments ou des tissus sous-cutanés)

FACTEURS ASSOCIÉS ou FACTEURS FAVORISANTS

Altération de la circulation (*insuffisance artérielle ou veineuse*)
Déficit ou excès nutritionnel
Déficit ou excès liquidien
Manque de connaissances
Altération de la mobilité physique
Agents irritants :
    Chimiques (sécrétions corporelles, excrétions, médication)
    Thermiques (extrêmes de température)
    Mécaniques (pression, force de cisaillement, friction)
Irradiation (radiothérapie)

RÉSULTATS ESCOMPTÉS

Le client est soulagé de ses symptômes actuels (douleur, ulcères, changements dans la coloration de la peau, œdème). **(1, 4, 5, 6, 7)**
La circulation collatérale du client demeure satisfaisante. **(2, 3)**
Le client fait part de son intention de cesser de fumer. **(4)**
Le client fait part de son intention de suivre le plan de traitement spécifique après le congé. **(1, 2, 3, 4, 5, 6, 7)**

INTERVENTIONS DE L'INFIRMIÈRE

1. Prodiquer les soins des pieds de façon méticuleuse. Administrer ou surveiller l'administration des traitements selon les règles de l'établissement de santé.✧
2. Recommander au client d'éviter la pression au creux poplité (ex. : ne pas se croiser les jambes ou porter des vêtements trop serrés).
3. Encourager le client à participer à un programme d'exercices selon son niveau de tolérance.✧
4. Renseigner le client sur les facteurs de risque et la prévention des blessures.
5. Maintenir une hydratation adéquate. Mesurer et noter les ingesta et les excreta chaque jour.
6. Mettre des bas anti-emboliques, en présence d'insuffisance veineuse, les enlever pour une heure toutes les 8 heures ou selon les règles de l'établissement de santé. Surélever les pieds du client lorsqu'il est assis et surélever le pied du lit de 15 à 20 cm lorsqu'il est couché.✧
7. Surélever la tête du lit de 15 à 20 cm lorsque le client est couché, s'il y a insuffisance artérielle.

INFORMATIONS À CONSIGNER

Les sentiments exprimés par le client concernant la situation actuelle.
Les observations de l'infirmière au sujet de la coloration de la peau, de l'élasticité de la peau, de la température et des dimensions de l'ulcère.
Les réactions du client face aux interventions de l'infirmière.
L'évaluation de chaque résultat escompté.

ATTEINTE À L'INTÉGRITÉ DES TISSUS reliée à une exposition aux radiations

RÉSULTATS ESCOMPTÉS

Le client ne présente aucune irritation ou lésion dans les zones irradiées. (1, 2, 3, 4, 5, 6, 7, 8, 9, 12)

Les zones ulcérées sont guéries. (1, 2, 3, 5, 8, 9, 10, 11, 12)

L'apport liquidien et nutritionnel est maintenu. (12, 13)

Le client et la famille expliquent le traitement pour le soin de la peau, pour l'usage des médicaments et la nécessité de maintenir un apport liquidien et nutritionnel adéquat. (14)

INTERVENTIONS DE L'INFIRMIÈRE

1. S'assurer que la peau est propre, sèche et exposée à l'air le plus possible.
2. Recommander au client d'éviter le port de vêtements trop serrés et l'exposition au soleil.
3. Éviter de faire l'usage de crèmes ou d'onguents non prescrits et de compresses chaudes.
4. Éviter de frotter vigoureusement les zones irradiées.
5. Utiliser des pansements non adhésifs.
6. Favoriser l'hygiène buccale indiquée; utiliser une brosse à dents à soies souples.
7. Utiliser de la fécule de maïs sur les régions intactes pour réduire la démangeaison et le frottement.
8. Changer le client de position régulièrement, se procurer un arceau pour soutenir les couvertures ou un matelas à gonflement alternatif, lorsque c'est indiqué.
9. Examiner la peau à chaque quart de travail. Signaler la présence de lésions et de signes d'infection (chaleur, écoulement, œdème).
10. Suivre les règles de l'établissement de santé pour le traitement des lésions infectées. Administrer des crèmes, des onguents à base d'antibiotiques et des solutions pour l'irrigation des plaies, selon l'ordonnance; évaluer l'efficacité de ces traitements. ✧
11. Administrer les analgésiques prescrits et évaluer leur efficacité. ✧
12. Consulter la diététicienne pour rectifier la diète du client en mettant l'accent sur une haute teneur en kilojoules, en protéines, en vitamines et en minéraux afin de favoriser la réparation des tissus et d'éviter le catabolisme.
13. Administrer les antiémétiques prescrits et évaluer leur efficacité. ✧
14. Renseigner le client et la famille sur le traitement pour le soin de la peau, l'administration des médicaments et la satisfaction des besoins nutritionnels.

INFORMATIONS À CONSIGNER

Les sentiments exprimés par le client concernant sa situation actuelle.

Les observations portant sur la condition physique du client.

Les interventions effectuées par l'infirmière pour prévenir toute irritation ou lésion ou pour favoriser leur guérison.

Les réactions du client et de la famille face à l'enseignement reçu.

L'évaluation de chaque résultat escompté.

DÉFICIT DE VOLUME LIQUIDIEN (1978)

DÉFINITION : Déshydratation des secteurs vasculaire, interstitiel ou cellulaire.

CARACTÉRISTIQUES DÉTERMINANTES

Augmentation ou diminution de la diurèse
Changement de concentration de l'urine
Brusque perte ou gain de poids
Diminution du remplissage veineux
Hémoconcentration
Changement de concentration du sodium sérique

AUTRES CARACTÉRISTIQUES POSSIBLES :
Hypotension
Augmentation de la fréquence du pouls
Diminution de la pression différentielle et de l'amplitude du pouls
Modification de l'état mental
Soif
Augmentation de la température corporelle
Peau et muqueuses sèches
Persistance du pli cutané (diminution de l'élasticité de la peau)
Faiblesse
Respiration rapide et superficielle

FACTEURS ASSOCIÉS ou FACTEURS FAVORISANTS

Perte rapide d'une quantité importante de liquides
Dysfonctionnement des mécanismes régulatoires

DÉFICIT DE VOLUME LIQUIDIEN relié à une perte rapide d'une quantité importante de liquides

RÉSULTATS ESCOMPTÉS

Les signes vitaux sont stables. (**1, 2**)

La coloration et la température de la peau sont normales. (**1, 2**)

Le taux d'électrolytes sériques se situe dans les écarts normaux. (**3, 4**)

Le volume liquidien demeure normal pour ce client. (**1, 3, 4, 5, 6, 9, 10**)

Le débit urinaire est normal pour ce client. (**4, 5**)

La réaction au pli cutané est normale et les muqueuses sont humides. (**6**)

La densité urinaire se situe entre 1005 et 1010. (**7**)

Les volumes liquidien ou sanguin reviennent à la normale. (**1, 2, 3, 4, 5, 6, 7, 8, 9, 10**)

Le client explique les facteurs qui ont causé le déficit de volume liquidien. (**11**)

INTERVENTIONS DE L'INFIRMIÈRE

1. Prendre et noter les signes vitaux toutes les 2 heures ou aussi souvent que cela est nécessaire, jusqu'à stabilité. Par la suite, les prendre et les noter à toutes les 4 heures.

2. Couvrir légèrement le client sans trop le réchauffer afin de prévenir la vasodilatation.

3. Mesurer les ingesta et les excreta (urines, selles, vomissements, drainage de la plaie, drainage naso-gastrique, drainage thoracique) toutes les 1 à 4 heures. Noter et signaler les changements significatifs.

4. Administrer les liquides, le sang ou les composants du sang ou les succédanés du plasma. Évaluer et noter leur efficacité et tout effet indésirable.

5. Peser le client tous les jours à la même heure et noter son poids.

6. Évaluer l'élasticité de la peau et de la muqueuse buccale toutes les 8 heures. Prodiguer des soins méticuleux de la bouche toutes les 4 heures.

7. Vérifier la densité urinaire toutes les 8 heures.

8. Interdire au client de s'asseoir ou de se tenir debout tant que sa circulation est compromise.

9. Mesurer la circonférence de l'abdomen lorsqu'il y a présence d'ascite et accumulation de liquides dans une cavité (troisième espace).

10. Administrer les médicaments prescrits afin de prévenir des pertes liquidiennes additionnelles et évaluer leur efficacité.

11. Expliquer au client les raisons de la perte liquidienne et lui montrer comment surveiller le volume liquidien (en notant son poids tous les jours, en mesurant et en notant ses ingesta et ses excreta).

INFORMATIONS À CONSIGNER

Les plaintes du client concernant la soif, la faiblesse, les étourdissements, les palpitations.

Les observations au sujet de la condition physique du client.

Les ingesta et les excreta. Le poids.

Les interventions de l'infirmière visant à compenser les pertes importantes de liquides.

Les réactions du client face aux interventions de l'infirmière.

L'évaluation de chaque résultat escompté.

DÉFICIT NUTRITIONNEL (1975)

DÉFINITION : Apport alimentaire qui est insuffisant pour répondre aux besoins métaboliques.

CARACTÉRISTIQUES DÉTERMINANTES

Perte pondérale malgré un apport alimentaire adéquat *dans le cas d'une incapacité d'absorber les aliments*
Poids corporel inférieur au poids idéal pour la taille et l'ossature du client (de 20 % ou plus)
Apport alimentaire inadéquat (signalé par le client); cet apport est inférieur aux normes quotidiennes recommandées
Faiblesse des muscles responsables de la mastication et de la déglutition
Manque de nourriture (signalé par le client ou observé par l'infirmière)
Satiété survenant immédiatement après l'ingestion de nourriture
Crampes abdominales
Douleur abdominale associée ou non à une condition pathologique
Pâleur de la conjonctive et des muqueuses
Tonus musculaire faible
Ulcération ou inflammation de la cavité buccale
Diarrhée ou stéatorrhée
Bruits intestinaux indiquant une hyperactivité intestinale
Fragilité capillaire
Perte excessive des cheveux
Manque d'intérêt pour s'alimenter
Impossibilité d'ingérer des aliments (perçue par le client)
Aversion pour la nourriture
Altération du sens du goût (signalée par le client)
Manque d'information ou connaissances erronées
Idées fausses
Sécheresse de la peau
Escarre de décubitus
Haleine fétide et langue saburrale (chargée)

FACTEUR ASSOCIÉ ou FACTEUR FAVORISANT

Incapacité d'ingérer ou de digérer les aliments ou d'assimiler les substances nutritives en raison de facteurs biologiques, psychologiques ou financiers

DÉFICIT NUTRITIONNEL relié à des facteurs psychologiques

RÉSULTATS ESCOMPTÉS

Le client consomme un minimum de _____ kJ/jour. (**2, 3, 4, 5, 6, 7, 8, 9, 10**)

Le poids du client augmente de _____ g/semaine. (**2, 3, 4, 5, 6, 7, 8, 9, 10, 11, 12**)

Le client mange sans avoir besoin d'être stimulé. (**7, 8, 9, 10**)

Le client identifie les facteurs émotionnels et psychologiques qui interfèrent avec le besoin de manger. (**1**)

Le client élabore un plan pour surveiller et maintenir son poids cible après son congé. (**13, 14**)

Le client se propose de recourir à un professionnel en santé mentale pour l'aider à résoudre ses problèmes psychologiques. (**14**)

INTERVENTIONS DE L'INFIRMIÈRE

1. Donner au client la possibilité de discuter des raisons pour lesquelles il ne veut pas manger.

2. Observer et noter l'apport alimentaire (liquide et solide) du client.

3. S'enquérir des préférences alimentaires du client et s'efforcer d'obtenir les aliments désirés. Offrir des aliments stimulant l'odorat, la vue et le toucher.

4. Offrir des suppléments riches en protéines et en kilojoules (lait frappé, œufs et lait, flan, glace).✧

5. Servir des aliments faciles à couper et à mastiquer.

6. Créer une atmosphère agréable à l'heure des repas.

7. Mettre les collations au chevet du client.

8. Commencer à donner au client des liquides nutritifs et ajouter progressivement des solides, si possible.

9. Ne pas demander au client s'il a faim ou s'il désire manger. Être ferme lorsqu'on apporte la nourriture : « Je vous apporte un lait frappé, j'aimerais que vous le preniez. »

10. S'asseoir avec le client au moment des repas, et ce, pour une période de temps déterminée, si possible.

11. Observer et noter les modes d'élimination du client.

12. Peser le client tous les jours, à la même heure. L'encourager, s'il gagne du poids, en lui accordant des privilèges ou des récompenses.

13. Fixer avec le client son poids cible. Lui demander de noter son poids tous les jours. Prendre le temps d'écouter le client.

14. Diriger le client vers un professionnel en santé mentale, s'il y a lieu.

INFORMATIONS À CONSIGNER

Les attitudes actuelles du client concernant la nourriture et l'alimentation.

Les sentiments exprimés par le client au sujet de son poids, de son image corporelle et de son état émotionnel.

L'apport alimentaire quotidien (liquide et solide) et les pertes quotidiennes (urines, selles, vomissements).

Le poids (tous les jours), la progression du gain de poids.

Les interventions de l'infirmière pour aider le client à recevoir une alimentation adéquate.

Le soutien émotionnel donné par l'infirmière.

Les réactions du client face aux interventions de l'infirmière.

L'évaluation de chaque résultat escompté.

DÉFICIT NUTRITIONNEL relié à l'incapacité d'ingérer les aliments

RÉSULTATS ESCOMPTÉS

Le client n'a plus de perte pondérale. (1)

Le client tolère ___ ml de nourriture introduite par le tube naso-gastrique ou par la gastrostomie. (2, 3)

Le client ne présente aucun signe d'aspiration du contenu gastrique dans les voies respiratoires. (8)

Le client n'a plus de diarrhée. (7)

Le client gagne ___ g/semaine. (1)

Il n'y a aucun signe de lésion cutanée ou d'infection au point d'insertion du tube. (4, 5)

Le client et la famille ou la personne significative décrivent correctement les exigences spécifiques reliées aux techniques d'alimentation par tube. (9)

Le client et la famille ou la personne significative effectuent correctement les techniques d'alimentation par tube. (9)

INTERVENTIONS DE L'INFIRMIÈRE

1. Peser le client tous les jours, à la même heure, et noter son poids.

2. Mesurer et noter les ingesta et les excreta.

3. Administrer la quantité de nourriture prescrite pour le gavage.◇

a) Commencer le régime avec de petites quantités et diluer la préparation utilisée. Augmenter le volume et la concentration selon la tolérance du client.

b) Procéder au résidu gastrique avant le gavage et surélever la tête du lit durant le gavage.

c) Vérifier l'emplacement du tube gastrique pour gavage au moins une fois par quart de travail.

d) Donner de l'eau et des jus afin de maintenir une hydratation adéquate.

e) Utiliser une pompe à perfusion continue afin d'éviter la diarrhée, si possible.

f) Ajouter un colorant alimentaire dans la préparation de gavage, si l'on redoute la possibilité d'une aspiration du contenu gastrique dans les voies respiratoires.

4. Donner le soin des narines toutes les 4 heures afin de prévenir l'ulcération de la peau. Fixer le tube naso-gastrique de manière à ne pas obstruer la vue du client. Utiliser un sparadrap hypoallergique.

5. Changer le pansement à l'emplacement de la gastrostomie tous les jours ou selon les règles de l'établissement de santé.

6. S'assurer que la préparation utilisée pour le gavage est à la température appropriée (température ambiante). Changer le sac et la tubulure du dispositif de gavage selon les règles de l'établissement de santé.

7. Évaluer et noter les bruits intestinaux, en signaler toute augmentation ou diminution à chaque quart de travail.

8. Ausculter le thorax toutes les 4 heures et noter les bruits respiratoires; signaler la présence de wheezing, de rhonchi, de râles ou toute diminution des bruits respiratoires. Interrompre le gavage s'il y a aspiration du contenu gastrique dans les voies respiratoires. Mettre un appareil de succion au chevet du client et l'utiliser si nécessaire. Placer le client en position latérale afin d'éviter une plus grande aspiration du contenu gastrique dans les voies respiratoires.

9. Montrer au client et à la famille ou à la personne significative les techniques d'alimentation par tube. Leur faire recommencer les techniques jusqu'à ce qu'elles soient bien exécutées.

INFORMATIONS À CONSIGNER

Le poids (tous les jours).

Les ingesta et les excreta.

La tolérance du client au gavage.

Les périodes de vomissement, de diarrhée ou d'aspiration du contenu gastrique.

Les bruits intestinaux.

Les bruits respiratoires.

Les réactions du client face aux informations reçues.

La démonstration des techniques d'alimentation.

L'évaluation de chaque résultat escompté.

DÉFICIT NUTRITIONNEL relié à une incapacité de digérer ou d'absorber les aliments en raison de facteurs biologiques

RÉSULTATS ESCOMPTÉS

Le client n'a plus de perte pondérale. (**1, 2, 3, 4, 5, 6, 7, 8**)
Le client tolère l'alimentation par voie orale, par tube naso-gastrique ou par voie I.V. sans présenter d'effets secondaires. (**9, 10, 11, 14**)
Le client gagne ____ g/semaine. (**1, 2, 3, 4, 5, 6, 7, 8**)
Le client consomme ____ kJ/jour. (**1, 2, 3, 4, 5, 6, 7, 8, 9**)
Le client explique les raisons qui motivent le traitement (gavage, hyperalimentation) et l'enseignement préopératoire. (**9, 10, 12, 15**)
Le client et la famille ou la personne significative expliquent les exigences spécifiques au régime alimentaire. (**12, 13, 16**)
Le client et la famille ou la personne significative planifient adéquatement la diète en vue du congé. (**13, 16**)

INTERVENTIONS DE L'INFIRMIÈRE

1. Peser le client tous les jours, à la même heure, et noter son poids.
2. Mesurer et noter les ingesta et les excreta.
3. Continuer d'administrer les liquides parentéraux prescrits.✧
4. S'assurer que le client reçoit la diète prescrite.✧
5. S'enquérir des préférences alimentaires du client et les satisfaire en tenant compte de la diète prescrite.
6. Surveiller les électrolytes et signaler toute valeur anormale.✧
7. Noter la quantité, la coloration et la consistance des vomissements, si le client vomit. Noter les selles.
8. Diriger le client vers la diététicienne pour planifier le régime alimentaire (ingestion de yogourt, diète pauvre en fibres).
9. Si le client est alimenté par gavage :
a) Ajouter un colorant alimentaire à la préparation de gavage lorsque le client a une altération de la conscience ou une diminution du réflexe de déglutition.
b) Utiliser une pompe à perfusion continue afin d'éviter la diarrhée, si possible.
c) Commencer le gavage avec de petites quantités de liquides, à de faibles concentrations. Augmenter le volume et la concentration selon la tolérance du client.
d) Surélever la tête du lit durant le gavage.
e) Vérifier la position du tube gastrique pour gavage à chaque quart de travail.
10. Si le client reçoit une hyperalimentation parentérale :
a) Administrer telle que prescrite.
b) Vérifier le glucose sanguin, la densité urinaire et la glycosurie par des analyses fractionnaires d'urine au moins une fois par quart de travail.✧
11. Ausculter l'abdomen du client et noter les bruits intestinaux une fois par quart de travail.
12. Valoriser le traitement médical en expliquant au client et à la famille ou à la personne significative les raisons du régime actuel.
13. Enseigner les principes d'une bonne alimentation en tenant compte de la condition spécifique du client.
14. Prodiguer des soins buccaux ou aider le client à se les donner.
15. Donner au client les soins appropriés et l'enseignement préopératoire et postopératoire requis, si une intervention chirurgicale est prévue.
16. Faire participer la famille ou la personne significative à la planification des repas.

INFORMATIONS À CONSIGNER

Le poids du client (tous les jours).
Les soins buccaux.
Les soins reliés au tube naso-gastrique.
Les ingesta et les excreta.
La capacité du client d'ingérer les aliments.
La présence de vomissements, de diarrhée.
La présence d'autres complications.
La compréhension du régime alimentaire enseigné exprimée par le client.
L'évaluation de chaque résultat escompté.

EXCÈS DE VOLUME LIQUIDIEN (1982)

DÉFINITION : Augmentation de la rétention liquidienne et présence d'œdème.

CARACTÉRISTIQUES DÉTERMINANTES

Œdème, épanchement, anasarque
Gain pondéral
Essoufflement, orthopnée
Ingesta supérieurs aux excreta
Troisième bruit du cœur (B_3)
Congestion pulmonaire (à la radiographie)
Bruits respiratoires anormaux, râles (craquements)
Modification du mode de respiration
Modification de l'état mental
Diminution de l'hémoglobine et de l'hématocrite
Augmentation de la pression artérielle pulmonaire
Modification de la tension artérielle
Augmentation de la pression veineuse centrale
Reflux hépato-jugulaire
Turgescence des jugulaires
Oligurie, modification de la densité urinaire
Azotémie élevée
Changement de concentration des électrolytes sériques
Agitation et anxiété

FACTEURS ASSOCIÉS

Dysfonctionnement des mécanismes régulatoires
Apport excessif de liquides
Apport excessif de sodium

EXCÈS DE VOLUME LIQUIDIEN relié à l'apport excessif de liquides et de sodium, ou à la rétention excessive de liquides et de sodium

RÉSULTATS ESCOMPTÉS

Le client dit qu'il respire aisément. (**1, 2**)
Le client maintient son apport liquidien à ___ ml/jour. (**3, 4, 5**)
Le client retrouve son poids normal. (**6, 7**)
Les signes vitaux demeurent dans les limites de la normale (spécifier). (**4**)
La densité urinaire se situe entre 1005 et 1010. (**8**)
Le client présente une régression des signes de rétention liquidienne. (**6, 7, 9**)
Le taux des électrolytes sériques se situe dans les écarts normaux (spécifier). (**8, 10**)
Le client évite les complications reliées à l'excès de liquides. (**9, 11, 12, 13**)
Le client explique son problème de santé. (**14**)
Le client se comporte de façon à améliorer sa santé. (**14**)

INTERVENTIONS DE L'INFIRMIÈRE

1. Aider le client à se placer dans une position qui facilite la respiration (ex. : position Fowler ou semi-Fowler).
2. Administrer de l'oxygène, selon l'ordonnance.✧
3. Réduire l'absorption de liquides à ___ ml par quart de travail.G
4. Vérifier et noter les signes vitaux au moins toutes les 4 heures.
5. Mesurer et noter les ingesta et les excreta.
6. Peser le client tous les jours, à la même heure, et noter son poids.
7. Administrer les diurétiques selon l'ordonnance. Noter leur efficacité et leurs effets secondaires.
8. Vérifier la densité urinaire toutes les 8 heures et noter les résultats. Vérifier les résultats des analyses de laboratoire et signaler les changements significatifs.
9. Évaluer tous les jours la présence d'œdème chez le client (ex. : ascite, œdème des régions déclives ou de la région sacro-dorsale).
10. Maintenir chez le client une diète pauvre en sodium, si prescrite.✧
11. Changer le client de position toutes les 2 heures, examiner la peau afin de s'assurer qu'il n'y ait pas de rougeurs et appliquer les mesures visant à prévenir une lésion cutanée.
12. Utiliser les bas anti-emboliques. Les enlever pendant 1 heure, toutes les 8 heures, ou selon les règles de l'établissement de santé.
13. Encourager le client à respirer profondément et à tousser toutes les 4 heures.
14. Renseigner le client sur :
a) L'importance de noter quotidiennement son poids.
b) L'importance de mesurer et de noter ses ingesta et ses excreta.
c) La thérapie diurétique.
d) Les restrictions alimentaires, particulièrement celles qui concernent le sodium.

INFORMATIONS À CONSIGNER

La compréhension qu'a le client de la situation.
Les observations concernant la condition physique du client.
Les interventions de l'infirmière visant à atténuer les problèmes du client.
Les réactions du client face aux restrictions liquidiennes et alimentaires.
L'enseignement donné au client et sa compréhension de l'enseignement reçu.
L'évaluation de chaque résultat escompté.

EXCÈS DE VOLUME LIQUIDIEN relié au dysfonctionnement des mécanismes de régulation

RÉSULTATS ESCOMPTÉS

La tension artérielle ne doit pas être inférieure à ___ ; ne doit pas être supérieure à ___. (1)

L'électrocardiogramme ne montre aucun signe d'hyperkaliémie. (1, 3)

Les ingesta ne doivent pas être supérieurs à ___ ; les excreta ne doivent pas être inférieurs à ___. (2)

La densité urinaire se maintient entre ___ et ___. (2)

L'hématocrite se maintient au-dessus de ___. (3)

L'urée sérique, la créatinine, le sodium et le potassium sont à des niveaux acceptables pour ce client. (3)

Le client présente une régression des signes de rétention liquidienne. (1, 2, 4)

Le client planifie, selon l'ordonnance, l'ingestion liquidienne pour 24 heures. (6, 7)

Le client tolère la restriction des ingesta sans inconfort physique ou tension émotionnelle. (2, 5, 8, 9, 10, 11)

La peau est intacte, exempte d'infection. (12, 13)

Le client accomplit les activités de la vie quotidienne sans éprouver de fatigue excessive. (14, 15)

Le client marche et accomplit avec facilité et sans risque les activités de la vie quotidienne. (16, 17)

Le client choisit adéquatement les aliments permis (ex. : pauvres en sodium, en potassium). (18)

Le client décrit les signes et symptômes indiquant la nécessité d'un traitement médical. (19)

INTERVENTIONS DE L'INFIRMIÈRE

1. Vérifier la tension artérielle, le pouls, le rythme cardiaque, la température et les bruits respiratoires au moins toutes les 4 heures; noter et signaler les changements.

2. Mesurer attentivement les ingesta, les excreta et la densité urinaire au moins toutes les 4 heures.

3. Vérifier l'urée sérique, la créatinine, les électrolytes, l'hémoglobine et l'hématocrite.

4. Peser le client tous les jours avant le petit déjeuner, selon l'ordonnance. Vérifier les signes de rétention liquidienne (œdème des régions déclives ou de la région sacrodorsale, ascite). Mesurer la circonférence de l'abdomen à chaque quart de travail et signaler les changements. ✧

5. Donner les liquides, selon l'ordonnance. Vérifier le débit des liquides I.V. ✧

6. Aider le client à planifier un horaire d'ingestion liquidienne et l'encourager à le respecter, si les liquides par voie orale sont permis. ✧

7. Expliquer les raisons des restrictions liquidiennes et alimentaires.

8. S'enquérir des préférences alimentaires du client et planifier ses repas en conséquence, tout en respectant les restrictions alimentaires prescrites. ✧

9. Prodiguer les soins de la bouche toutes les 4 heures. S'assurer que les muqueuses sont humides en utilisant un lubrifiant hydrosoluble.

10. Procurer au client des bonbons durs à saveur de citron pour réduire la soif et pour avoir une meilleure haleine.

11. Encourager le client en le félicitant d'avoir respecté le traitement.

12. Prodiguer les soins de la peau toutes les 4 heures. Changer le client de position au moins toutes les 2 heures. Surélever les membres œdémateux.

13. Examiner la peau tous les jours afin de s'assurer qu'il n'y ait pas d'ecchymoses ou pour tout changement de coloration.

14. Encourager le client à participer aux activités de la vie quotidienne.

15. Alterner les périodes d'activité et les périodes de repos afin d'éviter une trop grande fatigue.

16. Augmenter graduellement le niveau d'activité du client selon sa tolérance.

17. Utiliser les bas anti-emboliques. Les enlever pendant 1 heure, toutes les 8 heures, ou selon les règles de l'établissement de santé.

18. Demander à la diététicienne d'expliquer au client les restrictions alimentaires ou d'insister sur leur importance.

19. Renseigner le client sur les restrictions liquidiennes et alimentaires, sur le niveau d'activité requis, sur les mesures visant à prévenir l'infection, sur les signes et symptômes nécessitant un traitement médical immédiat ainsi que sur les médicaments qu'il doit prendre (nom du produit, dosage, fréquence, effets thérapeutiques, effets secondaires).

INFORMATIONS À CONSIGNER

Les besoins, les désirs que le client exprime, ou sa compréhension de la situation.

Les changements spécifiques dans l'état physique du client.

Les réactions du client face au traitement.

L'adaptation du client aux restrictions liquidiennes et alimentaires.

L'état de la peau et des muqueuses.

Les interventions de l'infirmière.

L'évaluation de chaque résultat escompté.

EXCÈS NUTRITIONNEL (1975)

DÉFINITION : Apport alimentaire qui excède les besoins métaboliques.

CARACTÉRISTIQUES DÉTERMINANTES

MAJEURES :

Poids corporel supérieur au poids idéal pour la taille et l'ossature du client (de plus de 20 %)
Épaisseur cutanée tricipitale mesurant plus de 15 mm chez l'homme et 25 mm chez la femme

MINEURES :

Poids corporel supérieur au poids idéal pour la taille et l'ossature du client (de plus de 10 %)
Mauvaises habitudes alimentaires (décrites par le client ou observées par l'infirmière) :
    Mange en faisant d'autres activités
    Concentre l'apport alimentaire à la fin de la journée
    Mange en réponse à des signaux externes, comme l'heure ou la situation sociale
    Mange en réponse à des signaux internes autres que la faim, par exemple l'anxiété
Obésité d'un ou des parents (observée par l'infirmière ou signalée par le client)
Usage de la nourriture comme récompense ou comme moyen de réconfort (phénomène observé par l'infirmière)

FACTEUR ASSOCIÉ ou FACTEUR FAVORISANT

Apport excessif d'aliments par rapport aux besoins métaboliques

RÉSULTATS ESCOMPTÉS

Le client verbalise ses sentiments concernant son poids actuel. (**1**)

Le client fait part de son besoin de perdre du poids. (**4, 6**)

Le client se fixe comme objectif de perdre _____ g/semaine. (**4, 6, 8**)

Le client planifie des menus appropriés à la diète prescrite. (**3, 5**)

Le client s'en tient à la diète prescrite. (**3, 5, 7**)

Le client perd un minimum de _____ g/semaine. (**4, 7, 8**)

Le client fixe son poids cible avant son congé. (**4, 9**)

Le client élabore un plan d'action pour surveiller et maintenir son poids cible. (**4, 10**)

Le client participe à un programme d'exercices adapté à sa condition _____ fois/semaine. (**11**)

INTERVENTIONS DE L'INFIRMIÈRE

1. Assister le client dans l'identification du problème. Identifier les sentiments associés à l'alimentation et les circonstances qui le tournent vers la nourriture.

2. Discuter des préférences alimentaires du client.

3. Demander à la diététicienne de discuter avec le client de la planification de ses repas, durant l'hospitalisation.

4. Diriger le client vers un professionnel en santé mentale pour l'aider à modifier son comportement, si possible. ✧

5. Renseigner le client sur les aliments nutritifs pauvres en kilojoules.

6. Aider le client à se fixer des objectifs réalistes en vue de perdre du poids.

7. Procurer au client un soutien émotionnel et le féliciter lorsqu'il respecte le régime alimentaire prescrit. L'encourager à poursuivre son régime en lui suggérant de s'offrir des récompenses autres qu'alimentaires (ex. : achat de nouveaux accessoires ou de livres).

8. Peser le client chaque semaine ou selon l'ordonnance médicale et noter son poids.

9. Fixer avec le client son poids cible. Lui demander de noter son poids tous les jours.

10. Envisager avec le client la possibilité de suivre une thérapie individuelle ou de groupe (Weight Watchers), après son congé.

11. Aider le client à choisir un programme d'exercices appropriés pour son âge et pour sa condition physique (marche, jogging, exercices aérobiques, natation).

INFORMATIONS À CONSIGNER

Les sentiments exprimés par le client concernant son poids, son alimentation et le fait de suivre une diète.

Les objectifs fixés par le client.

La courbe du poids.

Les aliments ingérés par le client.

Les comportements qui facilitent et empêchent la perte de poids.

L'évaluation de chaque résultat escompté.

EXCÈS NUTRITIONNEL relié à un ralentissement du métabolisme et à une diminution de l'activité physique   G

RÉSULTATS ESCOMPTÉS

Le client comprend le problème que pose l'obésité, et il l'exprime clairement. (1)

Le client élabore des objectifs réalistes pour perdre du poids et un plan pour atteindre ces objectifs. (2, 3, 4, 5, 6, 7, 8, 9, 10)

Le client perd __ g par semaine. (6)

Le client suit son programme d'exercices et d'activités. (8, 9, 10)

INTERVENTIONS DE L'INFIRMIÈRE

1. Évaluer la perception qu'a le client de son obésité. Vérifier si le client comprend que l'obésité affecte son mode de vie et pose des risques pour sa santé.

2. Encourager le client à tenir un journal alimentaire.

3. Expliquer au client que les besoins alimentaires en vitamines et en éléments nutritifs changent en vieillissant.

4. Fournir de l'information sur les ressources communautaires appropriées, telles que la « Popote roulante » ou les programmes alimentaires subventionnés par les gouvernements, au client qui manque de ressources ou de motivation pour se préparer des repas équilibrés.

5. Encourager le client à changer progressivement ses habitudes alimentaires, par exemple à introduire graduellement dans sa diète des aliments nutritifs et pauvres en kilojoules. Ne pas oublier que les habitudes alimentaires du client âgé se sont développées sur une période de plusieurs années.

6. Établir des buts réalistes pour la perte de poids. Pour les clients plus âgés, une perte hebdomadaire de 0,2 à 0,45 kg est suffisante.

7. Faire voir le client par une diététicienne qui lui parlera de la planification et de la préparation des repas, s'il y a lieu.

8. Élaborer un programme d'exercices réguliers (la marche, par exemple).

9. Apporter au client tout le soutien nécessaire et le féliciter pour ses progrès.

10. Fournir au client de l'information sur des événements sociaux et des programmes culturels, artistiques et éducatifs.

INFORMATIONS À CONSIGNER

Le poids du client.

Les propos du client concernant ses sentiments face à l'obésité.

Le programme d'amaigrissement mis en pratique.

L'enseignement donné et les réactions du client face à cet enseignement.

L'évaluation de chaque résultat escompté.

HYPERTHERMIE (1986)

DÉFINITION : Élévation de la température corporelle au-dessus de l'écart normal chez la personne.

CARACTÉRISTIQUES DÉTERMINANTES

MAJEURE :
Élévation de la température corporelle au-dessus de l'écart normal

MINEURES :
Peau rouge et chaude au toucher
Augmentation de la fréquence respiratoire
Tachycardie
Convulsions

FACTEURS ASSOCIÉS ou FACTEURS FAVORISANTS

Exposition à un environnement chaud
Activité physique intense
Médication, anesthésie
Vêtements inappropriés
Augmentation de la vitesse du métabolisme
Maladie ou traumatisme
Déshydratation
Incapacité ou diminution de la capacité de transpirer

RÉSULTATS ESCOMPTÉS

La température corporelle demeure normale. (**1, 2, 3, 4**)

L'équilibre hydrique est maintenu; les ingesta sont égaux ou plus élevés que les excreta. (**4, 6, 7, 8, 9**)

Le client fait part de son mieux-être. (**3, 5**)

Les complications dues à l'hyperthermie (ex. : convulsions) sont évitées ou réduites. (**1, 2, 3, 4, 5, 6**)

Le client identifie les facteurs de risque qui exacerbent le problème. (**10, 11**)

Le client énumère les moyens de prévenir la déshydratation. (**10, 11**)

INTERVENTIONS DE L'INFIRMIÈRE

1. Vérifier la température toutes les 4 heures ou plus souvent, si nécessaire. Noter la température et la voie utilisée.

2. Administrer la médication antipyrétique selon l'ordonnance. Noter son efficacité.✧

3. Employer les moyens nécessaires pour réduire une trop forte fièvre lorsqu'elle se présente :

a) Retirer les couvertures à l'exception d'un drap léger ou d'une bande-culotte.

b) Appliquer des sacs de glace aux aisselles et aux aines.

c) Donner au client un bain d'éponge à l'eau tiède.

d) Utiliser une couverture réfrigérante si la température s'élève au-dessus de ___.✧

4. Vérifier et noter toutes les 4 heures la fréquence et le rythme cardiaques, la pression veineuse centrale, la tension artérielle, la fréquence respiratoire, le niveau de conscience et la température de la peau.

5. Observer le client et rechercher les signes de confusion ou de désorientation. Signaler tout changement dans l'activité mentale.

6. S'enquérir des goûts du client en matière de boissons (spécifier).

7. Mettre ces boissons au chevet du client.

8. Inciter le client à boire le plus de liquides possible, sauf contre-indication (ex. : lorsqu'il y a risque de surcharge liquidienne).

9. Appliquer le traitement prescrit pour la déshydratation.

a) Mesurer et noter avec précision les ingesta et les excreta.

b) Administrer les liquides intraveineux selon l'ordonnance.✧

10. Discuter avec le client des causes déterminantes, si elles sont connues.

11. Encourager le client à respecter les autres aspects des soins de santé (ex. : habitudes alimentaires) afin de favoriser la réduction de la fièvre.

INFORMATIONS À CONSIGNER

Les observations concernant la condition physique du client.

Les interventions visant à résoudre le diagnostic infirmier.

L'efficacité des médicaments.

Les réactions du client face aux interventions de l'infirmière :

a) Physiologiques;

b) Comportementales;

c) Cognitives.

L'évaluation de chaque résultat escompté.

HYPOTHERMIE (1986, révisé en 1988)

DÉFINITION : Baisse de la température corporelle au-dessous de l'écart normal chez la personne.

CARACTÉRISTIQUES DÉTERMINANTES

MAJEURES :

Baisse de la température corporelle au-dessous de l'écart normal
Frissons (légers)
Peau froide
Pâleur (moyenne)

MINEURES :

Remplissage capillaire lent
Tachycardie
Lit unguéal cyanosé
Hypertension
Horripilation

FACTEURS ASSOCIÉS ou FACTEURS FAVORISANTS

Exposition à un environnement froid ou frais
Maladie ou traumatisme
Lésion de l'hypothalamus
Incapacité ou diminution de la capacité de frissonner
Malnutrition
Vêtements inappropriés
Consommation d'alcool
Médication entraînant la vasodilatation
Évaporation cutanée dans un environnement frais
Diminution de la vitesse du métabolisme, inactivité
Vieillissement

RÉSULTATS ESCOMPTÉS

La température corporelle demeure normale. (**1, 2, 3, 4, 5**)

La peau est chaude et sèche. (**1, 2, 3**)

La fréquence cardiaque et la tension artérielle demeurent dans les écarts normaux. (**3**)

Le client ne manifeste aucun signe de frisson. (**4, 5**)

Le client fait part de son mieux-être. (**4, 5**)

Le client ne présente aucune complication reliée à l'hypothermie (blessure au niveau des tissus mous, fracture, déshydratation, et choc hypovolémique lorsque le client est réchauffé trop rapidement). (**1, 2, 3, 4, 5**)

Le client comprend les mesures préconisées pour prévenir l'hypothermie et l'exprime clairement. (**6, 7**)

INTERVENTIONS DE L'INFIRMIÈRE

1. Vérifier la température corporelle toutes les 4 heures ou plus fréquemment, s'il y a lieu. Noter la température et la voie utilisée.

2. Évaluer et noter l'état neurologique toutes les 8 heures.

3. Vérifier et noter la fréquence et le rythme cardiaques, la tension artérielle et la fréquence respiratoire toutes les 4 heures.

4. Assurer les mesures de soutien appropriées :

a) Installer le client dans un lit chaud et le couvrir chaudement;

b) Enlever tous les vêtements mouillés ou serrés.

c) Matelasser toutes les surfaces de métal ou de plastique qui sont en contact avec son corps.

5. Appliquer le traitement prescrit pour l'hypothermie :

a) Administrer les médicaments pour prévenir le frisson. Évaluer et noter leur efficacité. ✧

b) Administrer les analgésiques pour soulager la douleur associée au réchauffement. Évaluer et noter leur efficacité. ✧

c) Utiliser une couverture chauffante si la température descend en dessous de ___. Réchauffer le client à ___. ✧

d) Utiliser un appareil pour réchauffer les liquides, si l'on administre un volume important de liquides intraveineux.

6. Discuter avec le client des causes de l'hypothermie, s'il y a lieu.

7. Enseigner au client les précautions à prendre pour éviter l'hypothermie (se vêtir chaudement même à l'intérieur, manger convenablement, demeurer aussi actif que possible).

INFORMATIONS À CONSIGNER

Les plaintes du client concernant le fait d'avoir froid et d'avoir des frissons.

Les observations concernant la condition physique du client.

Les interventions de l'infirmière pour résoudre le diagnostic infirmier.

Les réactions physiologiques, comportementales et cognitives du client face aux interventions de l'infirmière.

L'évaluation de chaque résultat escompté.

INCAPACITÉ (partielle ou totale) D'AVALER (1986)

DÉFINITION : Diminution de la capacité de faire passer volontairement des liquides ou des solides de la bouche à l'estomac.

CARACTÉRISTIQUES DÉTERMINANTES

MAJEURE :
Signes d'une difficulté à avaler (ex. : stase des aliments dans la cavité buccale, toux, étouffement)

MINEURE :
Signes d'aspiration

FACTEURS ASSOCIÉS ou FACTEURS FAVORISANTS

Altération neuromusculaire (absence totale ou partielle du réflexe pharyngé, diminution de la force ou de la capacité de mouvement des muscles masticateurs, altération de la perception, paralysie faciale)
Obstruction mécanique (ex. : œdème, canule de trachéostomie, tumeur)
Fatigue
Diminution de l'état de conscience
Rougeur et irritation de la cavité oropharyngée

INCAPACITÉ (partielle ou totale) D'AVALER reliée à une altération neuromusculaire

RÉSULTATS ESCOMPTÉS

Le client ne présente aucun signe de pneumonie par aspiration. **(1, 2, 3)**

Le client parvient à maintenir un apport nutritionnel adéquat. **(4, 5, 6, 7, 8, 9, 10)**

Le client maintient son poids. **(4)**

Le client maintient une bonne hygiène buccale. **(7, 8, 9, 10)**

Le client et la personne significative utilisent correctement les techniques pour faciliter la déglutition. **(11, 12)**

INTERVENTIONS DE L'INFIRMIÈRE

1. Surélever la tête du lit à 90 degrés durant le repas et 30 minutes après le repas, afin de diminuer le risque d'aspiration des aliments dans les voies respiratoires.

2. Installer le client sur le côté, lorsqu'il est en position de décubitus.

3. Mettre un appareil de succion au chevet du client; observer et signaler l'apparition de cyanose, de dyspnée ou d'étouffement.

4. Observer les apports, les pertes et le poids quotidiennement jusqu'à ce qu'ils soient stabilisés. Fixer un apport nutritionnel minimal (ex. : consomme ____ ml de liquides et ____ % d'aliments solides). Noter et signaler tout changement.

5. Consulter la diététicienne pour modifier la diète et calculer la teneur énergétique des aliments ingérés, s'il y a lieu.

6. Obtenir une consultation auprès de l'équipe de réadaptation pour traiter la dysphagie, si possible.

7. Prodiguer les soins de la bouche trois fois par jour.

8. S'assurer que la muqueuse buccale est humide en rinçant fréquemment; utiliser une seringue ou un appareil de succion, si nécessaire.

9. Lubrifier les lèvres.

10. Recommander au client de porter des dentiers bien ajustés.

11. Stimuler l'appétit en servant les aliments dans une atmosphère calme et agréable; inciter le client à humer l'odeur de la nourriture et à la regarder (l'arôme des aliments stimule la salivation). Enlever tout matériel souillé, éliminer les odeurs désagréables.

12. Renseigner le client et la personne significative sur :

a) La position du corps lors des repas.

b) Les exigences alimentaires.

c) Les techniques facilitant l'alimentation :

    1) Faire des exercices des muscles faciaux (ex. : siffler).

    2) Boire avec une paille courte, ce qui procure une stimulation sensorielle au niveau des lèvres.

    3) Pencher la tête en avant, ce qui diminue le risque d'aspiration.

    4) Appliquer une pression au-dessus des lèvres pour fermer la bouche et pour stimuler le réflexe de déglutition.

    5) Vérifier fréquemment la présence de particules alimentaires dans la bouche et les enlever, s'il y a lieu.

INFORMATIONS À CONSIGNER

Les sentiments exprimés par le client concernant la situation actuelle.

Les observations de l'infirmière concernant le poids, la capacité de déglutir, les apports et les pertes et l'hygiène buccale.

La réaction du client face aux interventions de l'infirmière.

Les informations concernant le suivi de la diète et le traitement médical.

L'évaluation de chaque résultat escompté.

MODE D'ALIMENTATION INEFFICACE CHEZ LE NOUVEAU-NÉ OU LE NOURRISSON (1992)

DÉFINITION : Difficulté qu'éprouve un nouveau-né ou un nourrisson à téter ou à coordonner les actions de téter et d'avaler.

CARACTÉRISTIQUES DÉTERMINANTES

MAJEURES :
Incapacité d'amorcer ou de maintenir une tétée efficace
Incapacité de coordonner les actions de téter, d'avaler et de respirer

FACTEURS ASSOCIÉS

Prématurité
Altération ou ralentissement des fonctions neurologiques
Hypersensibilité orale
Alimentation suspendue pendant une période prolongée
Malformation congénitale

MODE D'ALIMENTATION INEFFICACE CHEZ LE NOUVEAU-NÉ OU LE NOURRISSON relié à une altération neurologique ou à un retard dans le développement

RÉSULTATS ESCOMPTÉS

Le nouveau-né perd moins de 10% du poids qu'il avait à la naissance au cours de la première semaine. (1, 9, 13)

Le nouveau-né gagne de 113 à 196 g/semaine après la première semaine. (1, 9)

Les parents manifestent une confiance accrue dans leur capacité d'utiliser les techniques appropriées pour alimenter leur nouveau-né. (3, 4, 5, 6, 7, 8)

Le nouveau-né ne présente aucun signe de déshydratation. (12, 13)

Le nouveau-né reçoit un supplément alimentaire adéquat tant qu'il ne peut pas téter efficacement. (9, 14, 15, 16)

Le nouveau-né parvient à téter et à avaler de façon à maintenir un apport suffisant d'éléments nutritifs. (2, 10, 11, 17)

INTERVENTIONS DE L'INFIRMIÈRE

1. Peser le nouveau-né tous les jours à la même heure en utilisant le même pèse-bébé.

2. Vérifier régulièrement si le nouveau-né tète de façon efficace.

3. Évaluer les connaissances des parents sur les techniques d'alimentation du nouveau-né.

4. Vérifier si les parents sont inquiets face aux problèmes d'alimentation du nouveau-né. L'inquiétude peut nuire à l'apprentissage de nouvelles techniques.

5. Rester auprès des parents pendant les tétées de façon à découvrir les problèmes existants et à guider leurs interventions.

6. Enseigner aux parents à placer le nouveau-né en position verticale pendant la tétée dans le but de prévenir l'aspiration bronchique.

7. Expliquer aux parents qu'il peut être nécessaire de déshabiller le nouveau-né s'il a tendance à s'endormir durant les tétées; leur montrer dans quelle position le placer pour qu'il soit éveillé et alerte.

8. Féliciter les parents pour leurs efforts en vue d'améliorer leur technique pour alimenter le nouveau-né.

9. Inscrire au dossier la quantité de lait que le nouveau-né ingère à chaque tétée, s'il est nourri au biberon. Noter la durée de la tétée à chaque sein ainsi que la quantité de tout supplément qu'il reçoit, s'il est nourri au sein.

10. Fournir aux parents une tétine pour prématuré, si nécessaire. Une tétine de ce type est plus souple et a une ouverture plus grande, ce qui permet au nouveau-né de boire en faisant moins d'efforts.

11. S'assurer que la langue du nouveau-né est bien placée sous le mamelon, s'il est nourri au sein.

12. Observer tout signe de déshydratation chez le nouveau-né : persistance du pli cutané, muqueuses sèches, urine concentrée ou peu abondante, fontanelles déprimées et yeux enfoncés. Intervenir immédiatement, si nécessaire.

13. Noter le nombre de selles et de mictions (nombre de couches souillées) à chaque quart de travail.

14. Déterminer s'il est nécessaire d'alimenter le nouveau-né par gavage.✧

15. Alterner les tétées et les séances de gavage.

16. Vérifier toutes les heures l'état de la région entourant le point de ponction, la quantité de liquide perfusée et le débit, si le nouveau-né doit être alimenté par voie intraveineuse.

17. Examiner le nouveau-né pour déterminer s'il présente des déficits neurologiques ou d'autres lésions physiopathologiques qui pourraient être à l'origine de ses difficultés à téter.

INFORMATIONS À CONSIGNER

La fréquence des tétées, la quantité et le type de liquide ingéré par le nouveau-né; l'efficacité du réflexe de succion; le poids quotidien du nouveau-né.

Les connaissances des parents sur les techniques d'alimentation du nouveau-né; leur participation aux activités de soins; leur attachement au nouveau-né.

La fréquence des selles et des mictions; les signes de déshydratation.

Les interventions de l'infirmière et les réactions des parents et du nouveau-né face à ces interventions.

Les techniques d'alimentation et l'équipement utilisé.

Les résultats des examens de laboratoire.

Les signes de problèmes neurologiques ou physiques.

L'évaluation de chaque résultat escompté.

RISQUE ÉLEVÉ D'ALTÉRATION DE LA TEMPÉRATURE CORPORELLE (1986)

DÉFINITION : Risque que l'organisme ne puisse maintenir sa température dans les limites de la normale.

FACTEURS DE RISQUE

Extrêmes d'âge
Extrêmes de poids
Exposition à des milieux froids ou frais, chauds ou très chauds
Déshydratation
Inactivité ou activité intense
Altération du taux du métabolisme
Vêtements inadéquats pour la température ambiante
Prise de médicaments provoquant une vasoconstriction ou une vasodilatation
Maladie ou traumatisme affectant la thermorégulation
Sédation

RÉSULTATS ESCOMPTÉS

La température corporelle est normale. (**1, 2**)

La peau est chaude et sèche. (**1, 2**)

Le client fait part de son mieux-être. (**1, 2**)

Il n'y a aucun signe ou symptôme d'altération de la température corporelle (hypothermie ou hyperthermie). (**1, 2, 4**)

Le client explique les facteurs causant l'hypothermie ou l'hyperthermie. (**3**)

Le client décrit les moyens susceptibles de prévenir une altération de la température corporelle. (**3**)

Le client identifie les signes d'alarme de l'hypothermie et de l'hyperthermie. (**4**)

INTERVENTIONS DE L'INFIRMIÈRE

1. Vérifier la température corporelle toutes les 8 heures ou plus souvent, si indiqué.

2. Mesurer les signes vitaux toutes les 8 heures et noter les résultats. Signaler au médecin les changements significatifs, s'il y a lieu.

3. Renseigner le client sur les mesures visant à prévenir :

a) L'hypothermie

1. Maintenir la température ambiante à un niveau spécifique (convenant à une personne âgée).
2. S'habiller chaudement, même à l'intérieur (lorsque le client est au lit, par exemple).
3. Avoir une alimentation et une hydratation adéquates.
4. Demeurer le plus actif possible.
5. S'assurer qu'un voisin ou un ami visite le client régulièrement.

b) L'hyperthermie

1. Éviter l'exposition aux rayons directs du soleil.
2. Éviter les activités épuisantes par temps chaud.
3. Porter des vêtements légers et amples qui permettent l'évaporation de la sueur. Choisir des couleurs pâles, si possible.
4. Boire abondamment.
5. Éviter l'alcool et le tabac.

4. Renseigner le client sur les signes de l'hypothermie et de l'hyperthermie (léthargie, frissons, nausées, étourdissements), s'il y a lieu.

INFORMATIONS À CONSIGNER

Les plaintes du client au sujet de son état de santé (à propos de la chaleur ou du froid excessifs).

Les observations de l'infirmière portant sur les facteurs de risque causant l'altération de la température corporelle.

Les informations communiquées au client sur les mesures préventives.

La compréhension du client de l'enseignement reçu.

L'évaluation de chaque résultat escompté.

RISQUE ÉLEVÉ D'ALTÉRATION DE LA TEMPÉRATURE CORPORELLE
relié à une diminution de la sensibilité des thermorécepteurs (chez la personne âgée) [G]

RÉSULTATS ESCOMPTÉS

La température corporelle du client demeure normale. (1)

La peau du client demeure chaude et sèche. (1)

Le client fait part de son mieux-être. (1)

Le client ne montre aucun signe d'hypothermie ou d'hyperthermie). (1, 3)

Le client ou la personne significative identifie les signes avant-coureurs de l'hypothermie et de l'hypertermie. (3)

Le client ou la personne significative exprime verbalement sa compréhension des facteurs causant l'hypothermie et l'hypertermie. (2, 4, 5, 6, 7, 8)

Le client ou la personne significative décrit les mesures destinées à prévenir l'altération de la température corporelle. (4, 5, 6, 7, 8, 9)

INTERVENTIONS DE L'INFIRMIÈRE

1. Vérifier la température corporelle toutes les 8 heures ou plus souvent, si indiqué.

2. Évaluer les connaissances du client et examiner son style de vie avant de procéder à l'enseignement sur l'hyperthermie et l'hypothermie.

3. Fournir au client une liste, écrite en gros caractères de couleur noire, des symptômes de l'altération de la température corporelle :

a) Hypothermie : respiration superficielle; pouls lent et faible; tension artérielle basse; pâleur.

b) Hyperthermie : frissons; sensation de chaleur; soif; température élevée; tension artérielle élevée.

4. Encourager le client à demeurer actif lorsqu'il se trouve dans un environnement frais.

5. Expliquer au client, ou à la personne significative, pourquoi il est nécessaire de porter des vêtements chauds lorsqu'il se trouve dans un environnement frais. Suggérer le port de chaussettes, de chaussures d'intérieur antidérapantes et de jambières.

6. Conseiller au client, ou à la personne significative, d'indiquer sur les thermostats de son domicile les réglages de température appropriés au moyen de gros chiffres de couleur noire ou contrastante.

7. Expliquer au client, ou à la personne significative, les dangers reliés à une exposition prolongée aux rayons du soleil pendant les journées chaudes.

8. Discuter avec le client de l'importance de porter des vêtements appropriés selon que le climat est chaud ou froid. Lui suggérer de superposer les couches de vêtements, de façon à pouvoir en enlever ou en rajouter selon le besoin.

9. Conseiller au client ou à la personne significative, de planifier la visite quotidienne d'un ami, d'un membre de la famille ou d'un bénévole d'un organisme communautaire.

INFORMATIONS À CONSIGNER

La perception que le client ou la personne significative a de la situation, y compris les plaintes concernant des sensations de chaleur ou de froid excessifs.

La température du client.

Les observations de l'infirmière portant sur les facteurs de risque associés à l'altération de la température corporelle du client.

La compréhension de l'enseignement reçu par le client ou la personne significative.

L'évaluation de chaque résultat escompté.

RISQUE ÉLEVÉ D'ASPIRATION (fausse route) (1988)

DÉFINITION : Danger éventuel que s'introduisent dans la trachée et les bronches des sécrétions gastro-intestinales et oropharyngées, des solides ou des liquides ingérés.

FACTEURS DE RISQUE

Diminution du niveau de conscience
Diminution du réflexe de toux et du réflexe pharyngé
Trachéotomie ou tube endotrachéal
Sonde gastro-intestinale
Gavage
Administration de médicaments
Dysfonctionnement du sphincter œsophagien inférieur
Situation où il est impossible d'élever la partie supérieure du corps
Augmentation de la pression intragastrique
Augmentation du contenu résiduel de l'estomac
Diminution de la motilité gastro-intestinale
Évacuation gastrique retardée
Troubles de la déglutition
Trauma ou chirurgie au niveau du visage, de la bouche ou du cou
Immobilisation de la mâchoire par des fils métalliques

RISQUE ÉLEVÉ D'ASPIRATION (fausse route)

RÉSULTATS ESCOMPTÉS

Le client ne présente aucun signe d'aspiration. (**1, 2, 4, 5**)
Le client tolère _____ ml de gavage (**8, 9**)
La température se maintient dans les limites de la normale. (**3**)
La leucocytose demeure normale. (**10**)
Les cultures ne révèlent aucun agent pathogène. (**10**)
Les sécrétions pulmonaires sont claires et sans odeur. (**1, 4, 6**)
L'auscultation ne révèle aucun bruit respiratoire adventice. (**1, 4**)
L'auscultation révèle la présence de bruits intestinaux. (**7**)
Le client et la personne responsable des soins discutent des moyens visant à prévenir l'aspiration (fausse route). (**11**)

INTERVENTIONS DE L'INFIRMIÈRE

1. Évaluer l'état respiratoire au moins toutes les 4 heures afin de déceler les signes d'aspiration (augmentation de la fréquence respiratoire, toux, expectoration, diminution des bruits respiratoires).
2. Évaluer l'état neurologique pour déceler une diminution du niveau de conscience qui pourrait entraîner un risque d'aspiration.
3. Mesurer les signes vitaux afin de déceler les signes d'aspiration ou une diminution des échanges gazeux secondaires à l'aspiration.
4. Aspirer les sécrétions afin de dégager les voies respiratoires, au besoin.
5. Évaluer le réflexe pharyngé et le réflexe de déglutition.
6. Encourager le client à tousser et à expectorer. Lui procurer des mouchoirs de papier et un sac pour des raisons d'hygiène.
7. Évaluer et noter les bruits intestinaux à chaque quart de travail et signaler tout changement.
8. Si le client est alimenté par gavage :
a) S'assurer que le ballonnet est suffisamment gonflé lorsque le client est soumis à une ventilation pulmonaire artificielle.
b) Ajouter un colorant alimentaire à la préparation de gavage lorsque le client a une diminution du niveau de conscience, une diminution du réflexe pharyngé ou des antécédents d'aspiration.
c) Commencer le régime avec de petites quantités et diluer la préparation selon la tolérance du client ou selon l'ordonnance.
d) Surélever la tête du lit pendant et après le gavage, sauf contre-indication.
e) S'assurer que la sonde gastrique pour gavage est bien placée (avant le gavage ou avant l'administration d'un médicament).
f) Cesser immédiatement le gavage s'il y a soupçon d'aspiration. Aspirer les sécrétions et placer le client sur le côté.
9. Évaluer la nécessité d'administrer un antiémétique en présence de nausées et de vomissements. Observer son efficacité, s'il y a lieu.
10. Réviser les résultats des tests en vue d'identifier les signes d'infection et signaler toute anomalie.
11. Expliquer au client et à la personne responsable des soins les moyens visant à prévenir l'aspiration.

INFORMATIONS À CONSIGNER

La vérification de l'emplacement de la sonde gastrique pour gavage.
La tolérance du client au gavage.
Le résidu gastrique avant chaque gavage.
La présence de vomissements ou d'aspiration.
Les bruits respiratoires.
Les situations pouvant conduire à l'aspiration.
Les observations portant sur la condition physique du client.
Les interventions de l'infirmière pour prévenir l'aspiration.
L'évaluation de chaque résultat escompté.

RISQUE ÉLEVÉ D'ATTEINTE À L'INTÉGRITÉ DE LA PEAU (1975)

DÉFINITION : Risque de détérioration de la peau.

FACTEURS DE RISQUE

FACTEURS EXTERNES (ENVIRONNEMENTAUX) :
Hypothermie ou hyperthermie
Substances chimiques
Facteurs mécaniques (pression, force de cisaillement, contention)
Irradiation
Immobilisation
Excrétions et sécrétions
Humidité

FACTEURS INTERNES (SOMATIQUES) :
Médication
Altération de l'état nutritionnel (obésité, émaciation)
Altération de l'état métabolique (*déshydratation*)
Diminution de la circulation (*œdème, pâleur*)
Diminution de la sensibilité
Altération de la pigmentation
Proéminence osseuse
Persistance du pli cutané (diminution de l'élasticité de la peau)
Facteurs développementaux
Facteurs immunitaires
Facteurs psychogènes

RISQUE ÉLEVÉ D'ATTEINTE À L'INTÉGRITÉ DE LA PEAU

RÉSULTATS ESCOMPTÉS

Le client ne présente aucune lésion cutanée apparente. (**1, 2, 3, 4, 5, 6, 7, 8, 9, 10, 11, 12, 13**)

Le client maintient sa force musculaire et l'amplitude des mouvements articulaires (**2, 3**)

Le client maintient un apport alimentaire et liquidien suffisant. (**9**)

La circulation au niveau de la peau demeure satisfaisante. (**2, 3**)

Le client décrit les mesures préventives concernant le soin de la peau. (**10, 12**)

Le client et la famille mettent en pratique les mesures préventives concernant le soin de la peau. (**13**)

Le client et la famille mettent en corrélation les facteurs de risque et les mesures préventives. (**10, 11, 12**)

INTERVENTIONS DE L'INFIRMIÈRE

1. Examiner la peau à chaque quart de travail, en décrire et en noter l'état, et signaler tout changement.

2. Changer le client de position toutes les 2 heures; suivre l'horaire affiché à son chevet. Vérifier la fréquence des changements de position.

3. Encourager le client à marcher ou l'aider lorsqu'il effectue des exercices visant à maintenir l'amplitude des mouvements articulaires, au moins toutes les 4 heures.

4. Utiliser de la literie spécialisée (matelas mousse, matelas à gonflement alternatif, peau de mouton, oreillers) pour prévenir les lésions cutanées, si nécessaire.

5. S'assurer que la peau est propre et sèche, utiliser une solution émolliente, si nécessaire. Éviter d'utiliser un savon irritant et bien rincer la peau.

6. Protéger les proéminences osseuses avec des coussinets en mousse et les masser doucement pour activer la circulation.

7. Soulever le client au lieu de le tirer pour le déplacer, afin d'éviter la force de cisaillement.

8. S'assurer que la literie est propre et sèche, sans plis ni miettes. Changer immédiatement la literie humide et les protections absorbantes.

9. Vérifier l'apport nutritionnel; encourager une hydratation adéquate.

10. Renseigner le client et la famille sur le soin préventif de la peau : une hygiène personnelle adéquate, l'utilisation d'un savon doux (non alcalin), l'importance d'éponger (et non de frotter) la peau pour l'assécher, l'examen régulier de la peau, des expositions brèves au soleil, au froid, au vent et à l'eau, la reconnaissance des premiers signes de lésions cutanées (rougeur, phlyctène, décoloration) et l'importance de signaler ces symptômes.

11. Indiquer au dossier du client, au plan de soins (Kardex), l'évaluation du risque d'atteinte à l'intégrité de la peau (ex. : le client présente un risque évalué à 5 sur une échelle de 1 à 10).

12. Expliquer pourquoi ces mesures préventives sont nécessaires.

13. Superviser le client et la famille dans l'application des mesures préventives pour le soin de la peau. Les féliciter pour avoir effectué eux-mêmes les soins.

INFORMATIONS À CONSIGNER

L'inquiétude exprimée par le client et la famille concernant le risque de lésion cutanée.

Les observations de l'infirmière sur les facteurs de risque et l'état de la peau; sur l'usage de la literie spécialisée pour prévenir les lésions cutanées et son efficacité; sur les informations communiquées au client et à la famille concernant le soin préventif de la peau; sur leur compréhension des informations reçues.

La capacité du client d'appliquer des mesures préventives pour le soin de la peau.

La réaction du client face aux interventions de l'infirmière.

L'évaluation de chaque résultat escompté.

RISQUE ÉLEVÉ D'ATTEINTE À L'INTÉGRITÉ DE LA PEAU reliée au processus de vieillissement et à la perte de mobilité

G

RÉSULTATS ESCOMPTÉS

Le client ne présente aucune lésion cutanée. (2, 3, 4, 5, 6)
Le client ou l'aidant naturel décrit l'altération normale de la peau due au vieillissement et les facteurs de risque d'atteinte à l'intégrité de la peau. (1)
Le client ou l'aidant naturel met en pratique les mesures préventives destinées à maintenir l'intégrité de la peau. (2, 3, 4, 5, 6, 7, 8)

INTERVENTIONS DE L'INFIRMIÈRE

1. Fournir au client ou à l'aidant naturel de l'information sur l'altération normale de la peau due au vieillissement.
2. Aider le client à obtenir une évaluation de l'état de son épiderme et des soins appropriés.
3. Amener le client ou l'aidant naturel à mettre en pratique un programme de massages et d'exercices permettant de prévenir les escarres. Changer le client de position au moins toutes les 2 heures.
4. Utiliser au besoin des dispositifs comme les matelas mousse, les matelas à gonflement alternatif, les peaux de mouton, les oreillers.
5. Souligner au client l'importance de bien se nourrir, de satisfaire ses besoins énergétiques et de bénéficier d'un apport suffisant de vitamines et de protéines.
6. Amener le client ou l'aidant naturel à élaborer et à mettre en pratique un programme quotidien pour le soin préventif de la peau. discuter de la nécessité des mesures suivantes :
a) Avoir une bonne hygiène corporelle.
b) Utiliser un savon doux (non alcalin).
c) Éponger la peau pour l'assécher plutôt que de la frotter.
d) Examiner régulièrement la peau.
e) Éviter les expositions prolongées à l'eau, au soleil, au vent et au froid.
f) Reconnaître les premiers signes d'altération de l'intégrité de la peau (rougeur, phlyctène, décoloration).
7. Expliquer au client ou à l'aidant naturel l'importance de requérir immédiatement des soins dans l'éventualité d'une blessure ou d'un trauma.
8. Vérifier régulièrement si une plaie ou une incision chirurgicale présente des signes d'infection. Suivre le programme de soins prescrit.

INFORMATIONS À CONSIGNER

Les observations de l'infirmière concernant l'état de la peau du client.
La présence de facteurs de risque d'atteinte à l'intégrité de la peau.
L'enseignement donné et les réactions du client face à cet enseignement.
Les réactions du client face aux interventions de l'infirmière.
L'évaluation de chaque résultat escompté.

RISQUE ÉLEVÉ D'ATTEINTE À L'INTÉGRITÉ DES TISSUS *

DÉFINITION : *Risque de détérioration des muqueuses, de la cornée, des téguments ou du tissu sous-cutané.*

FACTEURS DE RISQUE

Facteurs internes qui augmentent le risque d'atteinte à l'intégrité des tissus relié à des agents physiques, chimiques ou électriques auxquels le client peut être exposé pendant la chirurgie :

> *Proéminence osseuse*
> *Lésion cutanée*
> *Maladie cardiovasculaire, hépatique, rénale ou respiratoire*
> *Diabète sucré*
> *Œdème*
> *Altération du système immunitaire*
> *Allergies aux médicaments, aux solutions d'irrigation, aux solutions utilisées pour la préparation du champ opératoire*
> *Mécanismes thermorégulateurs instables*
> *Diminution de la circulation et de la sensibilité*
> *Altération métabolique et nutritionnelle (obésité, émaciation, malnutrition)*

* Cette catégorie diagnostique ne fait pas partie de la Taxonomie de l'ANADI.

RISQUE ÉLEVÉ D'ATTEINTE À L'INTÉGRITÉ DES TISSUS relié à des agents physiques, chimiques ou électriques auxquels le client peut être exposé pendant la chirurgie

RÉSULTATS ESCOMPTÉS

Le client fait part de son mieux-être. (**1, 3, 4, 5**)

Le client ne présente aucun signe ou symptôme d'atteinte à l'intégrité des tissus reliée à des agents physiques. (**1, 2, 4, 5, 6, 7, 8, 14**)

Le client ne présente aucun signe ou symptôme d'atteinte à l'intégrité des tissus reliée à des agents chimiques. (**1, 2, 9, 10, 11, 12, 13, 15, 16, 17, 18**)

Le client ne présente aucun signe ou symptôme d'atteinte à l'intégrité des tissus reliée à des agents électriques. (**1, 2, 19, 20, 21**)

INTERVENTIONS DE L'INFIRMIÈRE

1. Consigner les données de l'évaluation préopératoire et les communiquer en vue d'assurer la continuité des soins. Identifier les facteurs risquant de porter atteinte à l'intégrité des tissus chez le client.

2. Préciser le type de plaie chirurgicale en fonction du degré de contamination de la plaie et des tissus environnants. Cela permet d'évaluer le risque d'infection de la plaie et le risque de lésion tissulaire.

3. Utiliser des matelas, des dispositifs de soutien et tout autre matériel visant à réduire la pression qui pourrait s'exercer sur les différentes régions du corps durant la chirurgie.

4. Maintenir la température ambiante à un niveau confortable; si nécessaire, offrir au client des couvertures afin de prévenir les frissons, la tension musculaire et la douleur. Ces facteurs peuvent réduire la guérison des tissus.

5. Surveiller attentivement l'apparition des signes d'hypothermie (frissons, peau froide et pâle, horripilation, augmentation de la fréquence cardiaque), afin d'appliquer sans tarder les mesures qui permettront au client de se réchauffer.

INFORMATIONS À CONSIGNER

Les données de l'évaluation préopératoire.

L'intervention chirurgicale pratiquée.

Le type d'anesthésie.

Les diagnostics préopératoires et postopératoires.

Le type de plaie chirurgicale.

Les conditions préexistantes qui accroîssent le risque de lésion tissulaire.

Les interventions de l'infirmière visant à protéger l'intégrité des tissus.

Les médicaments administrés.

L'état du client et de sa peau lorsqu'il quitte la salle d'opération.

La présence de lignes artérielles ou veineuses, de tubes, de cathéters, de sondes et de drains.

La technique utilisée pour fermer la plaie et le type de pansement fait.

L'évaluation de chaque résultat escompté.

6. Réchauffer les solutions qui serviront à la préparation du champ opératoire ainsi que les solutions d'irrigation, afin de prévenir une baisse de la température corporelle chez le client.

7. Utiliser un incubateur lorsqu'il s'agit d'un bébé de moins d'un an, et recouvrir sa tête afin de prévenir la déperdition de chaleur. L'immaturité des mécanismes thermorégulateurs chez le bébé le rend particulièrement vulnérable.

8. Placer d'abord un coussinet et installer le garrot de manière à ne pas plisser la peau lorsqu'un garrot pneumatique est utilisé; régler la pression au niveau approprié et observer la durée du gonflement. Un usage inapproprié du garrot peut altérer la circulation du membre atteint.

9. Consulter la collecte de données préopératoires et vérifier si le client a la peau sensible ou s'il est allergique aux solutions utilisées pour la préparation du champ opératoire. La nettoyer avec des solutions non irritantes, ce qui réduit le risque de réaction et de lésion tissulaire.

→

10. Placer des serviettes absorbantes sous le client pour éviter l'accumulation de solution durant la préparation du champ opératoire. Protéger le visage et les yeux lorsqu'on procède à l'application de produits en aérosol. Les solutions accumulées sous le client peuvent macérer la peau, et les produits en aérosol peuvent léser les muqueuses et la cornée.
11. S'assurer que les articles stérilisés à l'oxyde d'éthylène sont bien aérés. La présence d'une quantité résiduelle de ce gaz est toxique pour les tissus.
12. Rincer adéquatement les articles stérilisés au moyen de produits chimiques, les résidus étant toxiques pour les tissus.
13. Enlever la poudre qui se trouve sur les gants. Elle peut entraîner le développement de granulomes ou toute autre réaction.
14. Compter les instruments, les compresses et tous les objets tranchants selon les règles établies; repérer les autres articles tels que les pinces, les ciseaux, le ruban adhésif, les cordons en silicone, etc.; consigner les résultats.
15. Suivre les instructions du fabriquant pour l'application de médicaments ou d'agents chimiques tels que le glutaraldéhyde et le méthylmétacrylate. Ces substances peuvent être toxiques si elles sont appliquées directement sur les tissus.
16. Utiliser des solutions physiologiques d'irrigation ou appliquer les médicaments topiques prescrits. Les solutions non physiologiques peuvent causer de l'œdème, une lésion ou la destruction de cellules.
17. Vérifier l'étiquette, la voie d'administration, la posologie et la date de péremption de chaque médicament avec l'instrumentiste afin de réduire le risque d'erreur.✧
18. Inscrire au dossier les médicaments administrés, leurs posologies et les voies d'administration utilisées.✧ Noter les ordres verbaux et faire contresigner par le médecin.
19. Inspecter tous les appareils mécaniques et électriques ainsi que les compresseurs avant leur usage. Suivre les instructions du fabriquant afin de réduire le risque de blessure chez le client.
20. Installer la plaque et l'électrode de retour de l'électro-cautère sur une peau propre et sèche, près du champ opératoire. Éviter les endroits où la circulation est insuffisante, les proéminences osseuses, les régions pileuses, les cicatrices et le site d'une prothèse métallique. Une installation adéquate réduit le risque de brûlure.
21. Éviter les faux plis lorsqu'une couverture réfrigérante ou chauffante est utilisée, placer un drap entre la peau et la couverture, régler et maintenir la température au degré indiqué. Protéger les extrémités durant le traitement.

RISQUE ÉLEVÉ D'EXCÈS NUTRITIONNEL (1980)

DÉFINITION : Apport alimentaire susceptible d'excéder les besoins métaboliques.

FACTEURS DE RISQUE

Obésité d'un ou des parents (observée par l'infirmière ou signalée par le client)

Graphique de croissance d'un nourrisson ou d'un enfant indiquant une déviation importante par rapport au percentile habituel

Alimentation composée principalement de nourriture solide avant l'âge de 5 mois (fait signalé à l'infirmière)

Se sert de la nourriture comme moyen de récompense ou de réconfort (comportement observé par l'infirmière)

Poids au début de chaque grossesse toujours plus élevé qu'au début de la précédente (signalé par la cliente ou observé par l'infirmière)

Mauvaises habitudes alimentaires :

Mange en faisant d'autres activités

Concentre son apport alimentaire à la fin de la journée

Mange en réponse à des signaux externes, comme l'heure ou la situation sociale

Mange en réponse à des signaux internes autres que la faim, comme l'anxiété

Cache de la nourriture pour l'ingérer ultérieurement

Antécédents d'obésité

Sédentarité

Diminution des capacités motrices

Immobilité

RISQUE ÉLEVÉ D'EXCÈS NUTRITIONNEL

RÉSULTATS ESCOMPTÉS

Le client exprime le désir de maintenir son poids de manière à ne pas dépasser un écart de 2 à 4,5 kg du poids cible. (1, 2, 3, 8)

Le client élabore un plan d'action pour maintenir son poids cible. (1, 2, 3, 4, 6, 8, 10)

Le client exprime ses sentiments concernant le régime alimentaire et son poids actuel. (5)

Le client identifie les signaux internes et externes qui contribuent à augmenter son apport alimentaire. (5, 8)

Le client planifie des menus appropriés à la diète prescrite. (7)

Le client suit la diète prescrite. (7, 8, 9, 10)

Le client participe à un programme d'exercices hebdomadaire (spécifier). (11)

INTERVENTIONS DE L'INFIRMIÈRE

1. Peser le client une fois par semaine ou selon l'ordonnance, afin de vérifier l'efficacité de la diète.

2. Aider le client à se fixer un poids cible qui soit réaliste. Lui montrer comment inscrire son poids.

3. Montrer au client à tenir un journal détaillé de son apport alimentaire. Ce moyen lui permettra de constater s'il y a risque ou non d'excès nutritionnel.

4. Vérifier l'équilibre entre les ingesta et les excreta et s'assurer qu'il n'y ait pas d'œdème. La rétention liquidienne peut accroître le poids corporel.

5. Encourager le client à exprimer ses sentiments concernant les restrictions alimentaires. Aider le client à identifier les émotions et les circonstances qui le tournent d'emblée vers la nourriture. Le client ne pourra maintenir son poids que s'il connaît les facteurs qui contribuent à l'augmenter.

6. S'enquérir des habitudes et des préférences alimentaires du client afin qu'on en tienne compte dans la planification de son régime.

7. Encourager le client à réduire les aliments riches en gras et à consommer des aliments ayant une quantité adéquate de féculents et de fibres. Insister sur l'importance de réduire la quantité de kilojoules ingérée quotidiennement. Demander à la diététicienne de rencontrer le client afin qu'ils puissent discuter de la planification des repas.

8. Diriger le client vers un professionnel en santé mentale afin qu'il suive une thérapie cognitivo-comportementale. Le client parviendra ainsi à maintenir de bonnes habitudes alimentaires.

9. Procurer au client un soutien émotionnel et le féliciter lorsqu'il suit la diète prescrite, ce qui l'incitera à respecter le régime alimentaire.

10. Encourager le client à suivre une thérapie de groupe (Weight Watchers) afin d'obtenir des informations supplémentaires et le soutien nécessaire.

11. Amener le client à considérer l'activité physique comme faisant partie intégrante de son mode de vie. L'aider à choisir un programme d'activités variées en fonction de son âge et de sa condition physique (natation, marche, exercices aérobiques, bicyclette).

INFORMATIONS À CONSIGNER

Les sentiments exprimés par le client concernant son poids, son alimentation et le fait de suivre une diète.

Le poids du client.

La capacité du client de maintenir son poids cible.

Les aliments ingérés par le client.

Les comportements facilitant ou empêchant le maintien du poids.

L'évaluation de chaque résultat escompté.

RISQUE ÉLEVÉ DE DÉFICIT DE VOLUME LIQUIDIEN (1978)

DÉFINITION : Risque de déshydratation vasculaire, cellulaire ou intracellulaire.

FACTEURS DE RISQUE

Extrêmes d'âge

Extrêmes de poids (obésité ou émaciation)

Pertes excessives de liquides par les voies normales (ex. : diarrhée)

Pertes de liquides par des voies anormales *ou des orifices artificiels* (ex. : sondes à demeure, *plaies et drains*)

Anomalies qui nuisent à l'ingestion ou à l'absorption de liquides, ou qui empêchent d'y avoir accès (ex. : immobilité)

Facteurs influant sur le besoin de liquides (ex. : état hypermétabolique)

Manque de connaissances en ce qui a trait au volume liquidien

Médication (ex. : diurétiques)

Augmentation de la quantité de liquides excrétés

Fréquence urinaire augmentée ou diminuée

Hyperventilation

Modification des ingesta

RISQUE ÉLEVÉ DE DÉFICIT DE VOLUME LIQUIDIEN relié à des pertes excessives par des voies artificielles et anormales (ex. : tubes de drainage)

RÉSULTATS ESCOMPTÉS

Les signes vitaux sont stables. (1)

La coloration et la température de la peau sont normales. (1)

Le débit urinaire n'est pas inférieur à ___ ml/h. (2)

Le taux des électrolytes sériques se situe dans les écarts normaux. (3)

Les ingesta sont maintenus à ___ ml/24 heures. (5, 6, 8, 9, 10, 11)

Le total des ingesta égale ou excède le total des excreta. (4, 5, 6, 7, 8, 10)

Le client reprend une diète normale et appropriée. (9)

INTERVENTIONS DE L'INFIRMIÈRE

1. Vérifier et noter les signes vitaux toutes les 4 heures.
2. Mesurer le débit urinaire toutes les heures. Noter et signaler un débit inférieur à ___ ml/h.
3. Vérifier le taux des électrolytes et signaler les changements par rapport à la normale.
4. Mesurer et noter l'écoulement de tous les tubes et les cathéters.
5. Peser le client tous les jours, à la même heure, et noter son poids.
6. Peser les pansements toutes les 8 heures, lorsqu'ils sont imbibés d'une quantité importante de liquides de drainage, et noter l'information au dossier.
7. Couvrir les plaies selon les règles de l'établissement de santé.
8. Évaluer l'élasticité de la peau à chaque quart de travail et signaler tout changement.
9. Maintenir les liquides parentéraux et les transfusions sanguines au débit prescrit.✧
10. Inciter le client à prendre des liquides par voie orale, si possible et si indiqué.✧
11. Amener progressivement le client à suivre la diète appropriée, selon l'ordonnance.✧

INFORMATIONS À CONSIGNER

Les observations concernant la condition physique du client.

Les ingesta et les excreta.

L'écoulement des tubes de drainage et des cathéters (quantité, couleur, consistance).

La description des pansements imbibés de liquides de drainage (quantité, couleur, odeur du liquide drainé).

L'enseignement donné au client sur l'ingestion des liquides et sur la diète.

Les réactions du client face aux interventions de l'infirmière.

L'évaluation de chaque résultat escompté.

RISQUE ÉLEVÉ DE DÉFICIT DE VOLUME LIQUIDIEN relié à des pertes excessives par des voies normales (ex. : diarrhée)

RÉSULTATS ESCOMPTÉS

Le client ne présente aucun signe de déshydratation. (**1, 2, 3, 4, 5, 11, 12**)

Les ingesta excèdent les excreta.

Les ingesta sont de ___ ml/24 heures; les excreta sont de ___ ml/24 heures. (**6, 7, 8, 9**)

Le client comprend la nécessité de maintenir un apport liquidien adéquat et l'exprime clairement. (**10**)

Le client est capable de se peser avec précision et de noter son poids. (**10**)

Le client mesure et note lui-même ses ingesta et ses excreta. (**10**)

INTERVENTIONS DE L'INFIRMIÈRE

1. Évaluer l'élasticité de la peau à chaque quart de travail et signaler tout changement.

2. Examiner la muqueuse buccale à chaque quart de travail.

3. Mesurer la densité urinaire à chaque quart de travail. Vérifier les résultats des analyses de laboratoire et signaler tout changement par rapport à la normale.

4. Vérifier les signes vitaux toutes les 4 heures.

5. Peser le client quotidiennement et noter son poids.

6. Administrer les liquides parentéraux, selon l'ordonnance.✧

7. S'enquérir des goûts du client en matière de boissons.

8. Mettre ces boissons à la portée du client et l'inciter à les boire.

9. Mesurer et noter avec précision les ingesta et les excreta.

10. Montrer au client comment maintenir un apport liquidien approprié (noter son poids quotidiennement, mesurer et noter ses ingesta et ses excreta, reconnaître les signes de déshydratation).

11. Vérifier le taux d'électrolytes et signaler tout résultat anormal.

12. Administrer les médicaments prescrits afin de prévenir les pertes liquidiennes et évaluer leur efficacité (antiémétiques, antidiarrhéiques).✧

INFORMATIONS À CONSIGNER

Les observations concernant le volume liquidien du client.

Les ingesta et les excreta.

La volonté et la capacité du client de boire en quantité suffisante pour maintenir son volume liquidien.

Les réactions du client face aux interventions de l'infirmière.

L'évaluation de chaque résultat escompté.

THERMORÉGULATION INEFFICACE (1986)

DÉFINITION : Fluctuations de la température corporelle entre l'hypothermie et l'hyperthermie.

CARACTÉRISTIQUES DÉTERMINANTES *

MAJEURE :
Fluctuations de la température corporelle au-dessus ou au-dessous de l'écart normal

MINEURE :
État d'hyperthermie ou d'hypothermie réfractaire au traitement antipyrétique

FACTEURS ASSOCIÉS ou FACTEURS FAVORISANTS

Traumatisme ou maladie
Immaturité *des centres de la thermorégulation*
Vieillissement
Fluctuations de la température ambiante

---

* *Voir aussi les caractéristiques déterminantes ayant trait à l'hypothermie et à l'hyper-thermie.*

THERMORÉGULATION INEFFICACE reliée à un traumatisme ou à une maladie

RÉSULTATS ESCOMPTÉS

La température corporelle se maintient dans des écarts normaux. (**1, 2, 3, 4, 5, 6, 7, 8**)

La peau est chaude et sèche. (**1, 2, 3, 4, 5, 6, 7**)

La fréquence cardiaque et la tension artérielle demeurent dans des écarts normaux. (**1, 2, 3, 4, 5, 6, 7**)

Le client ne manifeste aucun signe de frisson. (**1, 2, 3, 4, 5, 6, 7**)

Le client fait part de son mieux-être. (**1, 4, 5, 6, 7**)

L'état neurologique n'est pas altéré. (**1, 2, 3, 6, 8**)

Le client et la famille ou la personne significative comprennent ce problème de santé et l'expriment clairement. (**8**)

INTERVENTIONS DE L'INFIRMIÈRE

1. Vérifier la température corporelle toutes les 4 heures ou plus souvent, si indiqué. Noter la température et la voie utilisée.

2. Évaluer et noter l'état neurologique toutes les 8 heures. Signaler tout changement.

3. Vérifier la fréquence et le rythme cardiaques, la tension artérielle et la fréquence respiratoire toutes les 4 heures. Les noter au dossier.

4. Administrer les analgésiques, les antipyrétiques et les médicaments prescrits qui préviennent le frisson. Évaluer et noter leur efficacité.✧

5. Employer les moyens nécessaires pour réduire une fièvre trop forte :

a) Retirer les couvertures et couvrir le client d'une bande-culotte.

b) Appliquer des sacs de glace aux aisselles et aux aines.

c) Donner au client un bain d'éponge à l'eau tiède.

d) Utiliser une couverture réfrigérante si la température s'élève au-dessus de ___. Réchauffer le client à ___.✧

6. Maintenir l'hydratation.

a) Mesurer les ingesta et les excreta.

b) Administrer les liquides parentéraux, selon l'ordonnance.✧

c) S'enquérir des goûts du client en matière de boissons. Mettre ces boissons à son chevet et l'inciter à les boire.

7. Maintenir la température ambiante à un niveau convenable.

a) Matelasser toutes les surfaces de métal ou de plastique qui sont en contact avec le corps du client.

b) Se servir de couvertures chaudes.

c) S'assurer que les draps et les vêtements sont propres et secs.

8. Renseigner le client et la famille ou la personne significative sur :

a) Les signes et symptômes d'altération de la température corporelle.

b) Les mesures de sécurité pour prévenir l'hypothermie et l'hyperthermie.

c) L'importance de respecter les autres aspects des soins de santé qui aident à maintenir le niveau normal de la température (habitudes alimentaires, moyens pour prévenir l'augmentation de la pression intracrânienne).

d) Les motifs du traitement.

INFORMATIONS À CONSIGNER

Les besoins et la compréhension qu'a le client de son problème actuel.

Les observations concernant la condition physique du client.

Les ingesta et les excreta.

Les réactions du client face aux interventions de l'infirmière.

L'évaluation de chaque résultat escompté.

3

Ce mode fonctionnel de santé se rapporte à la fonction d'excrétion du client (transpiration, élimination intestinale et urinaire). L'évaluation de ce mode de santé vise à déterminer la régularité et le contrôle de la fonction d'élimination en examinant les habitudes et les pratiques du client. On doit aussi prendre en considération les facteurs qui peuvent influencer le mode d'élimination du client.

Catégories diagnostiques contenues dans ce chapitre :
Altération de l'élimination urinaire
Constipation
Constipation colique
Diarrhée
Incontinence fécale
Incontinence urinaire à l'effort
Incontinence urinaire fonctionnelle
Incontinence urinaire par réduction du temps d'alerte
Incontinence urinaire réflexe
Incontinence urinaire vraie
Pseudo-constipation
Rétention urinaire

ÉLIMINATION

ALTÉRATION DE L'ÉLIMINATION URINAIRE (1973)

DÉFINITION : Perturbation de l'élimination urinaire.

CARACTÉRISTIQUES DÉTERMINANTES

Dysurie
Augmentation de la fréquence des mictions
Retard de la miction *avec effort pour uriner*
Incontinence
Nycturie
Rétention
Besoin impérieux d'uriner
Hématurie

FACTEURS ASSOCIÉS

Causes multiples : obstruction anatomique, altération sensorimotrice, infection des voies urinaires, etc.

ALTÉRATION DE L'ÉLIMINATION URINAIRE reliée à une altération sensorielle et neuromusculaire

RÉSULTATS ESCOMPTÉS

L'équilibre hydrique est maintenu; les ingesta égalent les excreta. (**1, 2, 3**)

Le client fait part de son mieux-être. (**2, 3, 4**)

Les complications dues à l'élimination urinaire sont évitées ou réduites. (**1, 2, 3, 5, 7**)

Le client et la personne significative sont capables d'être autonome face au problème d'élimination urinaire. (**5, 6, 7**)

Le client discute des conséquences du trouble urologique sur son mode de vie et sur la personne significative. (**8, 9**)

Le client et la personne significative identifient les personnes-ressources et les organismes qui leur fourniront l'assistance requise après le congé. (**9**)

INTERVENTIONS DE L'INFIRMIÈRE

1. Évaluer l'état neuromusculaire du client et son mode d'élimination urinaire; noter les ingesta et les excreta; signaler tout changement.

2. Donner les soins appropriés à la condition urologique actuelle; évaluer les progrès. Signaler les réactions au traitement.

3. Appliquer la méthode spécifique d'élimination vésicale :

a) Entraînement vésical - Aider le client à se rendre aux toilettes, l'installer sur la chaise d'aisance toutes les 2 heures le jour et une fois la nuit. Maintenir un apport liquidien régulier durant la journée. Procurer de l'intimité au client durant l'élimination vésicale. Renseigner le client sur la façon d'effectuer les exercices de Kegel pour améliorer le contrôle du sphincter.

b) Cathétérisme intermittent - Effectuer le cathétérisme toutes les ___ heures (spécifier), en utilisant les mesures d'hygiène appropriées et une technique stérile. Noter la quantité d'urine évacuée spontanément et la quantité résiduelle obtenue par cathétérisme (heure : 7 h, miction de : 200 ml, cathétérisme de : 150 ml). Noter chaque jour ou chaque semaine la proportion du volume résiduel : Proportion du volume résiduel d'urine = qté vol. rés./qté tot. évac.

c) Condom urinaire - Examiner fréquemment l'écoulement de l'urine dans le système de drainage. Enfiler le condom urinaire selon les règles. Éviter la constriction, observer l'état de la peau et laver le pénis avec de l'eau et du savon doux au moins deux fois par jour.

d) Sonde à demeure (Foley) - Examiner fréquemment l'écoulement de l'urine dans le système de drainage. S'assurer que le tube collecteur n'est pas coincé ou coudé. Maintenir le sac collecteur au-dessous du niveau de la vessie. Prodiguer les soins du méat urinaire selon les règles. Maintenir le système de drainage en circuit fermé. Fixer la sonde à la cuisse (femme) ou horizontalement sur le haut de la cuisse (homme); éviter d'exercer une tension sur le sphincter.

e) Sonde sus-pubienne - Examiner fréquemment l'écoulement de l'urine dans le système de drainage. Changer le pansement et nettoyer la région qui entoure la sonde selon les règles. S'assurer que le tube collecteur n'est pas coincé ou coudé. Maintenir le sac collecteur au-dessous du niveau de la vessie. Maintenir le système en circuit fermé.

INFORMATIONS À CONSIGNER

Les observations de l'infirmière portant sur la condition urologique du client et sa réaction au traitement.

Les interventions de l'infirmière portant sur les moyens d'assistance auprès du client et les réactions du client face à ces interventions.

Les informations communiquées au client et à la famille ou à la personne significative sur le problème urologique actuel; leur compréhension des informations reçues et leur capacité d'effectuer les soins reliés à l'élimination urinaire.

L'inquiétude exprimée par le client concernant le problème urologique et ses conséquences sur son image corporelle et sur son mode de vie; sa motivation pour participer aux soins.

L'évaluation de chaque résultat escompté.

4. Procurer des mesures de soutien :

a) Administrer la médication pour soulager la douleur et évaluer son efficacité.✧

b) Encourager un apport liquidien important, sauf contre-indication (ex. : 3000 ml/24 heures).

c) Procurer de l'intimité au client durant l'élimination vésicale.

d) Répondre sans tarder à la sonnette d'appel du client, lui assigner un lit près de la salle de bains, lui faire porter des vêtements qui se défont bien (robe de nuit plutôt que pyjama).

5. Attirer l'attention du client et de la famille ou de la personne significative sur les signes et symptômes de plénitude vésicale (agitation, malaise abdominal, sudation ou frissons).

6. Renseigner le client et la famille ou la personne significative sur les techniques de cathétérisme qui seront utilisées à la maison; leur faire recommencer les techniques jusqu'à ce qu'elles soient bien exécutées.

7. Renseigner le client et la famille ou la personne significative sur les signes et symptômes d'une dysréflexie du système nerveux autonome (céphalée, sueurs froides, nausées, élévation de la tension artérielle) et sur les mesures à prendre dans un tel cas [s'assurer que la sonde à demeure (Foley) n'est pas coudée, effectuer un cathétérisme, lever la tête du lit]. Les aviser d'appeler immédiatement le médecin ou le centre hospitalier si les symptômes persistent après un premier traitement.

8. Encourager le client à exprimer ses inquiétudes concernant son problème urologique.

9. Diriger le client et la famille ou la personne significative vers une infirmière de liaison en psychiatrie, un sexologue, un service de soins à domicile ou vers un groupe de soutien, s'il y a lieu.

ALTÉRATION DE L'ÉLIMINATION URINAIRE reliée à une obstruction

RÉSULTATS ESCOMPTÉS

L'équilibre hydrique est maintenu; les ingesta égalent les excreta. (1, 2, 3, 6)

Le client fait part de son mieux-être. (2, 5)

Le client comprend le traitement et l'exprime clairement. (4, 5)

Les complications dues à l'éliminatiuon urinaire sont évitées ou réduites. (1, 2, 6)

Le client discute des conséquences du trouble urologique sur son mode de vie et sur la personne significative. (5, 7, 8, 9)

Le client et la famille ou la personne significative sont capables de se donner des soins reliés au problème d'élimination urinaire. (5, 9)

INTERVENTIONS DE L'INFIRMIÈRE

1. Observer le mode d'élimination urinaire; noter les ingesta, les excreta et le poids du client chaque jour; signaler tout changement. Noter les caractéristiques de l'urine.

2. Administrer les soins appropriés à la condition urologique actuelle; évaluer les progrès (ex. : effort pour uriner). Signaler toutes les réactions du client au traitement (bénéfiques ou indésirables).

3. Observer les habitudes d'élimination intestinale.

a) Vérifier s'il y a constipation.

b) Vérifier s'il y a présence d'un fécalome; procéder à un curage rectal et entreprendre un régime pour favoriser l'élimination intestinale, le cas échéant.

4. Donner les informations et les soins préopératoires et postopératoires appropriés, si une intervention chirurgicale est prévue.

5. Expliquer au client et à la famille ou à la personne significative les raisons du traitement et les objectifs visés. Préparer le client à la modification de son image corporelle, si la dérivation urinaire est prévue (en postopératoire, renseigner le client et la famille ou la personne significative sur le soin de la stomie).

6. Procurer les mesures de soutien :

a) Administrer les médicaments pour soulager la douleur et évaluer leur efficacité.◇

b) Encourager une forte hydratation, tel que prescrit.◇

c) Diriger le client vers la diététicienne pour obtenir des informations sur la diète.◇

d) Assister le client dans les soins d'hygiène requis.

e) Assurer l'écoulement constant de l'urine dans le système de drainage.

f) Prodiguer le soin du méat urinaire selon les règles.

7. Encourager le client à exprimer ses inquiétudes concernant son problème urologique.

8. Diriger le client et la famille ou la personne significative vers une infirmière de liaison en psychiatrie, un sexologue, ou vers un groupe de soutien, s'il y a lieu.

9. Donner des explications au client et à la famille ou à la personne significative sur la condition urologique actuelle et, si nécessaire, sur les mesures préventives. Préparer le client en vue de son congé en tenant compte de ses besoins spécifiques.

INFORMATIONS À CONSIGNER

Les observations de l'infirmière portant sur la condition urologique du client et sa réaction face au traitement.

Les interventions de l'infirmière portant sur les moyens d'assistance auprès du client et les réactions du client face à ses interventions.

Les informations communiquées au client et à la famille ou à la personne significative sur le problème urologique actuel; leur compréhension des informations reçues et leur capacité d'appliquer eux-mêmes les soins reliés à l'élimination urinaire.

L'inquiétude exprimée par le client concernant le problème urologique et ses conséquences sur son image corporelle et sur son mode de vie. Sa motivation à participer aux soins.

L'évaluation de chaque résultat escompté.

CONSTIPATION (1975)

DÉFINITION : Changement des habitudes normales d'élimination intestinale caractérisé par une diminution de la fréquence de défécation ou par l'émission de selles dures et sèches.

CARACTÉRISTIQUES DÉTERMINANTES

Diminution de la fréquence habituelle de défécation
Selles dures
Masse palpable (*fécalome*)
Effort intense pour déféquer
Baisse du niveau d'activité physique
Sensation de pression ou de plénitude rectale (mentionnée par le client)

AUTRES CARACTÉRISTIQUES POSSIBLES :
Douleur abdominale ou dorsale
Diminution de l'appétit
Céphalée
Vie quotidienne perturbée
Emploi de laxatifs
Diminution de la quantité habituelle des selles
Élévation de la température

FACTEURS ASSOCIÉS

(Non répertoriés par la NANDA)

(*Voir Constipation colique*)

RÉSULTATS ESCOMPTÉS

Le client retrouve son mode habituel d'élimination intestinale. (**1, 2, 3, 4**)

Le client a une selle tous les ___ jours. (**1, 4, 5, 7**)

Le client explique les facteurs causant la constipation. (**6, 7, 8**)

Le client met en pratique un programme régulier d'exercices. (**7**)

Le client décrit les changements qu'il doit apporter à ses habitudes pour maintenir un mode d'élimination normal. (**3, 6, 7**)

Le client a l'intention de recourir à des personnes-ressources ou à des organismes communautaires afin de résoudre ses problèmes émotionnels ou psychologiques. (**8**)

INTERVENTIONS DE L'INFIRMIÈRE

1. Observer et noter la fréquence et les caractéristiques des selles.

2. Administrer des laxatifs ou des lavements, selon l'ordonnance. Évaluer leur efficacité.

3. Procurer de l'intimité au client au moment de l'élimination intestinale. Encourager l'élimination selon un horaire quotidien régulier.

4. Peser le client une fois par semaine et noter son poids.

5. Encourager la consommation de fruits (bananes, pruneaux, dattes, figues) riches en fibres.

6. Consulter la diététicienne et encourager le client à suivre un programme afin de modifier ses habitudes alimentaires.

7. Renseigner le client sur :

a) La diète riche en fibres et la nécessité de boire abondamment.✧

b) La nécessité de répondre à l'envie de déféquer.

c) Le choix d'un programme d'exercices régulier et la nécessité de le respecter.

8. Diriger le client vers l'infirmière de liaison en psychiatrie, un service social ou vers des groupes de soutien, s'il y a lieu.

INFORMATIONS À CONSIGNER

Les inquiétudes exprimées par le client concernant les changements alimentaires, le niveau d'activité et le mode d'élimination intestinale.

Les observations de l'infirmière portant sur les caractéristiques des selles, le régime alimentaire et la tolérance à l'activité.

Les informations communiquées au client concernant le régime alimentaire, l'exercice et la façon de soigner la constipation.

L'évaluation de chaque résultat escompté.

CONSTIPATION reliée à un apport liquidien et alimentaire insuffisant, à un manque d'activités physiques et à des habitudes d'élimination inadéquates

G

RÉSULTATS ESCOMPTÉS

Le client participe à l'élaboration d'un programme de soins individualisés pour l'élimination intestinale (voir p. 137 et 143 - Résultats escomptés). (5)

Le client signale qu'il a envie de déféquer afin d'obtenir l'aide requise pour se rendre aux toilettes. (6)

Le client consomme une plus quantité de liquides et de fibres alimentaires. (2, 11, 12, 14)

Le client signale qu'il a des défécations faciles et complètes. (3, 8, 9)

Le client accroît son niveau d'activité. (10)

Le client retrouve son mode habituel d'élimination intestinale. (1, 2, 3, 4, 5, 6, 7)

Le client décrit les modifications qu'il doit apporter à ses habitudes pour maintenir un mode d'élimination normal. (5, 7, 8, 10, 11, 12, 13, 14)

INTERVENTIONS DE L'INFIRMIÈRE

1. Observer et noter la fréquence et les caractéristiques des selles.

2. Mesurer et noter les ingesta et les excreta.

3. Procurer de l'intimité au client au moment de l'élimination intestinale.

4. Encourager le client à se rendre aux toilettes ou à utiliser la chaise d'aisance. Éviter de lui donner le bassin hygiénique.

5. Établir avec le client un programme de soins individualisés pour l'élimination intestinale et le mettre en application.

6. Faire comprendre au client l'importance de se rendre aux toilettes dès qu'il ressent l'envie d'aller à la selle. Noter chez le client tout changement de son état mental qui pourrait l'empêcher de reconnaître l'envie de déféquer, ou d'aller aux toilettes lorsqu'il en ressent le besoin, ou de demander de l'aide.

7. Conseiller au client de porter des vêtements faciles à enlever lorsqu'il sort et de repérer les toilettes quand il arrive dans un lieu publique.

8. Recommander au client de se masser l'abdomen une fois par jour. Lui montrer comment se faire des massages doux le long du côlon transverse et du côlon descendant pour stimuler le passage des selles.

9. Enseigner au client à se balancer doucement le tronc d'avant en arrière lorsque la pression abdominale est insuffisante pour compléter l'évacuation des selles.

10. Élaborer et implanter un programme régulier d'exercices tels que la marche, les élévations de la jambe, le renforcement de la musculature abdominale et les exercices de Kegel.

11. Encourager le client à inclure dans sa diète des aliments à haute teneur en fibres.

12. Encourager le client à boire de 6 à 8 verres de liquides par jour, sauf contre-indications.

13. Inciter le client à réduire l'usage des laxatifs et des lavements et si possible à bannir cette pratique.

14. Aider le client à comprendre les modifications apportées à sa diète. Au besoin, diriger le client vers la diététicienne.

INFORMATIONS À CONSIGNER

Les inquiétudes, exprimées par le client, concernant la constipation, les changements alimentaires, l'usage de laxatifs et le mode d'élimination intestinale.

Les observations de l'infirmière portant sur les caractéristiques des selles, le régime alimentaire, l'état physique du client et son niveau d'activité.

Les ingesta et les excreta.

L'enseignement donné au client et les réactions du client face cet enseignement.

Les faits montrant que le client comprend le programme de soins pour l'élimination intestinale.

L'évaluation de chaque résultat escompté.

CONSTIPATION reliée à une consommation inadéquate de liquides et de fibres

RÉSULTATS ESCOMPTÉS

Le client retrouve son mode habituel d'élimination intestinale. (**1, 2, 3, 4, 5, 6, 7, 8**)

Le client a une selle tous les ___ jours. (**1, 4, 6**)

Le client consomme des aliments riches en fibres, sauf contre-indication. (**7, 8**)

Le client maintient un apport liquidien de 2500 ml/jour par voie orale, sauf contre-indication. (**2, 3**)

Le client explique le lien qui existe entre la non-consommation de fibres alimentaires et la constipation. (**7, 8**)

Le client dresse la liste des aliments (fruits, jus de fruits, pain de blé entier, céréales) qu'il devra inclure dans sa diète pour prévenir la constipation. (**7, 8**)

INTERVENTIONS DE L'INFIRMIÈRE

1. Observer et noter la fréquence et les caractéristiques des selles.

2. Mesurer et noter les ingesta et les excreta.

3. Encourager un apport liquidien de 2500 ml/jour, sauf contre-indication.

4. Installer tous les jours le client sur le bassin hygiénique ou sur la chaise d'aisance à des moments précis, en tenant compte de ses heures habituelles d'élimination (lorsqu'elles sont connues).

5. Administrer des laxatifs ou des lavements, selon l'ordonnance. Évaluer leur efficacité. ✧

6. Montrer au client comment se faire des massages doux le long du côlon transverse et du côlon descendant pour stimuler le passage des selles.

7. Consulter la diététicienne pour augmenter l'apport de fibres dans le régime alimentaire afin d'atteindre la quantité maximale prescrite par le médecin. ✧

8. Expliquer au client et à la personne significative les liens qui existent entre le régime alimentaire, l'exercice, l'apport liquidien et la constipation. Établir un programme d'exercices modérés.

INFORMATIONS À CONSIGNER

Les inquiétudes exprimées par le client concernant la constipation, les changements alimentaires, l'usage de laxatifs et le mode d'élimination intestinale.

Les observations de l'infirmière portant sur les aliments et les liquides consommés et sur les caractéristiques des selles.

Les propos du client concernant le lien qui existe entre la non-consommation de liquides et de fibres alimentaires et la constipation.

Les réactions du client face aux interventions de l'infirmière.

L'évaluation de chaque résultat escompté.

CONSTIPATION COLIQUE (1988)

DÉFINITION : Émission de selles dures et sèches résultant d'un ralentissement du transit colique.

CARACTÉRISTIQUES DÉTERMINANTES

MAJEURES :

Diminution de la fréquence d'élimination
Selles dures et sèches
Effort intense pour déféquer
Douleur à la défécation
Ballonnement abdominal
Masse palpable

MINEURES :

Pression rectale
Céphalée
Diminution de l'appétit
Douleur abdominale

FACTEURS ASSOCIÉS

Apport liquidien insuffisant
Apport alimentaire insuffisant
Consommation insuffisante de fibres alimentaires
Manque d'activité physique
Immobilité
Manque d'intimité
Troubles émotionnels
Utilisation chronique de purgatifs ou de lavements
Stress
Modification de l'horaire quotidien
Troubles métaboliques (ex. : hypothyroïdisme, hypocalcémie, hypokaliémie)

CONSTIPATION COLIQUE

RÉSULTATS ESCOMPTÉS

Le client retrouve son mode habituel d'élimination intestinale. (3, 5, 6, 7, 9)

Le client a une selle tous les _____ jours sans avoir recours à un laxatif, à un lavement ou à un suppositoire. (3, 5, 6)

Le client maintient un apport liquidien de 3000 ml/jour, sauf contre-indication. (8)

Le client met en pratique un programme régulier d'exercices. (2)

Le client explique les facteurs causant la constipation. (1, 4, 8)

Le client a l'intention de recourir à des personnes-ressources, si nécessaire. (10)

INTERVENTIONS DE L'INFIRMIÈRE

1. Corriger les habitudes alimentaires du client en lui suggérant de prendre suffisamment de liquides, de fruits frais, de céréales et de pain à grains entiers.

2. Encourager le client à se conformer à un programme régulier d'exercices tels que la marche rapide.

3. Encourager l'élimination intestinale selon un horaire quotidien régulier.

4. Inciter le client à ne pas recourir à des laxatifs ou à en réduire graduellement l'usage, si possible.

5. Mentionner au client qu'il n'aura pas nécessairement une selle tous les jours, ou même tous les deux jours.

6. Établir et appliquer une méthode d'élimination intestinale selon les besoins du client.

7. Demander au client d'éviter tout effort intense pour déféquer, afin de prévenir toute lésion ou saignement au niveau de la muqueuse intestinale et toute douleur.

8. Encourager un apport liquidien de 3000 ml/jour, sauf contre-indication.

9. Expliquer au client que le massage abdominal aide à soulager la douleur et favorise la défécation.

10. Diriger le client vers la diététicienne.

INFORMATIONS À CONSIGNER

Les inquiétudes exprimées par le client concernant les changements alimentaires, le niveau d'activité et le mode d'élimination intestinale.

Les observations de l'infirmière portant sur la fréquence et les caractéristiques des selles.

Les informations communiquées au client sur la façon de soigner sa constipation.

L'évaluation de chaque résultat escompté.

DIARRHÉE (1975)

DÉFINITION : Changement des habitudes normales d'élimination intestinale caractérisé par l'émission fréquente de selles liquides, molles et non moulées.

CARACTÉRISTIQUES DÉTERMINANTES

Douleur et crampes abdominales
Besoin pressant de déféquer
Augmentation de la fréquence des selles
Fréquence accrue des bruits intestinaux
Selles molles, liquides, *sanglantes, mucoïdes, graisseuses ou volumineuses*

AUTRE CARACTÉRISTIQUE POSSIBLE :
Changement de couleur des selles

FACTEURS ASSOCIÉS OU FACTEURS FAVORISANTS

(Non répertoriés par l'ANADI)

Stress, anxiété
Modification de l'apport alimentaire
Traitement aux antibiotiques
Toxines bactériennes ou virales
Irradiation
Ingestion de contaminants (aliments ou liquides souillés ou pollués)
Abus de laxatifs
Processus inflammatoire ou irritation de l'intestin (colite ulcéreuse, maladie de Crohn, côlon irritable)

DIARRHÉE reliée à une malabsorption, à une inflammation ou à une irritation de l'intestin

RÉSULTATS ESCOMPTÉS

La diarrhée est enrayée par la médication. (**1, 2, 3**)
Le client retrouve son mode habituel d'élimination intestinale. (**1, 4, 6**)
L'équilibre hydro-électrolytique est retrouvé et maintenu. (**3, 4, 5**)
La peau demeure intacte. (**5, 7**)
Le client explique les facteurs causals et les mesures préventives. (**7, 12**)
Le client utilise quotidiennement des techniques pour combattre le stress. (**8**)
Le client utilise adéquatement le dispositif pour collecter les selles (iléostomie, colostomie). (**9, 10, 11**)
Le client s'adresse à des personnes vivant des situations similaires ou adhère à un groupe de soutien. (**13**)

INTERVENTIONS DE L'INFIRMIÈRE

1. Observer la fréquence et les caractéristiques des selles, ausculter l'abdomen au moins une fois par quart de travail et noter les observations.
2. Aviser le client qu'il doit prévenir le personnel de chaque selle diarrhéique.
3. Administrer les médicaments antidiarrhéiques selon l'ordonnance, évaluer et signaler leur efficacité. ✧
4. Mesurer et noter les ingesta et les excreta (nombre de selles compris). Signaler tout déséquilibre.
5. Observer quotidiennement l'état de la peau. Signaler toute persistance du pli cutané ou toute excoriation à la région périanale.
6. Peser le client jusqu'à ce que la diarrhée soit enrayée.
7. Renseigner le client sur :
a) Les facteurs causals et les mesures préventives.
b) Le nettoyage de la région périanale et l'utilisation d'une poudre ou d'une lotion pour améliorer son confort et conserver la qualité de la peau.
c) Les restrictions alimentaires pour enrayer la diarrhée (ex. : diète sans lactose). Diriger le client vers la diététicienne.
8. Montrer au client des techniques pour combattre le stress et l'aider à les utiliser quotidiennement en choisissant un moment propice, en assurant l'intimité et en lui procurant le matériel nécessaire (ex. : magnétophone et cassettes).
9. Rassurer le client à propos de l'intervention chirurgicale en lui donnant :
a) L'enseignement préopératoire propre à la chirurgie abdominale.
b) Les informations concernant l'iléostomie, la colostomie, si indiqué.
10. Faire la démonstration de l'utilisation du dispositif pour collecter les selles.
11. Encourager et assister le client dans l'apprentissage des soins à donner à la stomie.
12. Encourager le client à exprimer ses inquiétudes sur les conséquences de la modification de son image corporelle.
13. Encourager l'adhésion à des groupes de soutien tels que les associations de stomisés.

INFORMATIONS À CONSIGNER

Les inquiétudes exprimées par le client concernant la diarrhée, les facteurs causals, l'intervention chirurgicale et son adaptation aux modifications de son image corporelle.
Les observations de l'infirmière portant sur les effets des médicaments antidiarrhéiques, les ingesta et les excreta, le poids, les caractéristiques des selles, l'état de la peau, l'état de la stomie et de la peau qui l'entoure.
L'évaluation de chaque résultat escompté.

DIARRHÉE reliée au stress et à l'anxiété

RÉSULTATS ESCOMPTÉS

Il y a réduction ou absence de selles diarrhéiques. (**2**)
Le client retrouve son mode habituel d'élimination intestinale. (**1, 2, 3**)
L'équilibre hydro-électrolytique est retrouvé et maintenu. (**3**)
La peau est propre, sans irritation ni ulcération. (**4**)
Le client explique les facteurs causals et les mesures préventives. (**5, 6, 7, 8, 9**)
Le client explique les liens entre le stress, l'anxiété et la diarrhée. (**5, 6, 7, 8, 9**)
Le client a l'intention d'utiliser des techniques pour combattre le stress (spécifier). (**8, 9**)
Le client utilise adéquatement au moins une technique pour combattre le stress. (**7, 8, 9**)

INTERVENTIONS DE L'INFIRMIÈRE

1. Observer et noter la fréquence et les caractéristiques des selles. Aviser le client de prendre note de chaque selle diarrhéique et d'en informer le personnel.
2. Administrer et évaluer l'efficacité de la médication antidiarrhéique. ✧
3. Assurer le remplacement des liquides et des électrolytes prescrits. Mesurer et noter les ingesta et les excreta. ✧
4. Examiner fréquemment s'il y a irritation et ulcération de la peau à la région périanale et traiter selon les règles.
5. Identifier les agents stressants et assister le client dans sa démarche pour résoudre ses problèmes.
6. Encourager le client à exprimer ses tensions et son anxiété.
7. Renseigner le client sur :
a) Les techniques de relaxation.
b) Les aliments ou substances qui causent la diarrhée (produits laitiers, fruits, etc.) et la nécessité d'en réduire la consommation.
8. Accorder au client au moins deux périodes de 10 minutes par jour pour discuter avec lui des techniques pour combattre le stress.
9. Aider et encourager le client à utiliser les techniques de relaxation.

INFORMATIONS À CONSIGNER

Les inquiétudes exprimées par le client.
La capacité du client de combattre le stress et l'anxiété (ces deux éléments étant la cause de la diarrhée).
Les observations de l'infirmière portant sur les caractéristiques des selles, sur les techniques pour combattre le stress et les changements apportés au régime alimentaire pour traiter la diarrhée.
Les réactions du client et sa capacité d'utiliser les techniques pour combattre le stress et d'effectuer des changements dans son alimentation.
L'évaluation de chaque résultat escompté.

INCONTINENCE FÉCALE (1975)

DÉFINITION : Changement des habitudes normales d'élimination intestinale caractérisé par l'émission involontaire de selles.

CARACTÉRISTIQUE DÉTERMINANTE

Émission involontaire de selles

FACTEURS ASSOCIÉS ou FACTEURS FAVORISANTS

(Non répertoriés par l'ANADI)

Altération neuromusculaire (lésions de la moelle épinière, accident vasculaire cérébral)
Altération de la perception ou de la cognition (démence, par exemple)
Stress
Chirurgie anale
Faiblesse du muscle ano-rectal
Conséquences d'un accouchement

INCONTINENCE FÉCALE reliée à un problème neuromusculaire

RÉSULTATS ESCOMPTÉS

Un programme de soins pour l'élimination intestinale est établi et maintenu. (A1, 2, 4) ou (B1, 2)

Le client explique le programme de soins établi pour l'élimination intestinale. (A2, 3, 4, 5)

Le client et la personne significative mettent en pratique, avec l'aide de l'infirmière, les soins pour l'élimination intestinale. (A2, 3, 4, 5, 6)

Le client et la personne significative mettent seuls en pratique les soins pour l'élimination intestinale. (toutes les interventions mentionnées en A ou en B)

Le client participe aux activités sociales. (A9)

INTERVENTIONS DE L'INFIRMIÈRE

A. Lésion du neurone moteur central (conservation de l'activité réflexe)

1. Établir un programme de soins pour l'élimination intestinale (ex. : après le petit déjeuner et tous les deux jours, introduire un suppositoire, maintenir le client en position assise et s'assurer que le suppositoire reste en place pendant 30 minutes afin de permettre une activité réflexe maximale). ✧

2. Discuter avec le client et la personne significative du programme de soins établi pour l'élimination intestinale, le ___ (date).

3. Faire la démonstration des soins pour l'élimination intestinale, le ___ (date).

4. Demander au client et à la personne significative de faire à nouveau la démonstration des soins, le ___ (date).

5. À partir du ___ (date), le client et la personne significative mettent en pratique, avec l'aide de l'infirmière, les soins pour l'élimination intestinale.

6. Renseigner le client et la personne significative sur la nécessité d'éviter les aliments et les liquides causant la diarrhée ou la constipation.

7. Tenir un journal alimentaire pour identifier les aliments irritants; recommander au client d'éviter les aliments épicés, riches et gazogènes.

8. Obtenir une ordonnance pour modifier la préparation intestinale lors des examens et des interventions afin d'éviter une interruption dans le programme de soins pour l'élimination intestinale. ✧

9. Utiliser des protections absorbantes et les changer régulièrement afin d'éviter les odeurs désagréables, les lésions cutanées ou une situation gênante pour le client.

B. Lésion du neurone moteur périphérique (perte de l'activité réflexe, sphincter flasque)

1. Établir un programme de soins pour l'élimination intestinale (ex. : après le petit déjeuner et tous les deux jours, tourner le client sur le côté gauche, placer une toile imperméable sous le siège, administrer le lavement prescrit et s'assurer que le client le garde de 2 à 5 minutes. Effectuer alors le curage rectal, nettoyer la région périanale et jeter les protections souillées).

2. Suivre les interventions pour une lésion du neurone moteur central.

INFORMATIONS À CONSIGNER

Les sentiments du client face au problème d'incontinence et au programme de soins pour l'élimination intestinale.

Le programme de soins établi pour l'élimination intestinale, l'administration de suppositoires et de lavements.

La description de chaque période d'incontinence (causes déterminantes connues, heure de la journée).

La capacité du client et de la personne significative d'être autonomes face à l'incontinence.

L'évaluation de chaque résultat escompté.

INCONTINENCE FÉCALE reliée à une détérioration de la perception ou de la cognition

RÉSULTATS ESCOMPTÉS

Le client a des selles à tous les ___ jours, lorsqu'il est placé sur la chaise d'aisance ou sur les toilettes à ___ (heure). (**1, 2**)

La peau est propre et intacte. (**9**)

Les périodes d'incontinence ont diminué ou cessé. (**2**)

La famille ou la personne significative explique le programme établi pour l'élimination intestinale. (**3**)

La famille ou la personne significative installe correctement le client sur la chaise d'aisance ou sur les toilettes. (**4, 5**)

La famille ou la personne significative introduit correctement un suppositoire, si indiqué. (**1, 6**)

La famille ou la personne significative explique la relation entre la diète, l'apport liquidien et le fonctionnement normal du sphincter anal. (**7, 8**)

Le client conserve le respect de soi et sa dignité en se joignant à un groupe et en s'y faisant accepter. (**10**)

INTERVENTIONS DE L'INFIRMIÈRE

1. Établir un programme de soins pour l'élimination intestinale; (ex. : après le petit déjeuner et tous les deux jours, soit une heure après l'introduction d'un suppositoire, installer le client sur la chaise d'aisance; lui faire maintenir la position assise durant 30 minutes afin d'obtenir un résultat maximal et nettoyer la région anale).

2. Observer et noter les périodes d'incontinence.

3. Discuter avec la famille ou la personne significative du programme de soins établi pour l'élimination intestinale.

4. Faire la démonstration des soins pour l'élimination intestinale.

5. Faire à nouveau la démonstration, le ___ (date).

6. Fixer une date pour que la famille ou la personne significative mette en pratique les soins pour l'élimination intestinale.

7. Renseigner le client ou la personne significative sur la nécessité d'éviter les aliments et les liquides causant la diarrhée ou la constipation.

8. Tenir un journal alimentaire pour identifier les aliments irritants et les éliminer du régime alimentaire du client.

9. Nettoyer et assécher la région périanale après chaque période d'incontinence.

10. Placer une protection absorbante sous ses vêtements, afin de ne pas le blesser dans sa dignité. Si le client présente de l'incontinence, ne pas accorder d'importance à cet incident, le retirer du groupe pour lui donner les soins d'hygiène requis et l'y réinsérer.

INFORMATIONS À CONSIGNER

Le degré de prise de conscience du client, ses réactions face à l'incontinence et sa participation au programme d'élimination intestinale.

Les réactions de la famille ou de la personne significative face à l'incontinence et la mise en pratique des soins pour l'élimination intestinale.

Les observations de l'infirmière quant au programme d'élimination intestinale, les périodes d'incontinence, les caractéristiques des selles et l'état de la peau.

Les capacités de la famille ou de la personne significative de participer au programme d'élimination intestinale et de modifier le régime alimentaire.

L'évaluation de chaque résultat escompté.

INCONTINENCE URINAIRE À L'EFFORT * (1986)

DÉFINITION : Écoulement d'urine inférieur à 50 ml survenant lorsqu'il y a augmentation de la pression abdominale.

CARACTÉRISTIQUES DÉTERMINANTES

MAJEURE :

Fuite d'urine lorsqu'il y a augmentation de la pression abdominale : *toux, éternuement, effort physique, changement de position, etc.* (observée par l'infirmière ou signalée par le client)

MINEURES :

Besoin impérieux d'uriner *concomitant avec l'augmentation de la pression abdominale*
Augmentation de la fréquence des mictions (plus souvent qu'aux deux heures)

FACTEURS ASSOCIÉS ou FACTEURS FAVORISANTS

Changements dégénératifs de la musculature pelvienne et des structures de soutien du bassin associés au vieillissement
Augmentation de la pression intra-abdominale (ex. : obésité, utérus gravide)
Inefficacité du sphincter urinaire
Distension vésicale entre les mictions
Faiblesse de la musculature pelvienne et des structures de soutien du bassin

* *Plusieurs types d'incontinence urinaire peuvent survenir simultanément.*

RÉSULTATS ESCOMPTÉS

La cliente comprend les causes de l'incontinence urinaire à l'effort. (**1, 2, 3**)

La cliente élabore un plan d'action pour maîtriser ses symptômes de manière compatible avec son mode de vie. (**4, 5, 6, 8**)

La cliente reprend une vie sociale normale. (**1, 6, 7**)

La cliente maîtrise l'incontinence en utilisant des protections absorbantes ou en se rendant fréquemment aux toilettes.(**4, 6**)

INTERVENTIONS DE L'INFIRMIÈRE

1. Aborder avec délicatesse le sujet de l'incontinence à l'effort ainsi que les préjugés sociaux qui s'y rattachent. Fournir l'information sans porter de jugement. Mentionner à la cliente que l'incontinence est un problème que vivent de nombreuses personnes.

2. S'assurer que la cliente obtient une évaluation appropriée du problème sous-jacent à l'incontinence et qu'elle reçoit les soins requis.

3. Revoir la médication de la cliente afin de déterminer si certains médicaments contribuent à l'incontinence à l'effort, comme les diurétiques, les dépresseurs du système nerveux central et les anticholinergiques. Demander au médecin s'il est nécessaire de changer la médication ou les heures auxquelles on l'administre. ✧

4. Élaborer un programme individualisé d'entraînement vésical, s'il y a lieu. Augmenter de 30 minutes l'intervalle entre les mictions jusqu'à ce que la cliente parvienne à uriner aux 2 à 3 heures.

5. Inciter la cliente à pratiquer les exercices de Kegel afin de renforcer sa musculature périnéale. Lui conseiller de contracter ses muscles périnéaux quand elle urine, de façon à interrompre la miction.

6. Discuter avec la cliente des avantages et des coûts liés à l'utilisation de protections absorbantes.

7. Encourager la cliente à faire de brèves sorties hors de chez elle lorsque ses symptômes sont maîtrisés.

8. Aider la cliente qui a de la difficulté à se déplacer à obtenir une chaise d'aisance.

INFORMATIONS À CONSIGNER

Les symptômes de l'incontinence urinaire à l'effort.

L'enseignement donné à la cliente, notamment en ce qui concerne les exercices de Kegel, le port de protections absorbantes et toute autre technique visant à maîtriser l'incontinence urinaire.

Les réactions de la cliente face aux interventions de l'infirmière.

L'évaluation de chaque résultat escompté.

INCONTINENCE URINAIRE À L'EFFORT reliée à la faiblesse de la musculature pelvienne

RÉSULTATS ESCOMPTÉS

Le client ne présente plus d'incontinence. (**1, 2, 5, 9**)
Le client fait part de son mieux-être. (**2, 7**)
Le client comprend le traitement et l'exprime clairement. (**2, 3, 4, 9**)
Le client comprend les soins préopératoires et postopératoires et l'exprime clairement. (**7**)
Le client et la personne significative mettent en pratique les moyens visant à maîtriser l'incontinence. (**5, 6, 9**)
Le client et la personne significative identifient les organismes de soutien qui leur fourniront l'assistance requise après le congé. (**8, 9, 10**)

INTERVENTIONS DE L'INFIRMIÈRE

1. Observer le mode d'élimination du client; vérifier l'heure et la quantité de la miction et noter si elle est provoquée par des stimuli.
2. Prodiguer les soins appropriés à la condition urologique présente; évaluer l'amélioration et noter les réactions du client face au traitement.
3. Aider le client à renforcer les muscles du plancher pelvien par des exercices de contrôle du sphincter (Kegel).
4. Amener le client à prendre conscience de sa condition en le renseignant.
5. Aider le client à réduire la pression intra-abdominale en lui recommandant :
a) De perdre du poids.
b) D'éviter de soulever des charges trop lourdes.
c) D'éviter d'utiliser des chaises ou des lits trop hauts ou trop bas.
6. Procurer les mesures de soutien suivantes :
a) Répondre sans tarder à la sonnette d'appel; assigner au client un lit près de la salle de bains; lui faire porter des vêtements faciles à défaire (robe de nuit plutôt que pyjama); lui suggérer des vêtements avec des bandes Velcro plutôt que des boutons ou des fermetures à glissière.
b) Favoriser l'intimité du client lorsqu'il est aux toilettes.
c) Inciter le client à vider sa vessie avant les repas, au coucher et avant de quitter un endroit où les toilettes sont accessibles.
d) Réduire l'apport liquidien à 150 ml après 19 heures.
e) Encourager un apport liquidien important, sauf contre-indication.
f) Conseiller au client d'ingérer des aliments salés s'il prévoit faire un long voyage, sauf contre-indication.
g) Mettre à la disposition du client des protections absorbantes, si nécessaire.
7. Donner les soins et l'enseignement préopératoires et postopératoires appropriés, si une intervention chirurgicale est prévue.
8. Encourager le client à exprimer les émotions et les inquiétudes reliées à ses problèmes urologiques.
9. Diriger le client et la personne significative vers une infirmière de liaison en psychiatrie, un service de soins à domicile ou vers un groupe de soutien, s'il y a lieu.
10. Aviser le client et la personne significative de la nécessité de planifier un horaire d'élimination. Préparer le congé du client en tenant compte de ses besoins.

INFORMATIONS À CONSIGNER

Les observations de l'infirmière sur la condition urologique du client et sa réaction face au traitement.
Les interventions de l'infirmière visant à procurer des mesures de soutien au client; la réaction du client face aux soins reçus.
Les informations communiquées au client et à la personne significative concernant le problème urologique; les réactions du client à propos des informations reçues et sa capacité de se donner lui-même les soins.
Les inquiétudes exprimées par le client concernant le problème urologique et ses répercussions sur son image corporelle et son mode de vie; la motivation du client à participer à ses soins.
L'évaluation de chaque résultat escompté.

INCONTINENCE URINAIRE FONCTIONNELLE * (1986)

DÉFINITION : Émission involontaire et imprévisible d'urine. *Il n'y a pas d'altération apparente du système urinaire.*

CARACTÉRISTIQUES DÉTERMINANTES

MAJEURE :

Envie d'uriner ou contractions vésicales suffisamment fortes pour entraîner un écoulement urinaire avant d'atteindre les toilettes ou le récipient approprié

MINEURES :

Nycturie
Signes de plénitude vésicale habituellement non reconnus en présence de déficits sensoriels
Écoulement urinaire survenant dans des situations socialement inacceptables
N'a pas conscience de la nécessité de maîtriser la miction

FACTEURS ASSOCIÉS ou FACTEURS FAVORISANTS

Modification de l'environnement physique
Déficits cognitifs, sensoriels ou moteurs

---

* *Les autres types d'incontinence urinaire doivent être éliminés avant de conclure à une incontinence urinaire fonctionnelle.*
Plusieurs types d'incontinence peuvent survenir simultanément.

INCONTINENCE URINAIRE FONCTIONNELLE reliée à des déficits cognitifs

RÉSULTATS ESCOMPTÉS

Le client urine dans un endroit approprié. (2, 3)

Le client ne présente pas d'incontinence dans des situations inacceptables. (2, 3)

Les complications dues à l'incontinence urinaire sont évitées ou réduites. (1, 7)

Le client et la famille ou la personne significative utilisent correctement les techniques pour maîtriser l'incontinence. (4)

Le client discute des conséquences de l'incontinence sur son mode de vie et sur les autres. (5)

Le client et la famille ou la personne significative identifient les organismes de soutien qui leur fourniront l'assistance requise après le congé. (6)

INTERVENTIONS DE L'INFIRMIÈRE

1. Observer et noter le mode d'élimination urinaire du client.

2. Utiliser des méthodes visant à modifier le comportement : récompenser le client s'il n'est pas incontinent ou s'il urine aux toilettes. Ne pas le punir si un comportement est jugé inacceptable (ex. : uriner dans un endroit inapproprié). Encourager constamment les efforts du client. Utiliser des récompenses soit d'ordre social ou matériel.

3. Prévenir l'incontinence en tenant compte des capacités du client et de son mode d'élimination vésicale :

a) Utiliser des aide-mémoire.

b) Informer le client sur l'emplacement des toilettes; le situer dans le temps et dans l'espace; lui donner des explications sur l'activité à entreprendre.

c) Procurer de l'intimité au client et lui accorder le temps nécessaire pour uriner.

d) Procurer au client hyperactif une source de distraction (ex. : magazine) lorsqu'il est aux toilettes.

e) Changer les vêtements du client lorsqu'ils sont mouillés.

4. Renseigner le client et la famille ou la personne significative sur les techniques qui seront utilisées à la maison pour maîtriser l'incontinence.

5. Encourager le client et la famille ou la personne significative à partager leurs inquiétudes concernant l'incontinence.

6. Diriger le client et la famille ou la personne significative vers une infirmière de liaison en psychiatrie, un service de soins à domicile ou vers un groupe de soutien, s'il y lieu.

7. Maintenir le plus possible la peau propre et sèche. Utiliser de l'eau et un savon doux pour soulager les brûlures causées par l'urée.

INFORMATIONS À CONSIGNER

Les observations de l'infirmière portant sur l'incontinence; les réactions du client face au traitement.

Les interventions de l'infirmière visant à procurer au client des mesures de soutien et la réaction du client face aux soins reçus.

Les informations communiquées au client et à la famille ou à la personne significative et leur compréhension des informations reçues.

La capacité du client et de la famille ou de la personne significative d'utiliser les techniques visant à maîtriser l'incontinence.

Les inquiétudes exprimées par le client face à son problème d'incontinence et sa motivation à participer aux soins.

L'évaluation de chaque résultat escompté.

INCONTINENCE URINAIRE FONCTIONNELLE reliée à des déficits sensoriels ou moteurs

RÉSULTATS ESCOMPTÉS

Le client utilise le récipient approprié pour uriner dans certaines circonstances. (**2, 3**)

Le client urine à des moments précis. (**2, 3**)

Le client ne présente plus d'incontinence. (**2, 3**)

L'équilibre hydrique est maintenu; les ingesta égalent les excreta. (**1, 4**)

Les complications dues à l'incontinence urinaire sont évitées ou réduites. (**1, 8**)

Le client et la famille ou la personne significative utilisent correctement les techniques visant à maîtriser l'incontinence. (**5, 6**)

Le client discute des conséquences de l'incontinence sur son mode de vie et sur la famille ou la personne significative. (**7**)

Le client et la famille ou la personne significative identifient les organismes de soutien qui leur fourniront l'assistance requise après le congé. (**8**)

INTERVENTIONS DE L'INFIRMIÈRE

1. Observer le mode d'élimination urinaire du client; mesurer et noter les ingesta et les excreta, et signaler tout déséquilibre.

2. Appliquer le programme d'élimination vésicale spécifique :

a) Entraînement vésical - Installer le client sur les toilettes ou sur la chaise d'aisance toutes les 2 heures le jour, et une fois la nuit.

b) Plan d'entraînement à la propreté - Amener le client aux toilettes toutes les 2 heures ou après chaque repas. Noter si ses vêtements sont secs ou mouillés et s'il y a eu miction.

c) Condom urinaire - Mettre le condom urinaire selon les règles; éviter la constriction. Observer l'état de la peau de la région périnéale et nettoyer avec de l'eau et du savon doux deux fois par jour. Assurer l'écoulement constant de l'urine.

d) Utiliser des protections absorbantes et des couches seulement si le traitement a échoué. Allouer une période d'essai de 4 à 6 semaines.

3. Prévenir l'incontinence en tenant compte des capacités du client et de son mode d'élimination vésicale :

a) Utiliser des aide-mémoire.

b) Indiquer au client l'emplacement des toilettes; le situer dans le temps et dans l'espace; lui donner des explications sur l'activité à entreprendre.

c) Stimuler le réflexe d'évacuation : donner un verre d'eau au client lorsqu'il est sur les toilettes, exercer une pression sur la région au-dessus de la vessie, verser de l'eau sur le périnée.

d) Procurer au client hyperactif une source de distraction (ex. : magazine) lorsqu'il est aux toilettes.

e) Procurer de l'intimité au client et lui accorder le temps nécessaire pour uriner. Encourager le client s'il y a eu miction.

f) Changer le client lorsque ses vêtements sont mouillés. S'assurer qu'il ne prenne l'habitude de les porter ainsi.

g) Montrer à la famille et au personnel soignant comment ils peuvent aider le client.

h) Répondre sans tarder à la sonnette d'appel.

i) Conseiller au client de porter des vêtements qui se défont bien : bandes Velcro, robe de nuit plutôt que pyjama.

INFORMATIONS À CONSIGNER

Les observations de l'infirmière portant sur l'incontinence et la réaction du client face au traitement.

Les interventions de l'infirmière visant à procurer au client des mesures de soutien et la réaction du client face aux soins reçus.

Les informations communiquées au client et à la famille ou à la personne significative et leur compréhension des informations reçues.

La capacité du client et de la famille ou de la personne significative de mettre en pratique les techniques visant à maîtriser l'incontinence.

Les inquiétudes exprimées par le client face à son problème d'incontinence et sa motivation à participer aux soins.

L'évaluation de chaque résultat escompté.

4. Planifier un horaire d'hydratation de maniäre à favoriser l'élimination vésicale aux heures enregistrées. Maintenir une hydratation jusqu'à 3000 ml/jour, sauf contre-indication. Réduire l'hydratation à 150 ml après 19 heures.

5. Recommander au client de réduire sa consommation d'alcool.

6. Montrer au client et à la famille ou à la personne significative les techniques qui seront utilisées à la maison pour maîtriser l'incontinence. Leur faire recommencer les techniques.

7. Encourager le client et la famille ou la personne significative à partager leurs inquiétudes face à l'incontinence.

8. Diriger le client et la famille ou la personne significative vers une infirmière de liaison en psychiatrie, un service de soins à domicile ou vers un groupe de soutien, s'il y a lieu.

INCONTINENCE URINAIRE PAR RÉDUCTION DU TEMPS D'ALERTE * (1986)

DÉFINITION : Émission involontaire d'urine survenant peu de temps après qu'une forte envie d'uriner se fut fait sentir.

CARACTÉRISTIQUES DÉTERMINANTES

MAJEURES :
Augmentation de la fréquence des mictions (plus souvent que toutes les 2 heures)
Besoin impérieux d'uriner
Contractions ou spasmes de la vessie

MINEURES :
Nycturie (plus de 2 fois par nuit)
Émission de petites quantités d'urine (moins de 100 ml) ou de quantités importantes d'urine (plus de 550 ml)
Incapacité d'atteindre les toilettes à temps
Perte d'urine non reliée à la position
Altération sensitive ou neuromusculaire des voies urinaires

FACTEURS ASSOCIÉS ou FACTEURS FAVORISANTS

Diminution de la capacité vésicale (antécédents de pelvipéritonite, chirurgie abdominale, sonde vésicale à demeure)
Irritation des mécanocepteurs de la vessie provoquant des spasmes (infection de la vessie)
Alcool
Caféine
Apport excessif de liquides
Augmentation de la concentration de l'urine
Distension de la vessie

* *Plusieurs types d'incontinence urinaire peuvent survenir simultanément.*

INCONTINENCE URINAIRE PAR RÉDUCTION DU TEMPS D'ALERTE reliée à la diminution de la capacité vésicale

RÉSULTATS ESCOMPTÉS

Le client ne présente plus d'incontinence. (**1, 2, 3, 4**)

Le client fait part de son mieux-être. (**5, 6**)

Le client manifeste sa compréhension du traitement. (**6, 7**)

Les complications dues à l'incontinence urinaire sont évitées ou réduites. (**1, 2, 3, 6**)

Le client discute des conséquences du désordre urologique sur son mode de vie et sur la famille ou la personne significative. (**5, 6, 8**)

Le client et la famille ou la personne significative mettent en pratique les moyens visant à maîtriser l'incontinence. (**4, 6, 7, 8**)

INTERVENTIONS DE L'INFIRMIÈRE

1. Observer le mode d'élimination urinaire; mesurer et noter les ingesta et les excreta.

2. Prodiguer les soins appropriés à la condition urologique présente; évaluer les progrès et signaler les réactions du client face au traitement.

3. Prodiguer les mesures de soutien suivantes :

a) Administrer les médicaments et évaluer leur efficacité. ✧

b) Placer la chaise d'aisance à la droite du lit ou assigner au client un lit près des toilettes.

c) S'assurer que le lit et la chaise d'aisance sont au même niveau.

d) Assurer un bon éclairage et éliminer tout obstacle pour faciliter le déplacement du lit aux toilettes.

e) Procurer au client un réveille-matin afin qu'il puisse exercer une autosurveillance.

f) Encourager un apport liquidien de 3000 ml/jour, sauf contre-indication; réduire l'apport à 150 ml après 19 heures.

g) Conseiller au client de porter des vêtements qui se défont bien (robe de nuit plutôt que pyjama, bandes Velcro au lieu de boutons ou de fermetures à glissière).

h) Suggérer au client de cesser de marcher et de prendre une grande respiration s'il y a perte d'urine lorsqu'il se rend aux toilettes.

4. Appliquer le programme spécifique d'élimination vésicale :

a) Entraînement vésical – Installer le client sur la chaise d'aisance toutes les 2 heures le jour et une fois la nuit. Accroître graduellement ces intervalles. Procurer de l'intimité au client lorsqu'il urine.

b) Plan d'entraînement à la propreté – Amener le client aux toilettes à des heures précises (ex. : toutes les 2 heures).

5. Encourager le client à exprimer les inquiétudes reliées à son problème urologique.

6. Expliquer au client et à la famille ou à la personne significative la condition urologique actuelle; donner des informations sur les mesures préventives et la planification d'un horaire d'élimination vésicale. Préparer le client pour son congé en tenant compte de ses besoins.

7. Montrer au client et à la famille ou à la personne significative les techniques qui seront utilisées à la maison pour maîtriser l'incontinence.

8. Diriger le client et la famille ou la personne significative vers une infirmière de liaison en psychiatrie, un service de soins à domicile ou vers un groupe de soutien, s'il y a lieu.

INFORMATIONS À CONSIGNER

Les observations de l'infirmière portant sur la condition urologique du client et la réaction du client face au traitement.

Les interventions de l'infirmière visant à procurer des mesures de soutien au client et la réaction du client face aux soins reçus.

L'enseignement donné au client et à la famille ou à la personne significative sur le problème urologique actuel; la compréhension du client des informations reçues et sa capacité de mettre en pratique les moyens visant à maîtriser l'incontinence urinaire.

Les inquiétudes exprimées par le client concernant le problème urologique et ses conséquences sur son image corporelle et son mode de vie; la motivation du client à participer à ses soins.

L'évaluation de chaque résultat escompté.

INCONTINENCE URINAIRE RÉFLEXE * (1986)

DÉFINITION : Écoulement involontaire d'urine survenant à des intervalles relativement prévisibles lorsque la vessie atteint un volume précis.

CARACTÉRISTIQUES DÉTERMINANTES

MAJEURES :

Aucune envie d'uriner et aucune sensation de plénitude vésicale

Aucune sensation de remplissage vésical

Contractions non inhibées ou spasmes de la vessie survenant à intervalles réguliers

MINEURES :

Augmentation de la fréquence des mictions

Écoulement d'urine intermittent, involontaire et incomplet

Réduction de la capacité vésicale

Contractions involontaires de la vessie pouvant être accompagnées de spasmes des membres inférieurs

Tonus du sphincter anal normal ou augmenté

Écoulement urinaire et spasmes des extrémités provoqués par la stimulation de la peau au niveau de l'abdomen, des cuisses ou de la région génitale

FACTEUR ASSOCIÉ ou FACTEUR FAVORISANT

Altération neurologique (ex. : lésion de la moelle épinière qui empêche la transmission des messages cérébraux au-dessus de l'arc réflexe)

---

* *Plusieurs types d'incontinence urinaire peuvent survenir simultanément.*

RÉSULTATS ESCOMPTÉS

L'équilibre hydrique est maintenu; les ingesta égalent les excreta. (1, 3)

Les complications dues à l'incontinence urinaire sont évitées ou réduites. (1, 2, 3)

Le client ne présente pas d'incontinence. (2)

Le client et la personne significative utilisent correctement les techniques visant à maîtriser l'incontinence. (4)

Le client discute des conséquences de l'incontinence sur son mode de vie et sur la personne significative. (5)

Le client et la personne significative identifient les organismes de soutien qui leur fourniront l'assistance requise après le congé. (6)

INTERVENTIONS DE L'INFIRMIÈRE

1. Mesurer les ingesta et les excreta. Signaler lorsque les excreta sont supérieurs aux ingesta.

2. Mettre en application et évaluer l'efficacité du programme spécifique d'élimination vésicale :

a) Stimulation de l'arc réflexe – Le client qui a des mictions involontaires à des intervalles relativement prévisibles peut régulariser son élimination en stimulant l'arc réflexe. Le réflexe d'élimination doit être déclenché à des intervalles réguliers (ex. : toutes les 2 heures) en stimulant la peau au niveau de l'abdomen, des cuisses et de la région génitale. Éviter la stimulation à des moments qui ne correspondent pas aux périodes de mictions involontaires. Donner un verre d'eau au client pendant qu'il est aux toilettes, exercer une pression sur la région au-dessus de la vessie, verser de l'eau sur le périnée.

b) Condom urinaire – Mettre le condom urinaire selon les règles; éviter la constriction. Observer l'état de la peau dans la région périnéale et nettoyer avec de l'eau et du savon doux au moins deux fois par jour. Assurer l'écoulement constant de l'urine.

c) Sonde à demeure (Foley) – Examiner fréquemment l'écoulement urinaire dans le système de drainage. S'assurer que le tube collecteur n'est pas coincé ou coudé. Maintenir le sac collecteur au-dessous du niveau de la vessie. Donner les soins du méat urinaire et l'entretien de la sonde selon les règles. Maintenir le système de drainage en circuit fermé. Fixer la sonde à la cuisse (femme) ou horizontalement sur le haut de la cuisse (homme); éviter d'exercer une tension sur le sphincter.

d) Sonde sus-pubienne – Changer le pansement selon les règles. Examiner fréquemment l'écoulement urinaire dans le système de drainage. S'assurer que le tube collecteur n'est pas coincé ou coudé. Maintenir le sac collecteur au-dessous du niveau de la vessie et le système de drainage en circuit fermé.

3. Encourager une forte hydratation (2500 ml/jour), sauf contre-indication. Réduire l'apport liquidien après 19 heures.

4. Montrer au client et à la personne significative les techniques qui seront utilisées à la maison pour maîtriser l'incontinence. Leur faire recommencer les techniques jusqu'à ce qu'elles soient bien exécutées.

5. Encourager le client et la personne significative à partager leurs inquiétudes face à l'incontinence.

6. Diriger le client et la personne significative vers une infirmière de liaison en psychiatrie, un service de soins à domicile ou vers un groupe de soutien, s'il y a lieu.

INFORMATIONS À CONSIGNER

L'observation de la condition urologique et la réaction du client face au traitement.

Les interventions de l'infirmière visant à procurer des mesures de soutien au client et la réaction du client face aux soins reçus.

Les informations communiquées au client et à la personne significative, leur niveau de compréhension et leur capacité d'utiliser les techniques visant à maîtriser l'incontinence.

Les inquiétudes exprimées par le client face à l'incontinence et ses conséquences sur son image corporelle et son mode de vie.

La motivation du client à participer à ses soins.

L'évaluation de chaque résultat escompté.

INCONTINENCE URINAIRE VRAIE (1986)

DÉFINITION : Écoulement continu et imprévisible d'urine.

CARACTÉRISTIQUES DÉTERMINANTES

MAJEURES :
Écoulement constant d'urine survenant à des moments imprévisibles, en l'absence de distension, de contractions non inhibées ou de spasmes vésicaux
Incontinence réfractaire aux traitements
Nycturie

MINEURES :
Aucune sensation de remplissage vésical
Aucune prise de conscience de l'incontinence
Aucune sensation périnéale

FACTEURS ASSOCIÉS ou FACTEURS FAVORISANTS

Neuropathie inhibant la sensation de plénitude vésicale
Troubles neurologiques déclenchant la miction de façon imprévisible
Contractions autonomes du muscle détrusor à la suite d'une intervention chirurgicale
Traumatisme ou maladie affectant les nerfs rachidiens
Facteurs anatomiques (fistule)

INCONTINENCE URINAIRE VRAIE reliée à une dysfonction neurologique

RÉSULTATS ESCOMPTÉS

L'équilibre hydrique est maintenu; les ingesta égalent les excreta. (1)

Le client fait part de son mieux-être. (2, 3, 4)

Les complications dues à l'incontinence urinaire sont évitées ou réduites. (2, 3, 4)

L'urine est récupérée par un système de drainage. (2, 3)

Le client et la famille ou la personne significative utilisent correctement les techniques visant à maîtriser l'incontinence. (4)

Le client discute des conséquences de l'incontinence sur son mode de vie et sur la famille ou la personne significative. (5)

Le client et la famille ou la personne significative identifient les organismes de soutien qui leur fourniront l'assistance requise après le congé. (6)

INTERVENTIONS DE L'INFIRMIÈRE

1. Observer le mode d'élimination du client; mesurer et noter les ingesta et les excreta; et signaler tout déséquilibre.

2. Appliquer le programme spécifique d'élimination vésicale :

a) Condom urinaire – Mettre le condom selon les règles; éviter la constriction. Observer l'état de la région périnéale et nettoyer avec de l'eau et du savon doux au moins deux fois par jour. Assurer l'écoulement constant de l'urine.

b) Sonde à demeure (Foley) – Examiner fréquemment l'écoulement urinaire dans le système de drainage. S'assurer que le tube collecteur n'est pas coincé ou coudé. Maintenir le sac collecteur au-dessous du niveau de la vessie. Donner les soins du méat urinaire selon les règles. Maintenir le système de drainage en circuit fermé. Fixer la sonde à la jambe (femme) ou horizontalement sur le haut de la cuisse (homme); éviter d'exercer une tension sur le sphincter. ✧

c) Sonde sus-pubienne – Examiner fréquemment l'écoulement urinaire dans le système de drainage. Changer le pansement et nettoyer la peau autour de la sonde selon les règles. S'assurer que le tube collecteur n'est pas coincé ou coudé. Maintenir le sac collecteur au-dessous du niveau de la vessie et le système de drainage en circuit fermé. ✧

d) Système de drainage portatif – Il se compose d'un condom urinaire relié à un tube de caoutchouc par des anneaux, d'un sac collecteur et d'attaches pour fixer le sac à la cuisse. Ce dispositif doit être très bien ajusté et il nécessite des soins réguliers. Il ne doit être utilisé que rarement lorsque le client est couché.

e) Mesures de protection : sous-vêtements garnis de protections absorbantes; petits sacs collecteurs absorbants s'ajustant sur le pénis (pour un écoulement faible seulement); alèses imperméables, couvre-matelas en plastique.

f) Camoufler le sac collecteur dans un sac à provisions ou un fourre-tout.

3. Procurer les mesures de soutien :

a) Régulariser l'apport liquidien en planifiant un horaire qui favorisera l'émission d'urine à des moments prévisibles. Maintenir une hydratation jusqu'à 3000 ml/jour, sauf contre-indication. Réduire l'apport liquidien à 150 ml après 19 heures.

b) Conseiller au client de porter des vêtements qui se défont bien et qui facilitent le port du système de drainage urinaire.

4. Montrer au client et à la famille ou à la personne significative les techniques qui seront utilisées à la maison pour maîtriser l'incontinence. Leur faire recommencer les techniques jusqu'à ce qu'elles soient bien exécutées.

5. Encourager le client et la famille ou la personne significative à partager leurs inquiétudes face à l'incontinence.

6. Diriger le client et la famille ou la personne significative vers une infirmière de liaison en psychiatrie, un service de soins à domicile ou vers un groupe de soutien, s'il y lieu.

INFORMATIONS À CONSIGNER

Les observations de l'infirmière portant sur l'incontinence et la réaction du client au traitement.

Les interventions de l'infirmière visant à procurer au client des soins de soutien et la réaction du client aux soins reçus.

Les informations communiquées au client et à la famille ou à la personne significative; la compréhension du client de l'enseignement reçu et sa capacité d'utiliser des techniques visant à maîtriser l'incontinence.

Les inquiétudes du client concernant son problème d'incontinence et sa motivation à participer à ses soins.

L'évaluation de chaque résultat escompté.

PSEUDO-CONSTIPATION (1988)

DÉFINITION : Autodiagnostic de constipation entraînant un abus de laxatifs, de lavements ou de suppositoires dans le but d'éliminer tous les jours.

CARACTÉRISTIQUES DÉTERMINANTES

MAJEURES :
Le client s'attend à déféquer tous les jours et fait, par conséquent, un usage abusif de laxatifs, de lavements et de suppositoires
Le client s'attend à déféquer tous les jours à la même heure

FACTEURS ASSOCIÉS ou FACTEURS FAVORISANTS

Croyances familiales ou culturelles en matière de santé
Évaluation erronée
Altération des opérations de la pensée

RÉSULTATS ESCOMPTÉS

Le client réduit l'usage de laxatifs, de lavements ou de suppositoires. (1, 4)

Le client explique le fonctionnement normal de l'intestin. (1, 3, 4, 5, 7, 8)

Le client exprime ses sentiments concernant son mode d'élimination intestinale. (7, 8, 9, 10)

Le client retrouve un mode d'élimination intestinale normal. (3, 5, 6, 7, 9)

Le client a une selle tous les ___ jours sans avoir recours à un laxatif, à un lavement ou à un suppositoire. (3, 5, 6, 10, 11, 12)

Le client explique les facteurs causant la constipation. (1, 4, 8)

Le client met en pratique un programme régulier d'exercices. (2)

Le client décrit les techniques qu'il doit utiliser pour maintenir un mode d'élimination intestinale normal. (9, 10, 11, 12)

Le client a l'intention de recourir à des personnes-ressources ou à des groupes de soutien pour l'aider à résoudre ses problèmes émotionnels ou psychologiques. (9)

INTERVENTIONS DE L'INFIRMIÈRE

1. Corriger les habitudes alimentaires du client en lui suggérant de prendre suffisamment de liquides, de fruits frais, de céréales et de pain à grains entiers.

2. Encourager le client à se conformer à un programme régulier d'exercices tels que la marche rapide.

3. Encourager l'élimination intestinale selon un horaire quotidien régulier.

4. Inciter le client à ne pas recourir à des laxatifs ou à en réduire graduellement l'usage.

5. Mentionner au client qu'il n'aura pas nécessairement une selle tous les jours, ou même tous les deux jours.

6. Encourager un apport liquidien de 3000 ml/jour, sauf contre-indication.

7. Expliquer au client quelles sont les habitudes normales d'élimination intestinale.

8. Rassurer le client en lui expliquant qu'il est possible de maintenir un bon fonctionnement intestinal sans l'usage de laxatifs, de lavements ou de suppositoires.

9. Informer le client sur les groupes de soutien, si nécessaire.

10. Établir et appliquer une méthode d'élimination intestinale selon les besoins du client.

11. Demander au client d'éviter tout effort intense pour déféquer, afin de prévenir toute lésion ou saignement au niveau de la muqueuse intestinale et toute douleur.

12. Expliquer au client que le massage abdominal aide à soulager la douleur et favorise la défécation.

INFORMATIONS À CONSIGNER

Les inquiétudes exprimées par le client concernant les changements alimentaires, le niveau d'activité, l'usage de laxatifs et de lavements et le mode d'élimination intestinale.

Les observations portant sur le régime alimentaire, les caractéristiques des selles et la tolérance à l'activité.

Les informations communiquées au client concernant le régime alimentaire, le programme d'exercices et la façon de soigner la constipation.

L'évaluation de chaque résultat escompté.

RÉTENTION URINAIRE (1986)

DÉFINITION : Difficulté à vider complètement sa vessie.

CARACTÉRISTIQUES DÉTERMINANTES

MAJEURES :

Distension vésicale

Écoulement fréquent de petites quantités d'urine ou absence d'émission d'urine

MINEURES :

Fuite mictionnelle *(écoulement d'urine en goutte à goutte)*

Sensation de plénitude vésicale

Urine résiduelle *(quantité importante)*

Dysurie

Incontinence par regorgement *causée par un trop-plein de la vessie*

Retard de la miction avec effort pour uriner

Jet urinaire faible

Nycturie

Perte de tonus du sphincter anal

FACTEURS ASSOCIÉS ou FACTEURS FAVORISANTS

Pression urétrale élevée causée par une faiblesse du muscle détrusor

Inhibition de l'arc réflexe

Force excessive du sphincter

Obstruction

RÉTENTION URINAIRE reliée à une obstruction ou à une altération neuromusculaire

RÉSULTATS ESCOMPTÉS

L'équilibre hydrique est maintenu; les ingesta égalent les excreta. (1, 6)

Le client fait part de son mieux-être. (4)

Le client comprend le traitement et l'exprime clairement. (9)

Les complications dues à la rétention urinaire sont évitées ou réduites. (1, 2, 5, 7)

Le client ne présente pas de distension vésicale. (3)

Le client et la personne significative utilisent correctement les techniques visant à maîtriser le problème de rétention urinaire. (9)

Le client discute des conséquences du trouble urologique sur son mode de vie et sur la personne significative. (8, 10)

Le client et la personne significative identifient les personnes-ressources et les organismes de soutien qui leur fourniront l'assistance requise après le congé. (11)

INTERVENTIONS DE L'INFIRMIÈRE

1. Mesurer et noter les ingesta et les excreta. Signaler des excreta inférieurs aux ingesta.

2. Observer le mode d'élimination urinaire.

3. Utiliser la technique spécifique d'élimination vésicale :

a) Technique pour vider la vessie – Effectuer la manœuvre de Credé ou celle de Valsalva toutes les 2 à 3 heures pour augmenter la pression vésicale et assurer le passage de l'urine. Répéter la manœuvre jusqu'à ce que la vessie soit vide.

b) Cathétérisme intermittent – Effectuer un cathétérisme toutes les ___ heures (spécifier) en utilisant les mesures d'hygiène appropriées ou une technique stérile. Noter la quantité d'urine évacuée spontanément et celle obtenue par cathétérisme. ✧

c) Sonde à demeure (Foley) – Examiner fréquemment l'écoulement urinaire dans le système de drainage. S'assurer que le tube collecteur n'est pas coincé ou coudé. Maintenir le sac collecteur au-dessous du niveau de la vessie. Donner les soins du méat urinaire et l'entretien de la sonde. Maintenir le système de drainage en circuit fermé. Fixer la sonde à la cuisse (femme) ou horizontalement sur le haut de la cuisse (homme); éviter d'exercer une tension sur le sphincter. ✧

d) Sonde sus-pubienne – Examiner fréquemment l'écoulement urinaire dans le système de drainage. Changer le pansement et nettoyer la peau autour de la sonde selon les règles. S'assurer que le tube collecteur n'est pas coincé ou coudé. Maintenir le sac collecteur au-dessous du niveau de la vessie. Maintenir le système en circuit fermé. ✧

4. Administrer la médication analgésique et évaluer son efficacité. ✧

5. Effectuer un curage rectal et entreprendre un régime pour favoriser l'élimination intestinale en présence d'un fécalome.

6. Encourager un apport liquidien important (2500 ml/jour), sauf contre-indication. Réduire l'apport liquidien après 19 heures.

7. Surveiller les effets secondaires des médicaments prescrits.

8. Donner les informations et les soins préopératoires et postopératoires requis, si une dérivation urinaire est prévue. Préparer le client à la modification de son image corporelle.

9. Renseigner le client et la personne significative sur les techniques qui seront utilisées à la maison pour vider la vessie. Leur faire recommencer les techniques jusqu'à ce qu'elles soient bien exécutées.

10. Encourager le client et la personne significative à partager leurs inquiétudes reliées au problème urologique.

11. Diriger le client et la personne significative vers une infirmière de liaison en psychiatrie, un stomothérapeute, un sexologue, un service de soins à domicile ou vers un groupe de soutien, s'il y a lieu.

INFORMATIONS À CONSIGNER

L'observation de la condition urologique du client et ses réactions face au traitement et aux soins reçus.

Les interventions de l'infirmière portant sur les moyens d'assistance du client.

Les informations communiquées au client et à la personne significative sur le problème urologique actuel; leur compréhension des informations reçues et leur capacité de mettre en pratique les moyens visant à maîtriser la rétention urinaire; la motivation du client pour participer aux soins. L'inquiétude exprimée par le client concernant le problème urologique et ses conséquences sur son image corporelle et son mode de vie.

L'évaluation de chaque résultat escompté.

4

Ce mode fonctionnel de santé a trait à la motivation et à la capacité du client de s'engager dans des activités exigeant une dépense énergétique. L'évaluation de ce mode consiste à déterminer la capacité, le désir du client ainsi que ses choix quant à ses activités de loisir, ses activités professionnelles, ses soins personnels et ses besoins d'exercice physique.

De plus, on doit tenir compte des données d'ordre physiologique portant sur l'irrigation tissulaire, le débit cardiaque, le mode respiratoire et les échanges gazeux, puisqu'elles peuvent affecter la capacité fonctionnelle du client.

Catégories diagnostiques contenues dans ce chapitre :

Altération de la mobilité physique

Dégagement inefficace des voies respiratoires

Diminution de l'irrigation tissulaire (préciser : cardiopulmonaire, cérébrale, gastro-intestinale, périphérique, rénale)

Diminution du débit cardiaque

Dysréflexie

Fatigue

Incapacité d'organiser et d'entretenir le domicile

Incapacité de maintenir une respiration spontanée

Incapacité (partielle ou totale) d'utiliser les toilettes

Incapacité (partielle ou totale) de s'alimenter

Incapacité (partielle ou totale) de se laver et d'effectuer ses soins d'hygiène

Incapacité (partielle ou totale) de se vêtir et de soigner son apparence

Intolérance à l'activité

Intolérance au sevrage de la ventilation assistée

Manque de loisirs

Mode de respiration inefficace

Perturbation de la croissance et du développement

Perturbation des échanges gazeux

Risque élevé d'intolérance à l'activité

Risque élevé de syndrome d'immobilité

Risque élevé de dysfonctionnement neurovasculaire périphérique

ACTIVITÉ ET EXERCICE

ALTÉRATION DE LA MOBILITÉ PHYSIQUE * (1973)

DÉFINITION : Diminution de la capacité de se mouvoir de façon autonome.

CARACTÉRISTIQUES DÉTERMINANTES

Incapacité de se mouvoir volontairement dans un environnement donné, incluant la mobilité au lit, les déplacements et la marche

Réticence à effectuer des mouvements

Diminution de l'amplitude des mouvements

Diminution de la force, du contrôle et de la masse musculaires

Altération de la coordination

Restriction des mouvements imposée par des contraintes mécaniques ou un protocole médical

FACTEURS ASSOCIÉS

Intolérance à l'activité, diminution de la force et de l'endurance

Douleur, malaise

Altération de la perception et de la cognition

Altération neuromusculaire

Altération musculo-squelettique

Dépression, grande anxiété

* Échelle d'évaluation du niveau fonctionnel :

0- Est complètement autonome

1- A besoin d'un équipement ou d'un appareil

2- A besoin d'une autre personne pour l'aider, le superviser ou l'informer

3- A besoin d'une autre personne et d'un équipement ou d'un appareil

4- Est dépendant; ne participe pas à l'activité

ALTÉRATION DE LA MOBILITÉ PHYSIQUE reliée à la douleur et à l'inconfort

RÉSULTATS ESCOMPTÉS

La mobilité du client est accrue. (1, 2, 3, 4, 5, 6, 9)

Le client ne présente pas de complications dues à l'immobilité (contractures, stase veineuse, formation de thrombus ou lésions cutanées). (1, 2, 3, 4, 5, 6, 7, 9)

Le client atteint un plus haut degré de mobilité compte tenu des restrictions imposées par la maladie. (3, 4, 5, 6, 7, 9)

Le client et la personne significative mettent adéquatement en pratique le programme de rééducation motrice. (7)

Le client exprime ses inquiétudes concernant les restrictions dues à l'altération de sa mobilité. (8, 10)

INTERVENTIONS DE L'INFIRMIÈRE

1. Observer quotidiennement la capacité fonctionnelle du client en utilisant l'échelle d'évaluation.

2. Encourager le client à exprimer verbalement sa douleur et son inconfort. Observer aussi son comportement non verbal (protéger une partie de son corps, grimacer).

3. Appliquer la thérapeutique prescrite pour traiter la condition sous-jacente à la douleur ou à l'inconfort. Vérifier les progrès et signaler les réactions du client au traitement (bénéfiques ou indésirables).

4. Procurer des mesures de soutien :

a) Administrer les médicaments pour le soulagement de la douleur et évaluer leur efficacité.

b) Prodiguer des mesures de confort telles que l'utilisation de coussinets aux extrémités (talon, coude) les plus exposées aux lésions cutanées, régler correctement les béquilles, utiliser un matelas mousse alvéolée.

c) Encourager le client à faire des mouvements actifs en utilisant des appareils d'assistance; favoriser le repos des articulations entre les périodes d'activité.

d) Effectuer des exercices qui visent à maintenir l'amplitude des mouvements articulaires à chaque quart de travail, après la médication analgésique, sauf contre-indication; passer des exercices passifs aux exercices actifs selon la tolérance du client.

e) Changer le client de position toutes les 2 heures et donner des soins cutanés minutieux afin de prévenir le risque de lésions cutanées.

f) Augmenter progressivement les déplacements du client en tenant compte de sa tolérance à la douleur.

5. Considérer avec le client la possibilité de recourir à la distraction et à d'autres mesures non pharmacologiques pour soulager sa douleur. Communiquer les renseignements nécessaires sur son choix et évaluer son efficacité. Encourager le client à choisir une autre méthode si celle retenue s'avère inefficace. Noter ses réactions.

6. Expliquer au client la nécessité de se mouvoir lorsqu'il ressent de la douleur (sauf contre-indication). L'avertir si l'on s'apprête à le déplacer et lui procurer, au préalable, des moyens pour soulager sa douleur.

7. Montrer au client et à la personne significative comment effectuer les mouvements articulaires, les déplacements, l'examen de la peau, et comment suivre le programme de rééducation. Demander au client et à la personne significative de refaire la démonstration du programme de rééducation motrice en présence de l'infirmière.

8. Encourager le client à discuter de ses inquiétudes concernant l'altération de sa mobilité.

9. Encourager le client à se conformer aux autres aspects des soins de santé.

10. Diriger le client vers des ressources en psychiatrie, en service social ou vers un groupe de soutien, s'il y a lieu.

INFORMATIONS À CONSIGNER

Les inquiétudes exprimées par le client concernant l'altération de sa mobilité et ses conséquences sur son mode de vie; la volonté du client de participer aux soins.

Les observations de l'infirmière portant sur l'altération de la mobilité, la douleur ressentie par le client et ses réactions face au traitement.

Les interventions de l'infirmière et les réactions du client face à ces interventions.

Les informations communiquées au client et à la personne significative; leur compréhension des informations reçues et leur capacité de mettre en pratique le programme de rééducation motrice et de soulager la douleur.

L'évaluation de chaque résultat escompté.

ALTÉRATION DE LA MOBILITÉ PHYSIQUE reliée à une altération de la perception et de la cognition

RÉSULTATS ESCOMPTÉS

Le client maintient sa mobilité fonctionnelle. (**1, 3, 5, 6, 7, 8**)

Les complications dues à l'immobilité sont évitées ou réduites. (**1, 2, 3, 5, 6, 7, 9**)

Le client verbalise ses inquiétudes concernant l'altération de sa mobilité. (**4**)

Le client et la famille ou la personne significative comprennent le programme de rééducation motrice et l'expriment clairement. (**8**)

Le client et la famille ou la personne significative mettent adéquatement en pratique le programme de rééducation motrice. (**8**)

Le client et la famille ou la personne significative reçoivent l'aide nécessaire pour assurer la continuité des soins. (**10**)

INTERVENTIONS DE L'INFIRMIÈRE

1. Observer quotidiennement la capacité fonctionnelle du client en utilisant l'échelle d'évaluation.

2. Identifier chez le client le degré d'altération de la perception et de la cognition et sa capacité de suivre les consignes.

3. Appliquer la thérapeutique prescrite pour traiter la condition sous-jacente à l'altération de la perception et de la cognition. Évaluer les progrès et signaler les réactions du client au traitement (bénéfiques ou indésirables).

4. Donner au client et à la famille ou à la personne significative la possibilité d'exprimer leurs frustrations concernant la difficulté pour le client d'accomplir des tâches exigeant de la mobilité.

5. Demander au client d'accomplir une tâche à la fois, l'encourager et lui donner des informations claires et simples pour éviter la confusion (ex. : « Marchez jusqu'à la salle de bains »).

6. Accorder au client suffisamment de temps pour accomplir chaque nouvelle tâche exigeant de la mobilité.

7. Procurer des mesures de soutien :

a) Effectuer des exercices qui visent à maintenir l'amplitude des mouvements articulaires à chaque quart de travail, sauf contre-indication; passer des exercices passifs aux exercices actifs selon la tolérance du client et observer les progrès.

b) Changer le client de position toutes les 2 heures; planifier un horaire pour les clients dépendants, l'afficher à leur chevet et évaluer l'efficacité de cette intervention.

c) Placer les articulations dans une position fonctionnelle (ex. : rouleau trochantérien au niveau de la hanche), en alternant selon l'horaire.

d) Encourager le client à faire des mouvements actifs en utilisant le trapèze et les ridelles, son membre sain pour déplacer son membre atteint. Encourager le client à refaire le même exercice.

e) Faire marcher le client selon un horaire régulier, s'il en est capable, et avec l'aide d'une ou deux personnes.

8. Montrer au client et à la famille ou à la personne significative comment exécuter les exercices articulaires, les déplacements, l'examen de la peau et comment mettre en pratique le programme de rééducation motrice. Leur faire recommencer plusieurs fois la démonstration en présence de l'infirmière.

9. Encourager le client à se conformer aux autres aspects des soins de santé pour réduire l'altération de la mobilité et ses conséquences.

10. Diriger le client vers une infirmière de liaison en psychiatrie, un service social ou vers un groupe de soutien, s'il y a lieu.

INFORMATIONS À CONSIGNER

Les observations de l'infirmière concernant l'altération de la mobilité et l'état de la perception et de la cognition ainsi que les réactions du client face au traitement.

Les interventions de l'infirmière visant à procurer des mesures de soutien.

Les informations communiquées au client et à la famille ou à la personne significative; leur compréhension des informations reçues et leur capacité de mettre en pratique le programme de rééducation prescrit.

Les réactions du client face aux interventions de l'infirmière.

Les inquiétudes exprimées par le client et la famille ou la personne significative concernant l'altération de la mobilité, les conséquences de ce problème sur leur mode de vie et leur capacité de participer aux soins.

L'évaluation de chaque résultat escompté.

ALTÉRATION DE LA MOBILITÉ PHYSIQUE reliée à une altération neuromusculaire

RÉSULTATS ESCOMPTÉS

Le client maintient sa force musculaire et l'amplitude de ses articulations. (1, 2, 3, 4, 5)

Le client ne présente pas de complications dues à l'immobilité (contractures, stase veineuse, formation de thrombus ou lésions cutanées). (1, 2, 7, 8)

Le client atteint un plus haut degré de mobilité [est autonome pour se transférer du lit au fauteuil et pour se déplacer en fauteuil roulant; marche avec des appareils d'assistance (canne, appareil orthopédique, déambulateur)]. (6, 9, 10, 11, 12, 13, 14)

Le client et la personne significative mettent en pratique le programme de rééducation motrice. (11, 12)

Le client et la personne significative ont l'intention de recourir à un professionnel de la santé ou à des organismes de soutien pour favoriser le maintien du niveau fonctionnel (physiothérapeute, au Québec : Société canadienne de la sclérose en plaques, Fondation canadienne des maladies du cœur; en France : Association des paralysés, Comité national d'insertion et promotion des handicapés moteurs, Union nationale des handicapés et accidentés de la route, Fondation nationale de cardiologie, Association des Myopathes). (14)

INTERVENTIONS DE L'INFIRMIÈRE

1. Effectuer des exercices qui visent à maintenir l'amplitude des mouvements articulaires au moins une fois par quart de travail, sauf contre-indication.
Passer des exercices passifs aux exercices actifs en tenant compte de la tolérance du client.

2. Changer le client de position toutes les 2 heures. Planifier un horaire pour les clients autonomes, l'afficher à leur chevet et surveiller la fréquence des changements de position.

3. Placer les articulations dans une position fonctionnelle (utiliser un rouleau trochantérien au niveau de la hanche, placer la hanche en abduction, glisser un coussinet sous la tête, porter des espadrilles).

4. Identifier le niveau fonctionnel du client en utilisant l'échelle d'évaluation et le communiquer au personnel soignant afin de poursuivre les soins et de conserver son autonomie actuelle.

5. Encourager l'autonomie du client en l'assistant lorsqu'il utilise le trapèze et les ridelles ou pour toute autre activité (se peigner, manger, s'habiller). L'encourager à utiliser son membre sain pour déplacer son membre atteint.

6. Mettre les effets personnels du client à son chevet (soit du côté sain en présence d'hémiplégie ou d'hémiparésie).

7. Vérifier quotidiennement et noter s'il y a présence de complications dues à l'immobilité (contractures, stase veineuse, pneumonie, infection urinaire).

8. Appliquer la thérapeutique médicale pour enrayer et prévenir les complications (ex. : héparine donnée en prévention de la thrombose veineuse). ✧

9. Augmenter progressivement (en fréquence et en durée) les déplacements du client en tenant compte de ses capacités.

10. Diriger le client vers le physiothérapeute afin de planifier un programme de rééducation motrice, s'il y a lieu.

11. Encourager le client à participer aux séances de physiothérapie. S'assurer que les exercices seront effectués à l'unité de soins et que le personnel utilise les mêmes appareils et les mêmes techniques. Demander un plan du programme de rééducation motrice à titre de référence.

12. Montrer au client et à la personne significative comment effectuer les mouvements articulaires, les déplacements, l'examen de sa peau et comment suivre le programme de rééducation. Indiquer la date.

13. Effectuer une démonstration du programme de rééducation. Demander au client et à la personne significative de refaire la démonstration. Indiquer la date.

14. Aider le client et la personne significative à identifier les organismes de soutien qui lui fourniront l'assistance requise dans la mise en pratique du programme de rééducation physique (Société canadienne de la sclérose en plaques, Fondation canadienne des maladies du cœur).

INFORMATIONS À CONSIGNER

Les inquiétudes du client concernant la perte de mobilité, l'état actuel de ses capacités fonctionnelles et les objectifs fixés.

Les observations de l'infirmière concernant la mobilité du client, la présence de complications dues à l'immobilité, sa réaction face au programme de rééducation.

L'enseignement donné au client et sa capacité de mettre en pratique le programme de rééducation.

Les réactions du client face aux interventions de l'infirmière.

L'évaluation de chaque résultat escompté.

DÉGAGEMENT INEFFICACE DES VOIES RESPIRATOIRES (1980)

DÉFINITION : Difficulté à dégager les voies respiratoires des sécrétions ou de tout ce qui peut entraver le libre passage de l'air.

CARACTÉRISTIQUES DÉTERMINANTES

Bruits adventices : râles (craquements), rhonchi, wheezing
Changement de fréquence et d'amplitude respiratoires
Toux efficace ou inefficace, avec ou sans expectorations
Tachypnée
Cyanose
Dyspnée
Incapacité de tousser
Fièvre
Douleur à la paroi thoracique
Suffocation
Battement des ailes du nez
Respirations bruyantes
Anxiété et appréhension

FACTEURS ASSOCIÉS ou FACTEURS FAVORISANTS

Fatigue, manque d'énergie
Infection, obstruction ou sécrétions trachéo-bronchiques
Altération de la perception et de la cognition
Traumatisme

DÉGAGEMENT INEFFICACE DES VOIES RESPIRATOIRES relié à l'obstruction trachéo-bronchique ou à la présence de sécrétions

RÉSULTATS ESCOMPTÉS

Le client tousse efficacement. (**1, 3, 7, 10, 11**)

Le client expectore les sécrétions. (**1, 3, 5, 6, 7, 10, 11**)

Le client ne présente pas de bruits respiratoires adventices. (**1, 4, 5, 7**)

La radiographie pulmonaire est normale. (**1, 4, 5, 7**)

La quantité de sécrétions est normale. (**1, 4, 5, 6**)

Le client boit de 3 à 5 litres de liquides par jour. (**6**)

Les gaz artériels reviennent aux données de base du client. (**1, 2, 4, 5, 7, 8, 9**)

Le client comprend la nécessité de boire suffisamment, d'observer ses expectorations et de prendre les médicaments prescrits et l'exprime clairement. (**12**)

Le client fait des exercices de toux. (**12**)

Le client utilise les techniques de physiothérapie thoracique, entre autres le drainage postural. (**12**)

Le client signale tous les signes et symptômes indiquant la nécessité d'une intervention médicale. (**12**)

INTERVENTIONS DE L'INFIRMIÈRE

1. Évaluer l'état de la fonction respiratoire toutes les 4 heures ou selon les règles.

2. Placer le client en position Fowler et soutenir les membres supérieurs pour faciliter sa respiration.

3. Aider le client à changer de position, à tousser et à prendre des respirations profondes toutes les 2 ou 4 heures.

4. Aspirer les sécrétions afin de dégager les voies respiratoires supérieures et inférieures, si nécessaire. Examiner attentivement tout signe et symptôme indiquant une entrave au passage de l'air dans les voies respiratoires et signaler les changements au médecin.

5. Humidifier l'air au besoin, selon les règles de l'établissement de santé.

6. Encourager le client à boire (au moins 3000 ml/jour), sauf contre-indication en raison de sa condition ou de l'ordonnance médicale.✧

7. Effectuer le drainage postural, la percussion et la vibration toutes les 4 heures ou selon l'ordonnance. Observer les expectorations.✧

8. Changer le client de position ou lui demander de le faire aussi souvent que possible en tenant compte de ses capacités (asseoir le client ou le faire marcher).✧

9. Éviter de lui faire maintenir la position dorsale pendant de longues périodes. Encourager le plus possible les positions latérale, ventrale, assise et debout.

10. Procurer au client des mouchoirs de papier et un sac pour des raisons d'hygiène.

11. Observer et noter les caractéristiques des expectorations à chaque quart de travail.

12. Renseigner le client sur :

a) La nécessité de boire suffisamment.

b) L'examen quotidien des expectorations et l'importance de signaler tout changement.

c) L'administration de la médication prescrite et la nécessité d'éviter les médicaments en vente libre affectant la fonction respiratoire.✧

d) Les exercices de toux et le drainage postural.

e) La nécessité de rester actif.

INFORMATIONS À CONSIGNER

Les propos du client indiquant s'il peut aisément dégager ses voies respiratoires et sa capacité de les dégager.

L'état de la fonction respiratoire, toux et crachats compris.

La nécessité d'aspirer les sécrétions et l'efficacité de cette intervention.

L'enseignement donné au client pour dégager ses voies respiratoires et ses réactions face à l'enseignement reçu ou à toute autre intervention pertinente.

L'évaluation de chaque résultat escompté.

DÉGAGEMENT INEFFICACE DES VOIES RESPIRATOIRES relié au manque d'énergie et à la fatigue

RÉSULTATS ESCOMPTÉS

Le client maintient ses voies respiratoires libres. (**1, 2, 3, 4, 5, 6, 7, 8, 9, 12**)

Le client ne présente pas de bruits respiratoires adventices. (**2, 3, 4, 5**)

La radiographie pulmonaire est normale. (**1, 2, 3, 4, 5, 6, 7, 8, 9, 12**)

La PO_2 est dans les limites de la normale. (**1, 2, 3, 9, 12**)

Le client respire profondément et tousse pour déloger les sécrétions. (**3, 5, 6, 8**)

Le client expectore les sécrétions. (**3, 4, 5, 6, 7**)

Le client fait des exercices de toux. (**6**)

La ventilation pulmonaire est satisfaisante pour ce client. (**10, 11, 12**)

Le client ne présente aucun signe d'atteinte pulmonaire. (**1, 2, 3, 4, 5, 6, 7, 8, 9, 12**)

Le client réduit ses dépenses d'énergie lorsqu'il tente de dégager ses voies respiratoires. (**3, 6**)

Le client adopte des comportements permettant de réduire ses besoins en oxygène. (**13**)

INTERVENTIONS DE L'INFIRMIÈRE

1. Évaluer l'état de la fonction pulmonaire toutes les 4 heures ou selon les règles.

2. Changer le client de position toutes les 2 heures. S'assurer qu'il est toujours dans une position favorisant la ventilation pulmonaire et l'écoulement des sécrétions.

3. Placer le client dans une position qui favorise sa participation à l'exercice et une dépense minimale d'énergie afin de l'aider à tousser et à respirer profondément (position Fowler haute, position assise au bord du lit ou sur une chaise).

4. Aspirer les sécrétions afin de dégager les voies respiratoires supérieures et inférieures. Examiner attentivement tout signe indiquant une entrave au passage de l'air dans les voies respiratoires.

5. Effectuer le drainage postural, la percussion et la vibration afin de faciliter l'expectoration des sécrétions. Les observer et en noter la quantité, l'odeur et la consistance.

6. Montrer au client comment faire des exercices de toux.

7. Encourager le client à expectorer les sécrétions au lieu de les avaler. Lui procurer des mouchoirs de papier et un sac pour des raisons d'hygiène.

8. Administrer les expectorants, les bronchodilatateurs prescrits et en noter et en noter l'efficacité. Encourager le client à boire, ce qui aide à liquéfier les sécrétions.✧

9. Procéder à l'aérosolthérapie avant la physiothérapie thoracique pour obtenir de meilleurs résultats.

10. Administrer de l'oxygène afin d'aider à réduire la détresse respiratoire, selon l'ordonnance.✧

11. Vérifier le taux des gaz artériels et la concentration de l'hémoglobine. Signaler tout écart par rapport à la normale.

12. Préparer le matériel requis pour l'intubation endotrachéale, si la PO_2 ne peut être maintenue dans des limites normales.✧

13. Évaluer les besoins d'apprentissage du client et lui procurer l'information concernant la prévention de l'obstruction des voies respiratoires et l'adoption de comportements permettant de réduire ses besoins en oxygène.

INFORMATIONS À CONSIGNER

L'évaluation faite par le client de sa capacité de tousser.

Les observations concernant la condition physique du client.

L'efficacité de la médication.

La description des tentatives du client pour dégager ses voies respiratoires.

Les mesures prises par l'infirmière pour dégager les voies respiratoires.

L'évaluation de chaque résultat escompté.

DIMINUTION DE L'IRRIGATION TISSULAIRE (préciser : cardiopulmonaire, cérébrale, gastro-intestinale, périphérique, rénale) * (1980)

DÉFINITION : Diminution de la nutrition et de la respiration cellulaires causée par une circulation capillaire insuffisante.

CARACTÉRISTIQUES DÉTERMINANTES

MAJEURES :

Pulsations artérielles diminuées *ou absentes*

Pâleur de la peau à l'élévation de la jambe, ne reprend pas sa couleur initiale lorsqu'on l'abaisse

MINEURES :

Peau bleue ou rouge violacé en position déclive, brillante, froide aux extrémités, dépourvue de poils, *ulcérée*

Gangrène

Cicatrisation lente des lésions

Ongles secs, cassants et poussant lentement

Modification de la tension artérielle dans les membres

Cicatrices de forme circulaire couvertes de peau atrophiée

Bruits ou souffles artériels

Claudication

FACTEURS ASSOCIÉS ou FACTEURS FAVORISANTS

Interruption *ou diminution* de la circulation artérielle

Interruption *ou diminution* de la circulation veineuse

Problèmes d'échanges gazeux

Hypovolémie

Hypervolémie

---

* *Un travail plus approfondi est requis pour le développement des caractéristiques déterminantes des sous-composantes, plus particulièrement en ce qui concerne la diminution de l'irrigation tissulaire cérébrale, rénale et gastro-intestinale.*

DIMINUTION DE L'IRRIGATION TISSULAIRE (périphérique) reliée à la diminution de la circulation veineuse

RÉSULTATS ESCOMPTÉS

Le client ne présente pas d'embolie pulmonaire. (**1, 2, 3, 4, 5, 6, 7**)

L'inflammation est diminuée et la circulation veineuse améliorée. (**6, 7, 8, 9, 10, 11, 12, 13**)

Les épreuves de coagulation demeurent dans les limites thérapeutiques. (**4, 5**)

Le client explique les raisons justifiant les mesures utilisées pour prévenir la stase veineuse dans les extrémités inférieures. (**7, 8, 9, 10, 11, 12, 13**)

Le client va à la selle sans forcer. (**14**)

Le client est capable d'utiliser les moyens requis pour se conformer au plan de soins prescrit. (**15**)

Le client identifie les facteurs de risque susceptibles d'aggraver le problème. (**15**)

INTERVENTIONS DE L'INFIRMIÈRE

1. Vérifier et noter la température, la pulsation, la respiration et la tension artérielle au moins toutes les 4 heures.

2. Ausculter les poumons toutes les 4 heures et noter les remarques.

3. Surveiller l'apparition d'une embolie pulmonaire. Signaler immédiatement toute augmentation de la température, du pouls ou de la fréquence respiratoire. Être attentif aux plaintes du client concernant l'apparition de dyspnée, de toux, d'hémoptysie, de râles ou d'expectorations rouges ou mousseuses. Signaler toute diminution de la tension artérielle.

4. Vérifier les résultats du coagulogramme. ✧

5. Administrer les anticoagulants, observer leur efficacité et tout saignement (épistaxis, saignement des gencives, pétéchies). ✧

6. Mesurer et comparer la dimension des mollets toutes les 4 heures.

7. Mettre les bas anti-emboliques prescrits. Les enlever 1 heure, toutes les 8 heures, ou selon les règles de l'établissement de santé. ✧

8. Appliquer de la chaleur humide au niveau des extrémités atteintes (ce traitement peut être contre-indiqué dans le cas d'insuffisance veineuse chronique). ✧

9. Élever l'extrémité atteinte. Éviter d'utiliser des oreillers sous les genoux. Ne pas surélever le lit sous les genoux du client et lui expliquer les raisons de cette interdiction.

10. Recommander au client de ne pas se croiser les jambes et de ne pas se coucher en position fœtale. Expliquer les raisons qui justifient cette interdiction afin que le client en comprenne l'importance.

11. Augmenter le niveau d'activité du client, selon l'ordonnance.

12. Surélever les jambes du client lorsqu'il est assis sur une chaise et les soutenir.

13. Encourager le client à marcher, selon l'ordonnance. Lui déconseiller de rester debout durant une trop longue période.

14. Utiliser un émollient fécal pour éviter la constipation et l'effort durant la défécation.

15. Renseigner le client sur :

a) Le traitement aux anticoagulants, soit l'importance de subir les tests sanguins, de respecter les restrictions alimentaires (ex. : réduire les légumes verts s'il prend la médication par voie orale) et de signaler tout saignement des gencives et toute présence de sang dans les urines et les sécrétions, etc. ✧

b) Le port de bas anti-emboliques.

c) L'importance d'éviter de croiser les jambes, de porter des vêtements trop serrés, de rester debout immobile.

d) L'importance de protéger les extrémités de toute blessure.

INFORMATIONS À CONSIGNER

Les inquiétudes exprimées par le client concernant l'hospitalisation et sa condition actuelle.

Les observations portant sur la condition physique du client.

Le coagulogramme.

L'administration des anticoagulants et leurs effets secondaires, s'il y a lieu.

Les interventions de l'infirmière afin de favoriser la circulation au niveau des extrémités inférieures.

Les réactions du client face aux interventions de l'infirmière.

Les réactions du client face à l'enseignement reçu.

L'évaluation de chaque résultat escompté.

DIMINUTION DE L'IRRIGATION TISSULAIRE (périphérique) reliée à une diminution de la circulation artérielle

RÉSULTATS ESCOMPTÉS

Le client exprime une sensation de bien-être et une absence de douleur au repos. **(1, 2, 3, 18)**

Il n'y a pas d'arythmie. **(4)**

Les pouls périphériques sont perçus et bien frappés. **(5, 18)**

La coloration et la température de la peau restent inchangées. **(6, 7, 8, 9)**

Les pieds sont propres et sans points de pression. **(10)**

Le client effectue les exercices de Buerger-Allen. **(11)**

Le client perd ___ g/semaine. **(12, 13, 14, 15)**

Le temps de prothrombine se situe entre 35 et 60 secondes. **(16, 17)**

Le client effectue des techniques de relaxation au moins une fois toutes les 8 heures. **(19)**

Les régions ulcérées sont guéries. **(20)**

Le client met en pratique le plan de soins prescrit. **(21)**

Le client identifie les facteurs de risque susceptibles d'aggraver le problème. **(15, 21)**

L'irrigation tissulaire et l'oxygénation cellulaire demeurent satisfaisantes. **(1, 4, 6, 12)**

Le client réduit ses besoins métaboliques. **(7, 19)**

INTERVENTIONS DE L'INFIRMIÈRE

1. Surélever la tête du lit à 30° ou placer la tête du lit sur des blocs de bois de 9 à 20 cm afin de favoriser la circulation dans les membres inférieurs.

2. Changer le client de position toutes les 2 heures.

3. Administrer les analgésiques prescrits et évaluer leur efficacité.✧

4. Mesurer les signes vitaux et vérifier le rythme cardiaque toutes les 4 heures. Signaler l'apparition d'un pouls rapide et irrégulier.

5. Vérifier les pouls périphériques toutes les 4 heures. Noter leur intensité, s'ils sont présents ou absents. Utiliser un appareil à ultrasons pour percevoir la circulation sanguine, si possible.

6. Vérifier la coloration, la température et la texture de la peau toutes les 4 heures. Noter et signaler l'apparition de taches marbrées ou de zones bleutées ou noirâtres.

7. Ne pas appliquer de chaleur aux extrémités mais à l'abdomen, ce qui provoque une dilatation réflexe des artères au niveau des membres inférieurs.

8. Utiliser des couvertures légères en coton pour couvrir les jambes.

9. Utiliser un arceau pour soutenir les couvertures, lorsque le client présente des ulcérations ou de la gangrène.

10. Procurer quotidiennement des soins minutieux aux pieds : faire tremper les pieds dans l'eau chaude, couper soigneusement les ongles, frotter les pieds avec une lotion à base de lanoline, bien les assécher, utiliser des talonnières, recommander au client de porter des bas de coton blanc.

11. Faire exécuter au client les exercices de Buerger-Allen deux fois par jour (lever la jambe au-dessus du cœur et maintenir la position durant 2 minutes; abaisser la jambe jusqu'à sa position de départ et maintenir la position durant 3 minutes). Encourager le client à marcher en tenant compte de son degré de tolérance.

12. Procurer au client une diète pauvre en gras saturés.✧

13. Réduire l'apport en kilojoules afin de favoriser une perte de poids.

14. Aider le client à se fixer des objectifs afin de perdre du poids.

15. Consulter la diététicienne pour aider le client à changer ses habitudes alimentaires.

16. Administrer les anticoagulants prescrits afin de prévenir la formation de thrombus.✧

17. Vérifier les résultats des analyses portant sur la coagulation sanguine.

INFORMATIONS À CONSIGNER

Les symptômes perçus et signalés par le client (douleur, engourdissement, faiblesse musculaire).

Les observations portant sur la condition physique du client.

Les interventions de l'infirmière auprès du client.

Les réactions du client face aux interventions de l'infirmière.

Les réactions du client face à l'enseignement reçu.

L'évaluation de chaque résultat escompté.

→

18. Administrer les vasodilatateurs, les adrénolytiques prescrits, etc. Évaluer leur efficacité et noter les réactions du client face au traitement.

19. Montrer des techniques de relaxation au client.

20. Appliquer le traitement médical prescrit pour les clients qui présentent des ulcères au niveau des jambes.✧

21. Informer le client concernant le soin des pieds; l'importance de faire de l'exercice et d'éviter de porter des vêtements trop serrés, de croiser les jambes et de les laisser pendre; la nécessité d'une diète basse en cholestérol et en kilojoules; la nécessité d'éviter les facteurs de vasoconstriction (froid, sources de stress, usage de tabac); les mesures de précaution visant à prévenir les blessures.

DIMINUTION DU DÉBIT CARDIAQUE (1975)

DÉFINITION : Insuffisance du cœur à pomper la quantité de sang nécessaire pour répondre aux besoins tissulaires.

CARACTÉRISTIQUES DÉTERMINANTES

Variations de la tension artérielle *et des paramètres hémodynamiques*
Arythmies, *changements à l'ECG*
Fatigue
Turgescence des jugulaires
Changement de couleur de la peau et des muqueuses, *pâleur, cyanose*
Oligurie, *anurie*
Diminution du pouls périphérique
Peau froide ou moite
Râles
Dyspnée
Orthopnée
Agitation

AUTRES CARACTÉRISTIQUES POSSIBLES :
Modification de l'état mental
Essoufflement
Syncope
Vertige
Œdème
Toux
Expectorations mousseuses
Bruit de galop
Faiblesse
Étourdissements
Engorgement du foie et ascite

FACTEURS ASSOCIÉS ou FACTEURS FAVORISANTS

(Non répertoriés par l'ANADI)

Facteurs mécaniques :
    Modification de la précharge
    Modification de la postcharge
    Altération de la fonction inotrope du cœur
Facteurs électriques :
    Changements de fréquence et de rythme du cœur
    Troubles de conduction
Facteurs structuraux :
    Dysfonctionnement de pilier du cœur
    Anomalie ventriculaire

DIMINUTION DU DÉBIT CARDIAQUE reliée à une réduction du volume systolique consécutive à des problèmes électrophysiologiques

RÉSULTATS ESCOMPTÉS

Il y a stabilité hémodynamique. Le pouls ne doit pas être inférieur à ___; ne doit pas être supérieur à ___. La tension artérielle ne doit pas être inférieure à ___; ne doit pas être supérieure à ___. (**1, 2, 3, 4**)

La peau est chaude et sèche. (**3**)

Il y a dyspnée ou absence de dyspnée. (**4, 5**)

Le client ne présente aucun signe d'étourdissement ou de syncope. (**6**)

Le client ne ressent pas de douleurs thoraciques. (**7, 8, 9**)

Le client met en pratique des techniques pour combattre le stress (ex. : relaxation musculaire toutes les 2 heures). (**10, 11**)

Le débit cardiaque demeure normal pour ce client. (**1**)

Le client ne présente pas d'arythmie. (**1, 2, 3, 4, 5, 6, 7, 8, 9, 10, 11, 12, 13, 14, 15**)

Le client explique les signes et les symptômes à signaler, la diète à suivre, la médication à prendre et le niveau d'activité prescrit. (**16**)

INTERVENTIONS DE L'INFIRMIÈRE

1. Vérifier les pouls apical et radial au moins toutes les 4 heures. Signaler immédiatement les fréquences de pulsations supérieures ou inférieures aux niveaux acceptables.

2. Noter le rythme du pouls au moins toutes les 4 heures et signaler les irrégularités.

3. Vérifier la température de la peau toutes les 4 heures.

4. Évaluer l'état respiratoire au moins toutes les 4 heures. Signaler les plaintes relativement à la dyspnée ou à l'agitation exprimées par le client.

5. Administrer de l'oxygène selon l'ordonnance.✧

6. Signaler immédiatement les symptômes d'étourdissement ou de syncope.

7. Aviser le client de signaler immédiatement l'apparition d'une douleur thoracique.

8. Planifier les soins infirmiers de manière à éviter le surmenage.

9. Changer fréquemment le client de position afin d'améliorer son confort.

10. Montrer au client comment effectuer les techniques pour combattre le stress et réduire l'anxiété.

11. Rappeler au client de mettre en pratique les techniques pour combattre le stress toutes les 2 heures.

12. Administrer les médicaments antiarythmiques selon l'ordonnance et en surveiller les effets secondaires.✧

13. Recommander au client de minimiser l'effort lorsqu'il va à la selle.

14. Administrer un cathartique émollient selon l'ordonnance.✧

15. Appliquer la thérapeutique médicale selon l'ordonnance.

16. Renseigner le client sur :

a) Les signes et symptômes à signaler (douleur thoracique, palpitations, faiblesse, étourdissement, syncope).

b) La diète prescrite.✧

c) Les médicaments (nom du produit, dosage, fréquence, effets thérapeutiques, effets secondaires).✧

d) Les niveaux d'activité.

INFORMATIONS À CONSIGNER

Les plaintes relativement à la faiblesse, à l'étourdissement et à l'agitation exprimées par le client.

Les observations concernant la condition physique du client.

La douleur thoracique : localisation, durée et traitement.

La tolérance à l'activité.

Les interventions de l'infirmière visant à observer ou à réduire les signes et symptômes.

L'enseignement donné au client.

L'évaluation de chaque résultat escompté.

DIMINUTION DU DÉBIT CARDIAQUE reliée à une réduction du volume systolique consécutive à des problèmes mécaniques et structuraux

RÉSULTATS ESCOMPTÉS

Il y a stabilité hémodynamique. Le pouls ne doit pas être inférieur à ___; ne doit pas être supérieur à ___. La tension artérielle ne doit pas être inférieure à ___; ne doit pas être supérieure à ___. (**1, 2, 13**)

Il n'y a pas d'arythmie. (**1, 2, 4**)

La peau est chaude et sèche. (**1, 2, 7**)

Il n'y a pas d'œdème au niveau des pieds. (**3, 5, 6**)

La fréquence cardiaque demeure dans les limites prescrites durant une activité. (**8, 9**)

Le client fait part de son mieux-être après l'activité. (**2, 11**)

Le client réduit le travail cardiaque. (**8, 9, 10, 11**)

Le débit cardiaque demeure satisfaisant. (**1, 2, 3, 4, 14**)

Le client utilise toutes les 4 heures, durant les périodes d'éveil, les techniques pour combattre le stress. (**11**)

Le client explique les signes et symptômes à signaler, la diète à suivre, la médication à prendre et le niveau d'activité prescrit. (**10, 12, 13, 14, 15**)

INTERVENTIONS DE L'INFIRMIÈRE

1. Vérifier et noter le niveau de conscience, la fréquence et le rythme cardiaques ainsi que la tension artérielle au moins toutes les 4 heures ou plus fréquemment, si nécessaire.

2. Ausculter le cœur et les poumons toutes les 4 heures. Signaler immédiatement les bruits anormaux.

3. Mesurer et noter les ingesta et les excreta avec précision.

4. Commencer sans tarder le traitement s'il y a présence d'arythmies, ce qui peut mettre en danger la vie du client.

5. Peser le client tous les jours avant le petit déjeuner.

6. Examiner les pieds et la région sacrée pour voir s'il y a présence d'œdème.

7. Prodiguer les soins de la peau selon les règles.

8. Accroître graduellement le nombre d'activités exécutées par le client en maintenant la fréquence cardiaque dans les limites prescrites (se donner lui-même les soins, s'asseoir sur une chaise, marcher en ayant une assistance). Vérifier la fréquence du pouls avant et après chaque activité.◆

9. Planifier les activités du client de manière à éviter la fatigue.

10. Maintenir les restrictions alimentaires selon l'ordonnance.◆

11. Montrer au client les techniques pour combattre le stress (imagerie mentale, relaxation musculaire progressive, méditation).

12. Expliquer au client toutes les interventions et tous les examens à venir.

13. Renseigner le client sur :

a) Les signes et symptômes à signaler (douleur thoracique, palpitations, faiblesse, étourdissement).

b) La diète prescrite.◆

c) Les médicaments (nom du produit, dosage, fréquence, effets thérapeutiques, effets secondaires).◆

d) Le niveau d'activité prescrit.◆

e) La façon de soulever un objet et de se pencher pour réduire le travail cardiaque.

f) Les techniques pour combattre le stress.

14. Appliquer la thérapeutique médicale selon l'ordonnance.

15. Administrer de l'oxygène, selon l'ordonnance.

INFORMATIONS À CONSIGNER

Les besoins du client et sa compréhension de son problème actuel.

Les observations concernant la condition physique du client.

Les réactions du client face à l'activité.

Les nouvelles connaissances acquises par le client relativement à la diète, à la médication, aux activités et aux techniques pour combattre le stress.

L'évaluation de chaque résultat escompté.

DYSRÉFLEXIE (1988)

DÉFINITION : Absence d'inhibition du système nerveux sympathique face à un stimulus nocif, causée par une lésion de la moelle épinière (au niveau ou au-dessus de D7) et qui met la vie de la personne en danger.

CARACTÉRISTIQUES DÉTERMINANTES

MAJEURES :

Hypertension artérielle paroxystique (période d'élévation soudaine de la tension artérielle, la systolique étant au-dessus de 140 mmHg et la diastolique au-dessus de 90 mmHg)
Bradycardie ou tachycardie (moins de 60 ou plus de 100 pulsations/minute)
Diaphorèse (au-dessus de la lésion)
Taches rouges sur la peau (au-dessus de la lésion)
Pâleur (sous la lésion)
Céphalée (douleur diffuse ne se limitant pas à une zone d'innervation définie)

MINEURES :

Frissons
Congestion de la conjonctive de l'œil
Syndrome de Claude Bernard-Horner : myosis, ptose partielle de la paupière, énophtalmie, parfois absence de sudation (ces manifestations surviennent du côté atteint du visage)
Paresthésie
Réflexe pilomoteur (chair de poule lorsque la peau est refroidie)
Vision trouble
Douleur thoracique
Goût métallique dans la bouche
Congestion nasale

FACTEURS ASSOCIÉS

Distension de la vessie
Distension de l'intestin
Irritation de la peau
Manque de connaissances du client ou de l'aidant naturel

RÉSULTATS ESCOMPTÉS

Les causes de la dysréflexie sont identifiées et corrigées. (**1, 3, 4, 5**)

L'état cardiovasculaire du client est stable. La pression systolique se maintient entre ___ et ___; la pression diastolique se maintient entre ___ et ___. La fréquence cardiaque se maintient entre ___ et ___. (**1, 2, 3, 4**)

Le client ne présente pas de distension vésicale et d'infection urinaire. (**3a, 3d**)

Le client ne présente pas de fécalome. (**3b**)

Il n'y a aucun stimulus nocif dans l'environnement. (**3c**)

Le client se dit soulagé des symptômes de dysréflexie. (**1, 5**)

Le client ne présente pas de complications dues à la dysréflexie. (**1, 2, 3, 4, 5**)

L'élimination urinaire demeure normale. (**6, 7**)

L'élimination intestinale demeure normale. (**6, 7**)

Le client et la famille ou la personne responsable des soins expriment leur compréhension de la dysréflexie et expliquent les techniques de soins. (**6**)

Le client ne présente plus d'épisodes de dysréflexie. (**6, 7**)

INTERVENTIONS DE L'INFIRMIÈRE

1. Évaluer la présence des signes de dysréflexie (surtout s'il y a hypertension grave) pour être en mesure de la détecter immédiatement.

2. Placer le client en position assise ou surélever la tête du lit pour favoriser un meilleur drainage de la circulation veineuse cérébrale, pour diminuer l'hypertension intracrânienne et pour réduire temporairement la tension artérielle.

3. Identifier et corriger la cause probable de la dysréflexie :

a) Vérifier s'il y a distension vésicale et s'il y a écoulement urinaire dans le système de drainage. Irriguer le cathéter avec une petite quantité de solution ou insérer un autre cathéter immédiatement, s'il y a lieu.

b) Vérifier s'il y a présence d'un fécalome. Appliquer de l'onguent dibucaïne (Nupercaïnal) à l'anus et dans le rectum (jusqu'à 2,5 cm), 10 à 15 minutes avant d'enlever le fécalome. Le fait de ne pas utiliser d'onguent peut aggraver la réaction du système nerveux autonome. ✧

c) Vérifier s'il y a des courants d'air dans la pièce et tout objet pouvant exercer une pression sur la peau du client, ce qui peut causer la dysréflexie.

d) Obtenir un échantillon d'urine pour une uroculture afin de vérifier la possibilité d'une infection urinaire, s'il n'y a aucune cause apparente de dysréflexie.

4. Administrer des ganglioplégiques, des vasodilatateurs ou toute autre médication selon l'ordonnance, si l'hypertension artérielle persiste malgré les mesures employées. ✧

5. Mesurer fréquemment les signes vitaux afin d'évaluer l'efficacité de la médication prescrite.

6. Renseigner le client et la famille ou la personne responsable des soins sur les causes et les symptômes de la dysréflexie et sur les techniques de soins, afin de les préparer à une éventuelle crise de dysréflexie.

7. Mettre en pratique et maintenir un programme d'élimination urinaire et intestinale afin d'éviter les stimuli pouvant causer la dysréflexie.

INFORMATIONS À CONSIGNER

L'évaluation objective des signes de dysréflexie.

La description du client de l'épisode de dysréflexie.

Les interventions de l'infirmière visant à identifier et à éliminer les causes de dysréflexie; les réactions du client face aux interventions de l'infirmière.

Les renseignements communiqués au client, à la famille et à la personne responsable des soins; la compréhension du client et sa capacité de se donner des soins visant à prévenir et à maîtriser la dysréflexie.

Les modifications apportées aux programmes d'élimination urinaire et intestinale ou encore le maintien des programmes existants.

L'évaluation de chaque résultat escompté.

FATIGUE (1988)

DÉFINITION : Sensation accablante et prolongée d'épuisement ainsi que diminution de la capacité de travail sur les plans physique et mental.

CARACTÉRISTIQUES DÉTERMINANTES

MAJEURES :

Se plaint qu'il manque constamment d'énergie et que c'est intolérable
Incapacité de poursuivre ses activités habituelles

MINEURES :

Perception qu'a le client de manquer d'énergie pour accomplir les tâches courantes
Se plaint plus fréquemment de malaises physiques
Labilité émotionnelle ou irritabilité
Diminution de la capacité de se concentrer
Baisse de rendement
Léthargie ou apathie
Perte d'intérêt pour l'entourage et introspection
Baisse de la libido
Sujet aux accidents

FACTEURS ASSOCIÉS

Augmentation ou diminution du métabolisme énergétique
Besoins psychologiques ou émotifs accablants
Augmentation des besoins d'énergie pour accomplir les activités quotidiennes
Exigences sociales ou exigences ayant trait au rôle trop grandes
Douleur, malaise
Perturbation de la chimie corporelle (ex. : médication, sevrage, chimiothérapie)

RÉSULTATS ESCOMPTÉS

Le client identifie des moyens visant à prévenir ou à réduire la fatigue. (1, 2, 3, 5, 6)

Le client explique la relation entre la fatigue, le processus de la maladie et le niveau d'activité. (4)

Le client se dit moins fatigué. (3, 5, 6, 10)

Le client modifie le déroulement de ses activités quotidiennes de manière à réduire la fatigue. (3, 5, 6, 8, 9, 10)

Le client exprime clairement son intention de résoudre son problème de fatigue. (11)

Le client prend les moyens nécessaires pour prévenir et réduire la fatigue. (1, 2, 3, 5, 6, 7)

INTERVENTIONS DE L'INFIRMIÈRE

1. Prévenir les efforts inutiles (éviter de planifier deux procédés de soins exigeants dans une même journée, par exemple).

2. Minimiser les efforts en favorisant le repos, en établissant des priorités dans la planification des soins.

3. Aider le client à alterner les périodes d'activités et les périodes de repos. L'encourager à faire des activités qu'il pourra terminer en un court laps de temps ou alors l'inciter à échelonner l'activité sur une période donnée; par exemple, lire un livre, un chapitre à la fois.

4. Discuter avec le client des effets de la fatigue sur la vie quotidienne et sur l'atteinte de ses objectifs personnels. Explorer avec lui la relation qui existe entre la fatigue et le processus de la maladie.

5. Prendre des mesures afin de ne pas déranger inutilement le client (demander à un membre de la famille de téléphoner à des moments précis et de transmettre les messages aux amis et aux autres membres de la famille, par exemple).

6. Structurer le cadre de vie du client (établir un programme quotidien en fonction de ses besoins et de ses désirs, par exemple).

7. Encourager une alimentation riche en fer et en minéraux, sauf contre-indication.

8. Retarder le repas lorsque le client est fatigué afin d'éviter d'aggraver sa condition.

9. Offrir fréquemment des petits repas au client afin de minimiser ses efforts et l'encourager à augmenter son apport alimentaire.

10. Établir un mode de sommeil régulier afin de réduire la fatigue.

11. Éviter les situations provoquant de vives émotions. Encourager le client à explorer ses sentiments et ses émotions avec l'aide d'un conseiller, d'un membre du clergé ou de tout autre professionnel.

INFORMATIONS À CONSIGNER

La capacité du client de décrire sa fatigue et d'expliquer la relation entre la fatigue et le processus de la maladie.

La capacité du client de réduire sa fatigue en utilisant des méthodes variées et efficaces.

Le niveau d'activité du client influencé par l'état de sa fatigue.

L'apport alimentaire du client.

L'évaluation de chaque résultat escompté.

INCAPACITÉ D'ORGANISER ET D'ENTRETENIR LE DOMICILE (1980)

DÉFINITION : Incapacité de maintenir sans aide un milieu sûr, propice à son bien-être.

CARACTÉRISTIQUES DÉTERMINANTES

Subjectives :

MAJEURES :

Les résidants disent qu'ils ont de la difficulté à entretenir leur maison d'une manière convenable

Les résidants réclament de l'aide pour l'entretien de la maison

Les résidants font part de leur endettement ou d'une crise financière

Objectives :

MAJEURES :

Les membres de la famille sont surmenés (épuisés, nerveux)

Ustensiles de cuisine, vêtements ou linge de maison non lavés ou manquants

Saleté et accumulation d'ordures ménagères

Problèmes d'hygiène, infestations ou infections survenant de façon récurrente

MINEURES :

Désordre autour du domicile

Odeurs nauséabondes

Température ambiante inadéquate

Manque d'équipement ou d'outils indispensables

Présence de vermine ou de rongeurs

FACTEURS ASSOCIÉS ou FACTEURS FAVORISANTS

Maladie ou blessure d'un membre de la famille

Manque d'organisation familiale

Ressources pécuniaires insuffisantes

Manque de connaissances quant aux ressources communautaires

Troubles cognitifs ou émotionnels

Manque de connaissances

Absence de modèle

Réseau de soutien inadéquat

INCAPACITÉ D'ORGANISER ET D'ENTRETENIR LE DOMICILE reliée à des troubles cognitifs, émotionnels ou psychomoteurs (chez la personne agée) G

RÉSULTATS ESCOMPTÉS

L'aidant naturel et le client expriment leurs inquiétudes en ce qui concerne l'incapacité de ce dernier d'entretenir son domicile. (1, 2, 3, 5, 7, 10, 11)

Le client et l'aidant naturel identifient les réaménagements qu'ils doivent faire à l'intérieur du domicile afin de réduire les risques pour la santé et la sécurité de ceux qui y résident. (1, 2, 3, 4, 5, 6, 8, 9, 10, 11)

Le client et l'aidant naturel identifient des organismes communautaires qui peuvent faciliter le départ du client de l'établissement de santé et son retour à domicile ou son admission dans un centre d'hébergement et de réadaptation. (4, 5, 7)

Le client et l'aidant naturel élaborent un programme de travaux domestiques. (1, 2, 3, 4, 5, 6, 9, 10)

INTERVENTIONS DE L'INFIRMIÈRE

1. Amener le client et l'aidant naturel à identifier les forces et les faiblesses de leurs pratiques actuelles en matière de travaux domestiques.
2. Discuter avec le client et l'aidant naturel de tout ce qui peut nuire à l'entretien du domicile.
3. Évaluer la capacité et la motivation du client à mieux entretenir son domicile.
4. Amener le client et l'aidant naturel à identifier les ressources communautaires disponibles, comme la « Popote roulante », les services de soins à domicile, les services d'auxiliaires familiales, les agences d'entretien ménager, les groupes d'entraide, les programmes paroissiaux et les groupes de personnes âgées bénévoles.
5. Laisser l'aidant naturel exprimer ses sentiments quant à ses responsabilités en ce qui concerne le programme de soins du client et l'entretien du domicile. Au besoin, discuter de la possibilité de déléguer des responsabilités à d'autres membres de la famille ou d'avoir recours à des ressources communautaires. Encourager l'aidant naturel à poser des questions, à demander de l'aide et à prendre des décisions.
6. Aller visiter le domicile du client ou l'évaluer à partir de la description qu'il en fait.
7. Discuter avec le client et l'aidant naturel de modalités alternatives d'hébergement, comme de le transférer dans un centre d'hébergement et de réadaptation.
8. Déterminer les besoins du client en matière de dispositifs d'assistance, à partir de l'évaluation de sa santé et de son environnement. Ces appareils peuvent inclure : appareils auditifs; loupe montée sur support ou loupe ordinaire; lit d'hôpital; matériel de lecture en gros caractères; téléphone pour les malentendants; clavier ou cadran de téléphone à gros chiffres; téléphone à composition automatique; fauteuil roulant; amplificateur pour récepteur téléphonique; horloge parlante ou à carillon; cane; déambulateur; barres de sécurité pour bain et toilette; élévateur pour fauteuil roulant; chaise d'aisance; fauteuil pour la douche; orthèses.
9. Aider le client à élaborer des programmes quotidien et hebdomadaire de travaux domestiques, et à les mettre par écrit.
10. Faire participer le client aux décisions en lui laissant choisir où, quand et comment les travaux domestiques appropriés seront exécutés.
11. Montrer à l'aidant naturel ou au personnel approprié comment venir en aide au client si celui-ci est incapable d'effectuer seul certains travaux domestiques.

INFORMATIONS À CONSIGNER

La perception qu'a le client de son incapacité d'organiser et d'entretenir son domicile.

Les observations de l'infirmière concernant l'incapacité du client à organiser et à entretenir son domicile.

Les interventions effectuées en vue de pallier l'incapacité du client d'organiser et d'entretenir son domicile.

Les réactions de l'aidant naturel et des autres personnes qui aideront le client à entretenir son domicile.

L'évaluation de chaque résultat escompté.

INCAPACITÉ D'ORGANISER ET D'ENTRETENIR LE DOMICILE reliée à un manque d'aide

RÉSULTATS ESCOMPTÉS

Le client fait part des réaménagements qu'il doit faire dans la maison en fonction de sa condition. (**1, 2**)

Le client identifie des organismes de soutien. (**1, 2, 3, 4**)

INTERVENTIONS DE L'INFIRMIÈRE

1. Aider le client et la famille ou la personne significative à recourir à des organismes de soutien afin de faciliter le départ du client de l'établissement de santé et son arrivée à la maison.

2. Communiquer au client et à la famille ou à la personne significative les renseignements nécessaires afin qu'ils prennent les décisions appropriées.

3. Diriger le client vers un service social.✧

4. Conseiller au client de se référer à un organisme communautaire afin d'obtenir l'assistance requise et d'assurer le suivi (au Québec : services de soins à domicile, auxiliaires familiales, popote roulante; en France : Association de soins à domicile, Aide médico-sociale à domicile, Santé-service, Hospitalisation à domicile, Association pour le maintien à domicile).

INFORMATIONS À CONSIGNER

La compréhension de la situation qu'ont le client et la famille ou la personne significative.

Les observations de l'infirmière concernant l'ampleur du problème et ses interventions visant à l'atténuer.

Les réactions des autres intervenants.

L'évaluation de chaque résultat escompté.

Incapacité de maintenir une respiration spontanée (1992)

DÉFINITION : Incapacité de maintenir une respiration adéquate pour assurer les fonctions vitales. Cette incapacité est causée par une baisse des réserves d'énergie.

CARACTÉRISTIQUES DÉTERMINANTES

MAJEURES :
Dyspnée
Augmentation de la vitesse du métabolisme

MINEURES :
Agitation croissante
Angoisse
Utilisation accrue des muscles respiratoires accessoires
Diminution du volume courant
Augmentation de la fréquence cardiaque (*tachycardie*)
Diminution de la PO_2
Augmentation de la PCO_2
Diminution de la SaO_2
Diminution de la coopération

FACTEURS ASSOCIÉS ou FACTEURS FAVORISANTS

Facteurs métaboliques
Fatigue des muscles respiratoires

INCAPACITÉ DE MAINTENIR UNE RESPIRATION SPONTANÉE

RÉSULTATS ESCOMPTÉS

La fréquence respiratoire se maintient à ± 5 des données de base du client. (**1, 2, 3**)

Les données relatives aux gaz artériels restent dans les écarts normaux. (**3, 5, 6, 7, 9, 10, 11**)

Le client dit se sentir bien et ne pas éprouver de douleur, de dyspnée ou de fatigue. (**3, 5, 6, 7, 8**)

Le client accomplit les activités de la vie quotidienne avec une administration minimale d'oxygène. (**7, 9**)

Le mode de respiration redevient efficace et correspond aux données de base. (**3, 6, 7, 10, 11**)

La PO_2 se maintient dans les écarts normaux lorsque le client augmente son niveau d'activité. (**9**)

Le client respire spontanément quand on cesse progressivement l'utilisation du respirateur. (**10**)

INTERVENTIONS DE L'INFIRMIÈRE

1. Vérifier les signes vitaux toutes les 15, 30 ou 60 minutes.

2. Surveiller le client afin de déceler l'apparition des signes de détresse respiratoire aiguë : battement des ailes du nez, changements de l'amplitude et du rythme respiratoires, utilisation des muscles accessoires, cyanose.

3. Vérifier les données relatives aux gaz artériels et signaler promptement tout écart par rapport à la normale.

4. Vérifier l'hématocrite et la concentration d'hémoglobine qui nous renseignent sur le pouvoir oxyphorique du sang.

5. Commencer l'oxygénothérapie à la concentration la plus faible qui permette au client de respirer aisément. Exercer une surveillance étroite puisqu'un excès d'oxygène peut avoir un effet toxique.

6. Installer le client en position de Fowler.

7. Aider le client à augmenter graduellement son niveau d'activité. Vérifier régulièrement les signes vitaux et les données relatives aux gaz artériels. Si l'état respiratoire du client se détériore, le repos au lit est indiqué pour réduire le métabolisme basal et les besoins en oxygène.

8. Donner au client des explications claires et concises sur les interventions à venir. Lui décrire précisément les sensations qu'il peut éprouver pendant chaque intervention, dans le but de diminuer son anxiété.

9. Prévoir les complications possibles. Se rappeler que, si le client présente des signes de décompensation lorsqu'il reçoit 100 % d'oxygène par masque (*nonrebreather mask*), il faudra probablement l'intuber.

10. Surveiller le client qui est intubé afin de déceler l'apparition de respirations spontanées et le sevrer graduellement du respirateur.

11. Éviter d'administrer au client des médicaments qui peuvent causer une dépression respiratoire (narcotiques, sédatifs, curarisants).

INFORMATIONS À CONSIGNER

Les plaintes du client concernant les malaises, la dyspnée, l'agitation, les douleurs thoraciques, les étourdissements.

Les réactions du client face aux interventions de l'infirmière.

La réaction du client au début de l'oxygénothérapie et chaque fois que des modifications sont apportées à la thérapie.

Les résultats des analyses de laboratoire, y compris les données relatives aux gaz artériels.

L'état respiratoire (données de base et changements observés).

Les modifications subtiles de la personnalité.

Les changements concernant les bruits respiratoires perceptibles à l'auscultation.

L'évaluation de chaque résultat escompté.

INCAPACITÉ (partielle ou totale) D'UTILISER LES TOILETTES * (1980)

DÉFINITION : Incapacité partielle ou totale d'utiliser les toilettes.

CARACTÉRISTIQUES DÉTERMINANTES

MAJEURES :

Incapacité de se rendre aux toilettes ou à la chaise d'aisance
Incapacité de s'asseoir sur les toilettes ou sur la chaise d'aisance ou de s'en relever
Incapacité de se déshabiller pour éliminer et de se rhabiller par la suite
Incapacité de se donner les soins d'hygiène requis après avoir éliminé

MINEURE :

Incapacité d'actionner la chasse d'eau ou de vider le bassin de la chaise d'aisance

FACTEURS ASSOCIÉS ou FACTEURS FAVORISANTS

Difficulté à se déplacer
Altération de la mobilité
Intolérance à l'activité, diminution de la force et de l'endurance
Douleur, malaise
Altération de la perception et de la cognition
Altération neuromusculaire
Altération musculo-squelettique
Dépression, grande anxiété

* *L'incapacité d'utiliser les toilettes peut être évaluée selon une échelle de 0 à 4 (voir l'échelle d'évaluation du niveau fonctionnel ayant trait à l'altération de la mobilité physique).*

INCAPACITÉ (partielle ou totale) D'UTILISER LES TOILETTES reliée à une altération de la perception et de la cognition

RÉSULTATS ESCOMPTÉS

Le client utilise les toilettes selon ses capacités. (**1, 2, 4, 5, 6, 7, 8, 9, 10**)

Le client et la famille ou la personne significative mettent tous les jours en pratique le programme prévu pour les soins personnels ayant trait à l'élimination. (**4, 5, 6, 7, 8, 9, 10, 11, 12**)

Le client ne présente pas d'incontinence. (**5, 6, 7**)

Le client et la famille ou la personne significative expriment leurs inquiétudes. (**3, 12**)

Le client et la famille ou la personne significative identifient les organismes de soutien qui leur permettront de s'adapter aux problèmes qu'ils pourraient rencontrer après le congé. (**12**)

INTERVENTIONS DE L'INFIRMIÈRE

1. Évaluer et noter quotidiennement la capacité fonctionnelle, la perception et la cognition; signaler tout changement.

2. Appliquer le traitement prescrit pour la cause sous-jacente à l'incapacité d'utiliser les toilettes. Évaluer les progrès et signaler les réactions du client au traitement (bénéfiques ou indésirables).✥

3. Donner au client la possibilité d'exprimer sa frustration, sa colère ou son sentiment de ne pas être à la hauteur. Lui procurer un soutien émotionnel.

4. Mesurer et noter les ingesta et les excreta; noter les périodes d'incontinence.

5. Utiliser les dispositifs d'assistance requis (condom urinaire durant la nuit, bassin hygiénique ou urinal toutes les 2 heures durant la journée, dispositif pour l'élimination intestinale). Réduire l'utilisation de ces dispositifs à mesure que le client applique les soins personnels ayant trait à l'élimination.

6. Aider le client dans les soins personnels ayant trait à l'élimination, si nécessaire.

7. Accorder au client le temps nécessaire pour l'élimination.

8. Féliciter le client de ses réussites.

9. Guider le client lorsqu'il utilise les toilettes en lui donnant des instructions simples et directes (une instruction à la fois).

10. Donner les soins d'hygiène requis à la suite de l'élimination urinaire et fécale, si nécessaire. Suivre le plan de soins pour l'élimination urinaire et fécale.

11. Renseigner la famille ou la personne significative sur les soins personnels ayant trait à l'élimination (on peut le faire par écrit). Demander à la famille ou à la personne significative de refaire la démonstration de l'enseignement reçu en présence de l'infirmière.

12. Diriger le client et la famille ou la personne significative vers une infirmière de liaison, un groupe de soutien ou vers des organismes communautaires (service de soins à domicile), s'il y a lieu.

INFORMATIONS À CONSIGNER

Les inquiétudes exprimées par le client et la famille ou la personne significative concernant l'incapacité d'utiliser les toilettes.

Les observations de l'infirmière concernant l'incapacité du client d'utiliser les toilettes.

Les réactions du client face au traitement.

Les interventions de l'infirmière portant sur les mesures de soutien offertes au client.

Les réactions du client face aux interventions de l'infirmière.

Les ingesta et les excreta.

Les informations communiquées au client et à la famille ou à la personne significative, leur compréhension des informations reçues et leur capacité d'effectuer les soins personnels ayant trait à l'élimination.

L'évaluation de chaque résultat escompté.

INCAPACITÉ (partielle ou totale) D'UTILISER LES TOILETTES reliée à une altération musculo-squelettique

RÉSULTATS ESCOMPTÉS

Le client utilise les toilettes selon ses capacités. (**1, 2, 4, 5, 6, 7, 8**)

Le client exprime ses inquiétudes concernant son manque d'autonomie. (**3, 9**)

Le client ne présente pas d'incontinence. (**5, 6, 7**)

Le client et la famille ou la personne significative utilisent correctement les dispositifs d'assistance. (**5**)

Le client et la famille ou la personne significative mettent tous les jours en pratique le programme prévu pour les soins personnels ayant trait à l'élimination. (**4, 5, 6, 7, 8, 9**)

INTERVENTIONS DE L'INFIRMIÈRE

1. Évaluer la capacité fonctionnelle du client, noter et signaler tout changement à chaque quart de travail.

2. Appliquer le traitement prescrit pour la cause sous-jacente à l'incapacité d'utiliser les toilettes. Évaluer les progrès et signaler les réactions du client au traitement (bénéfiques ou indésirables).✧

3. Encourager le client à exprimer ses inquiétudes concernant son manque d'autonomie.

4. Mesurer et noter les ingesta et les excreta; surveiller l'état de la peau. Noter les périodes d'incontinence.

5. Utiliser les dispositifs d'assistance requis (condom urinaire durant la nuit, bassin hygiénique ou urinal toutes les 2 heures durant la journée, dispositif pour l'élimination intestinale). Renseigner le client et la personne significative sur la façon de les utiliser. Réduire l'utilisation de ces dispositifs à mesure que le client applique les soins personnels ayant trait à l'élimination.

6. Aider le client dans les soins personnels ayant trait à l'élimination, si nécessaire. Laisser le client agir seul autant que possible.

7. Donner les soins d'hygiène requis à la suite de l'élimination urinaire et fécale, si nécessaire. Suivre le plan de soins pour l'élimination urinaire et fécale.

8. Renseigner le client et la famille ou la personne significative sur les soins personnels ayant trait à l'élimination (on peut le faire par écrit). Demander au client et à la famille ou à la personne significative de refaire la démonstration de l'enseignement reçu en présence de l'infirmière.

9. Diriger le client vers une infirmière de liaison, un groupe de soutien ou vers des organismes communautaires (service de soins à domicile), s'il y a lieu.

INFORMATIONS À CONSIGNER

Les inquiétudes exprimées par le client concernant l'immobilité et ses conséquences sur son image corporelle et son mode de vie.

La volonté du client de participer aux soins ayant trait à l'élimination.

Les ingesta et les excreta.

Les observations de l'infirmière concernant l'incapacité du client d'utiliser les toilettes.

Les réactions du client face au traitement.

Les interventions de l'infirmière portant sur les mesures de soutien offertes au client.

Les réactions du client face aux interventions de l'infirmière.

Les informations communiquées au client et à la famille ou à la personne significative, leur compréhension des informations reçues et leur capacité d'effectuer les soins personnels ayant trait à l'élimination.

L'évaluation de chaque résultat escompté.

INCAPACITÉ (partielle ou totale) DE S'ALIMENTER * (1980)

DÉFINITION : Incapacité partielle ou totale de s'alimenter.

CARACTÉRISTIQUE DÉTERMINANTE

Incapacité de porter les aliments du bol à la bouche

FACTEURS ASSOCIÉS ou FACTEURS FAVORISANTS

Intolérance à l'activité physique, diminution de la force et de l'endurance
Douleur, malaise
Altération de la perception et de la cognition
Altération neuromusculaire
Altération musculo-squelettique
Dépression, grande anxiété

---

* L'incapacité de s'alimenter peut être évaluée selon une échelle de 0 à 4 (voir l'échelle
d'évaluation du niveau fonctionnel ayant trait à l'altération de la mobilité physique).

INCAPACITÉ (partielle ou totale) DE S'ALIMENTER reliée à une altération de la perception et de la cognition

RÉSULTATS ESCOMPTÉS

Le client s'alimente selon ses capacités. (**1, 3, 5, 6, 7, 8, 9, 10, 11**)

Le client maintient son poids à ____ kg. (**2**)

Le client et la famille ou la personne significative mettent tous les jours en pratique le programme prévu pour l'alimentation. (**5, 6, 7, 8, 9, 10, 11, 12, 13**)

Le client et la famille ou la personne significative expriment leurs inquiétudes. (**4, 13**)

Le client et la famille ou la personne significative identifient les organismes de soutien qui leur permettront de s'adapter aux problèmes qu'ils pourraient rencontrer après le congé. (**13**)

INTERVENTIONS DE L'INFIRMIÈRE

1. Évaluer et noter quotidiennement la capacité fonctionnelle, la perception et la cognition; signaler tout changement.

2. Peser le client chaque semaine et noter son poids. Signaler toute perte de 1 kg ou plus.

3. Appliquer le traitement prescrit pour la cause sous-jacente à l'incapacité de s'alimenter. Évaluer les progrès et signaler les réactions du client au traitement (bénéfiques ou indésirables).✧

4. Donner au client la possibilité d'exprimer sa frustration, sa colère ou son sentiment de ne pas être à la hauteur. Lui procurer un soutien émotionnel.

5. Choisir le type d'aliments approprié (aliments solides, diète molle ou liquide).

6. Procurer au client, si nécessaire, des dispositifs d'assistance à chaque repas.

7. Mettre le client en position de Fowler haute.

8. Aider le client à chaque repas (ex. : couper sa nourriture en petits morceaux).

9. Nourrir le client lentement, sans le presser.

10. Encourager le client à participer à son alimentation. Le guider en lui donnant des instructions simples et directes (une instruction à la fois).

11. Mettre un appareil de succion au chevet du client.

12. Renseigner la famille ou la personne significative sur les méthodes et les dispositifs utilisés pour aider le client à s'alimenter. Demander à la famille ou à la personne significative de refaire la démonstration de l'enseignement reçu en présence de l'infirmière.

13. Diriger le client et la famille ou la personne significative vers une infirmière de liaison, un groupe de soutien ou vers des organismes communautaires qui lui procureront l'assistance requise (soins à domicile, popote roulante).

INFORMATIONS À CONSIGNER

Les inquiétudes exprimées par le client et la famille ou la personne significative concernant l'incapacité de s'alimenter.

Les observations de l'infirmière concernant l'incapacité du client de s'alimenter.

Les réactions du client face au traitement.

Le poids.

Les interventions de l'infirmière portant sur les mesures de soutien offertes au client.

Les informations communiquées au client et à la famille ou à la personne significative, leur compréhension des informations reçues et leur capacité d'effectuer les soins reliés à l'alimentation.

Les réactions du client face aux interventions de l'infirmière.

L'évaluation de chaque résultat escompté.

INCAPACITÉ (partielle ou totale) DE S'ALIMENTER reliée à une altération musculo-squelettique

RÉSULTATS ESCOMPTÉS

Le client exprime ses inquiétudes concernant son manque d'autonomie pour s'alimenter. (5)
Le client maintient son poids à ___ kg. (3)
Le client ne présente aucun signe d'aspiration des aliments dans les voies respiratoires. (4)
Le client consomme ___ % de sa diète. (1, 2, 6)
Le client et la famille ou la personne significative utilisent adéquatement les moyens d'assistance. (6, 7)
Le client et la famille ou la personne significative mettent tous les jours en pratique le programme prévu pour l'alimentation. (6, 7, 8)

INTERVENTIONS DE L'INFIRMIÈRE

1. Évaluer la capacité fonctionnelle du client, noter et signaler tout changement à chaque quart de travail.
2. Effectuer le traitement prescrit concernant la détérioration musculo-squelettique. Évaluer les progrès et signaler toute réaction au traitement (réactions bénéfiques ou indésirables).✧
3. Peser le client chaque semaine et noter son poids. Signaler toute perte de 1 kg ou plus.
4. Évaluer et noter les bruits respiratoires toutes les 4 heures. Signaler les râles, le wheezing ou le rhonchi.
5. Encourager le client à exprimer ses inquiétudes concernant son manque d'autonomie face à l'alimentation.
6. Établir un programme d'alimentation :
a) Choisir le type d'aliments approprié (aliments solides, diète molle ou liquide).
b) Installer le client en position assise, soutenir les extrémités affaiblies et laver sa figure et ses mains avant chaque repas.
c) Fournir au client des dispositifs d'assistance susceptibles d'augmenter son autonomie lors des repas, si nécessaire; l'informer sur la façon de les utiliser.
d) Aider le client à chaque repas (ex. : couper sa nourriture en petits morceaux).
e) Nourrir le client lentement, sans le presser.
f) Mettre un appareil de succion à son chevet.
g) Renseigner le client et la famille ou la personne significative sur les méthodes et les dispositifs utilisés pour l'alimentation. Demander au client et à la famille ou à la personne significative de refaire la démonstration de l'enseignement reçu en présence de l'infirmière.
h) Noter le pourcentage d'aliments consommés.
7. Encourager le client à participer à son alimentation selon ses capacités (ex. : en prenant les aliments solides avec ses doigts).
8. Diriger le client vers une infirmière de liaison, un groupe de soutien ou vers des organismes communautaires qui lui procureront l'assistance requise (soins à domicile, popote roulante).

INFORMATIONS À CONSIGNER

Les inquiétudes exprimées par le client concernant son incapacité de se nourrir.
Les observations de l'infirmière concernant l'incapacité du client de s'alimenter et sa réaction face au traitement.
Le poids.
L'apport alimentaire.
Les interventions de l'infirmière portant sur les mesures de soutien offertes au client.
Les informations communiquées au client et à la famille ou à la personne significative, leur compréhension des informations reçues et leur capacité d'effectuer les soins reliés à l'alimentation.
Les réactions du client face aux interventions de l'infirmière.
L'évaluation de chaque résultat escompté.

INCAPACITÉ (partielle ou totale) DE SE LAVER ET D'EFFECTUER SES SOINS D'HYGIÈNE * (1980)

DÉFINITION : Incapacité partielle ou totale de se laver et d'effectuer ses soins d'hygiène.

CARACTÉRISTIQUES DÉTERMINANTES

MAJEURE :
Incapacité de se laver complètement ou en partie

MINEURES :
Incapacité de se procurer de l'eau ou de se déplacer vers une source d'eau
Incapacité de régler la température et le débit de l'eau

FACTEURS ASSOCIÉS ou FACTEURS FAVORISANTS

Intolérance à l'activité physique, diminution de la force et de l'endurance
Douleur, malaise
Altération de la perception et de la cognition
Altération neuromusculaire
Altération musculo-squelettique
Dépression, grande anxiété

---

* *L'incapacité de se laver et d'effectuer ses soins d'hygiène peut être évaluée selon une échelle de 0 à 4 (voir l'échelle d'évaluation du niveau fonctionnel ayant trait à l'altération de la mobilité physique).*

INCAPACITÉ (partielle ou totale) DE SE LAVER ET D'EFFECTUER SES SOINS D'HYGIÈNE reliée à une altération de la perception et de la cognition

RÉSULTATS ESCOMPTÉS

Le client se lave et effectue ses soins d'hygiène selon ses capacités. (1, 2, 4, 5, 6, 7, 8, 9, 11)

Le client et la famille ou la personne significative mettent tous les jours en pratique le programme prévu pour le bain et les soins d'hygiène. (4, 5, 6, 7, 8, 9, 10, 11, 12)

Le client et la famille ou la personne significative expriment leurs inquiétudes. (3, 12)

Le client et la famille ou la personne significative identifient les organismes de soutien qui leur permettront de s'adapter aux problèmes qu'ils pourraient rencontrer après le congé. (12)

INTERVENTIONS DE L'INFIRMIÈRE

1. Évaluer et noter quotidiennement la capacité fonctionnelle, la perception et la cognition; signaler tout changement.

2. Appliquer le traitement prescrit pour la cause sous-jacente à l'incapacité de se laver et d'effectuer ses soins d'hygiène. Évaluer les progrès et signaler les réactions du client au traitement (bénéfiques ou indésirables).✧

3. Donner au client la possibilité d'exprimer sa frustration, sa colère ou son sentiment de ne pas être à la hauteur. Lui procurer un soutien émotionnel.

4. Procurer de l'intimité au client.

5. Assurer, tous les jours, une surveillance au moment du bain et de l'application des soins d'hygiène. Rappeler au client ce qu'il doit faire. Le féliciter de s'être donné lui-même ses soins.

6. Accorder au client le temps nécessaire pour se laver et effectuer ses soins d'hygiène.

7. Encourager le client à terminer la tâche entreprise. Le féliciter de ses réussites dans l'accomplissement de sa tâche.

8. Guider le client lorsqu'il se lave ou effectue ses soins d'hygiène en lui donnant des instructions simples et directes (une instruction à la fois).

9. Aider le client, si nécessaire, à se laver et à se donner des soins d'hygiène tous les jours.

10. Renseigner la famille ou la personne significative sur les techniques utilisées pour le bain et les soins d'hygiène du client (on peut le faire par écrit). Demander à la famille ou à la personne significative de refaire la démonstration de l'enseignement reçu en présence de l'infirmière.

11. Donner des indications précises pendant le bain, afin de prévenir une réaction de panique (sensation de se noyer, par exemple). Rassurer le client en lui disant : « Vous êtes dans le bain, il n'y a que 7 cm d'eau. »

12. Diriger le client et la famille ou la personne significative vers une infirmière de liaison, un groupe de soutien ou vers des organismes communautaires (service de soins à domicile), s'il y a lieu.

INFORMATIONS À CONSIGNER

Les inquiétudes exprimées par le client et la famille ou la personne significative concernant l'incapacité de se laver et d'effectuer ses soins d'hygiène.

Les observations de l'infirmière concernant l'incapacité du client de se laver et d'effectuer ses soins d'hygiène.

Les réactions du client face au traitement.

Les interventions de l'infirmière portant sur les mesures de soutien offertes au client.

Les informations communiquées au client et à la famille ou à la personne significative, leur compréhension des informations reçues et leur capacité d'effectuer les soins d'hygiène.

Les réactions du client face aux interventions de l'infirmière.

L'évaluation de chaque résultat escompté.

INCAPACITÉ (partielle ou totale) DE SE LAVER ET D'EFFECTUER SES SOINS D'HYGIÈNE reliée à une altération musculo-squelettique

RÉSULTATS ESCOMPTÉS

Le client se lave et effectue ses soins d'hygiène selon ses capacités. (1, 2, 4, 5, 6, 7)

Le client exprime ses inquiétudes concernant son manque d'autonomie. (3, 8)

Le client utilise correctement les dispositifs d'assistance. (5)

Le client et la famille ou la personne significative mettent tous les jours en pratique le programme prévu pour le bain et les soins d'hygiène. (4, 5, 6, 7, 8)

INTERVENTIONS DE L'INFIRMIÈRE

1. Évaluer la capacité fonctionnelle du client, noter et signaler tout changement à chaque quart de travail.

2. Appliquer le traitement prescrit pour la cause sous-jacente à l'incapacité de se laver et d'effectuer ses soins d'hygiène. Évaluer les progrès et signaler les réactions du client au traitement (bénéfiques ou indésirables).✧

3. Encourager le client à exprimer ses inquiétudes concernant son manque d'autonomie.

4. Assurer, tous les jours, une surveillance au moment du bain et de l'application des soins d'hygiène. Féliciter le client de ses réussites.

5. Procurer au client, si nécessaire, des dispositifs d'assistance pour le bain et les soins d'hygiène, et l'informer sur la façon de les utiliser.

6. Baigner le client et lui prodiguer des soins d'hygiène tous les jours, ou l'aider à se donner ces soins.

7. Renseigner le client et la famille ou la personne significative sur les techniques utilisées pour le bain et les soins d'hygiène (on peut le faire par écrit). Demander au client et à la famille ou à la personne significative de refaire la démonstration de l'enseignement reçu en présence de l'infirmière.

8. Diriger le client vers une infirmière de liaison, un groupe de soutien ou vers des organismes communautaires (service de soins à domicile), s'il y a lieu.

INFORMATIONS À CONSIGNER

Les inquiétudes exprimées par le client concernant l'immobilité et ses conséquences sur son image corporelle et son mode de vie.

La volonté du client de participer au bain et aux soins d'hygiène.

Les observations de l'infirmière concernant l'incapacité du client de se laver et d'effectuer ses soins d'hygiène.

Les réactions du client face au traitement.

Les interventions de l'infirmière portant sur les mesures de soutien offertes au client.

Les réactions du client face aux interventions de l'infirmière.

Les informations communiquées au client et à la famille ou à la personne significative, leur compréhension des informations reçues et leur capacité d'effectuer les soins d'hygiène.

L'évaluation de chaque résultat escompté.

INCAPACITÉ (partielle ou totale) DE SE VÊTIR ET DE SOIGNER SON APPARENCE * (1980)

DÉFINITION : Incapacité partielle ou totale de se vêtir et de soigner son apparence.

CARACTÉRISTIQUES DÉTERMINANTES

MAJEURE :
Incapacité de mettre ou de retirer ses vêtements

MINEURES :
Incapacité d'attacher ses vêtements
Incapacité de prendre ou de remettre en place ses vêtements
Incapacité de conserver une apparence convenable

FACTEURS ASSOCIÉS ou FACTEURS FAVORISANTS

Intolérance à l'activité physique, diminution de la force et de l'endurance
Douleur, malaise
Altération de la perception et de la cognition
Altération neuromusculaire
Altération musculo-squelettique
Dépression, grande anxiété

---

* *L'incapacité de se vêtir et de soigner son apparence peut être évaluée selon une échelle de 0 à 4 (voir l'échelle d'évaluation du niveau fonctionnel ayant trait à l'altération de la mobilité physique).*

INCAPACITÉ (partielle ou totale) DE SE VÊTIR ET DE SOIGNER SON APPARENCE reliée à une altération de la perception et de la cognition

RÉSULTATS ESCOMPTÉS

Le client se vêt et soigne son apparence selon ses capacités. (1, 2, 4, 5, 6, 7, 8, 9, 10, 11, 12)

Le client et la famille ou la personne significative mettent tous les jours en pratique le programme prévu pour l'habillement et la mise personnelle. (4, 5, 6, 7, 8, 9, 10, 11, 12, 13, 14)

Le client et la famille ou la personne significative expriment leurs inquiétudes. (3, 14)

Le client et la famille ou la personne significative identifient les organismes de soutien qui leur permettront de s'adapter aux problèmes qu'ils pourraient rencontrer après le congé. (14)

INTERVENTIONS DE L'INFIRMIÈRE

1. Évaluer et noter quotidiennement la capacité fonctionnelle, la perception et la cognition; signaler tout changement.

2. Appliquer le traitement prescrit pour la cause sous-jacente à l'incapacité de se vêtir et de soigner son apparence. Évaluer les progrès et signaler les réactions du client au traitement (bénéfiques ou indésirables). ❖

3. Donner au client la possibilité d'exprimer sa frustration, sa colère ou son sentiment de ne pas être à la hauteur. Lui procurer un soutien émotionnel.

4. Procurer de l'intimité au client.

5. Vérifier tous les jours la capacité du client de s'habiller et de s'occuper de sa mise personnelle.

6. Fournir au client les dispositifs d'assistance requis.

7. Accorder au client le temps nécessaire pour se vêtir et soigner son apparence.

8. Rappeler au client ce qu'il doit faire. Le féliciter de s'être donné lui-même ses soins.

9. Aider le client, si nécessaire, à se vêtir et à soigner son apparence (attacher ses vêtements, brosser ses dents, nettoyer ses ongles, peigner ses cheveux). Choisir ses vêtements et lui en présenter un à la fois, dans le bon ordre, si nécessaire.

10. Guider le client lorsqu'il s'habille ou qu'il s'occupe de sa mise personnelle en lui donnant des instructions simples et directes (une instruction à la fois).

11. Encourager le client à terminer la tâche entreprise. Le féliciter de ses réussites dans l'accomplissement de sa tâche.

12. Encourager la famille ou la personne significative à fournir au client des vêtements faciles à mettre : des vêtements amples ou munis de fermetures adhésives, par exemple.

13. Renseigner la famille ou la personne significative sur les techniques utilisées pour aider le client à se vêtir et à soigner son apparence (on peut le faire par écrit). Demander à la famille ou à la personne significative de refaire la démonstration de l'enseignement reçu en présence de l'infirmière.

14. Diriger le client et la famille ou la personne significative vers une infirmière de liaison, un groupe de soutien ou vers des organismes communautaires (service de soins à domicile), s'il y a lieu.

INFORMATIONS À CONSIGNER

Les inquiétudes exprimées par le client et la famille ou la personne significative concernant l'incapacité de se vêtir et de soigner son apparence.

Les observations de l'infirmière concernant l'incapacité du client de se vêtir et de soigner son apparence.

Les réactions du client face au traitement.

Les interventions de l'infirmière portant sur les mesures de soutien offertes au client.

Les réactions du client face aux interventions de l'infirmière.

Les informations communiquées au client et à la famille ou à la personne significative, leur compréhension des informations reçues et leur capacité d'effectuer les soins ayant trait à l'habillement et à la mise personnelle.

L'évaluation de chaque résultat escompté.

INCAPACITÉ (partielle ou totale) DE SE VÊTIR ET DE SOIGNER SON APPARENCE reliée à une altération musculo-squelettique

RÉSULTATS ESCOMPTÉS

Le client se vêt et soigne son apparence selon ses capacités. (1, 2, 4, 5, 6, 7, 8, 9)
Le client exprime ses inquiétudes concernant son manque d'autonomie. (3, 10)
Le client utilise correctement les dispositifs d'assistance. (7)
Le client et la famille ou la personne significative mettent tous les jours en pratique le programme prévu pour l'habillement et la mise personnelle. (4, 5, 6, 7, 8, 9, 10)

INTERVENTIONS DE L'INFIRMIÈRE

1. Évaluer la capacité fonctionnelle du client, noter et signaler tout changement à chaque quart de travail.
2. Appliquer le traitement prescrit pour la cause sous-jacente à l'incapacité de se vêtir et se soigner son apparence. Évaluer les progrès et signaler les réactions du client au traitement (bénéfiques ou indésirables).✧
3. Encourager le client à exprimer ses inquiétudes concernant son manque d'autonomie.
4. Accorder au client le temps nécessaire pour se vêtir et soigner son apparence.
5. Vérifier tous les jours la capacité du client de se vêtir et de soigner son apparence.
6. Encourager la famille ou la personne significative à fournir au client des vêtements faciles à mettre : des vêtements amples ou munis de fermetures adhésives, par exemple.
7. Fournir au client les dispositifs d'assistance requis. L'informer sur la façon de les utiliser.
8. Aider le client, si nécessaire, à se vêtir et à soigner son apparence (attacher ses vêtements, brosser ses dents, nettoyer ses ongles, peigner ses cheveux).
9. Renseigner le client et la famille ou la personne significative sur les techniques utilisées pour l'habillement et la mise personnelle (on peut le faire par écrit). Demander au client et à la famille ou à la personne significative de refaire la démonstration de l'enseignement reçu en présence de l'infirmière.
10. Diriger le client vers une infirmière de liaison, un groupe de soutien ou vers des organismes communautaires (service de soins à domicile), s'il y a lieu.

INFORMATIONS À CONSIGNER

Les inquiétudes exprimées par le client concernant l'immobilité et ses conséquences sur son image corporelle et son mode de vie.
La volonté du client de participer à l'habillement et à la mise personnelle.
Les observations de l'infirmière concernant l'incapacité du client de se vêtir et de soigner son apparence.
Les réactions du client face au traitement.
Les interventions de l'infirmière portant sur les mesures de soutien offertes au client.
Les réactions du client face aux interventions de l'infirmière.
Les informations communiquées au client et à la famille ou à la personne significative, leur compréhension des informations reçues et leur capacité d'effectuer les soins se rapportant à l'habillement et à la mise personnelle.
L'évaluation de chaque résultat escompté.

INTOLÉRANCE À L'ACTIVITÉ (1982)

DÉFINITION : Manque d'énergie physique ou de force psychologique qui empêche la personne de tolérer ou de terminer les activités quotidiennes qu'elle doit ou souhaite accomplir.

CARACTÉRISTIQUES DÉTERMINANTES

MAJEURE :
Expression verbale de fatigue ou de faiblesse

MINEURES :
Fréquence cardiaque ou tension artérielle anormales pendant ou après une activité
Malaise ou dyspnée d'effort
Changements électrocardiographiques reflétant des arythmies ou de l'ischémie
Tachypnée ou hyperpnée pendant une activité
Cyanose

FACTEURS ASSOCIÉS ou FACTEURS FAVORISANTS

Alitement, immobilité
Faiblesse généralisée
Sédentarité
Déséquilibre entre l'apport et la demande en oxygène

INTOLÉRANCE À L'ACTIVITÉ reliée à l'immobilité

RÉSULTATS ESCOMPTÉS

Le client regagne et maintient sa masse et sa force musculaires. (1, 2, 3, 4)

Le client maintient le plus possible l'amplitude des mouvements articulaires. (1, 2, 3, 4)

Le client effectue des exercices isométriques. (1, 4, 8)

Le client participe à ses soins personnels. (1, 4, 6, 8)

La fréquence et le rythme cardiaques et la tension artérielle se maintiennent dans les écarts prévus durant une activité. (7)

Le client désire collaborer à une démarche visant l'atteinte de niveaux supérieurs d'activité. (4, 5, 6, 8)

Le client participe à ses soins personnels selon son niveau de tolérance. (4, 5, 6, 7, 8)

INTERVENTIONS DE L'INFIRMIÈRE

1. Effectuer des exercices visant à maintenir l'amplitude des mouvements des extrémités toutes les 2 à 4 heures.

2. Changer le client de position toutes les 2 heures. Établir un horaire fixe pour les clients dépendants, l'afficher à leur chevet et surveiller la fréquence des changements de position.

3. Maintenir un bon alignement corporel en tout temps afin d'éviter l'apparition de contractures.

4. Encourager les exercices actifs :

a) Procurer au client un trapèze et tout autre appareil d'assistance, si possible.

b) Enseigner les exercices isométriques.

c) Demander au client d'effectuer les exercices, en commençant lentement et en augmentant quotidiennement sa participation selon sa tolérance.

5. Procurer au client un soutien émotionnel et l'encourager dans ses efforts.

6. Faire participer le client à la planification et à la prise de décision concernant ses soins.

7. Vérifier les réactions physiologiques (fréquence et rythme cardiaques, tension artérielle) du client lorsqu'il passe à un niveau supérieur d'activité.

8. Recommander à la famille ou à la personne significative d'aider le client à participer à ses soins de manière à développer au maximum ses capacités.

INFORMATIONS À CONSIGNER

Le désir du client de maintenir sa participation pour atteindre un niveau supérieur d'activité, et ce, en tenant compte des limites imposées par sa maladie.

Les activités accomplies par le client.

Les observations concernant la condition physique du client pendant une activité.

Les activités visant l'apprentissage effectuées avec le client et la famille ou la personne significative.

L'évaluation de chaque résultat escompté.

INTOLÉRANCE À L'ACTIVITÉ reliée à un déséquilibre entre l'apport et la demande en oxygène

RÉSULTATS ESCOMPTÉS

Le client exprime le désir d'augmenter son niveau d'activité. (**1, 2, 3, 7**)

Le client comprend la nécessité d'augmenter graduellement son niveau d'activité et l'exprime clairement. (**1, 4, 5, 6, 7, 9**)

Le client identifie les facteurs sur lesquels il peut agir pour réduire la fatigue (spécifier). (**5, 7, 8, 9**)

Les fréquences cardiaque et respiratoire se maintiennent dans les limites prescrites durant une activité. (**4, 6, 7, 8, 10**)

La tension artérielle se maintient dans les limites prescrites durant une activité. (**4, 6, 7, 8, 10**)

Le client exprime sa satisfaction chaque fois qu'il augmente son niveau d'activité. (**2, 3, 7, 8, 9**)

Le client est capable de réduire sa dépense d'énergie dans les activités de la vie quotidienne. (**7**)

Le client explique sa maladie et met en corrélation les signes et symptômes d'intolérance à l'activité et le déficit d'apport en oxygène ou son utilisation. (**4, 5, 7, 8, 9, 10**)

INTERVENTIONS DE L'INFIRMIÈRE

1. Discuter avec le client de son besoin d'activité.

2. Identifier avec le client les activités qu'il juge essentielles.

3. Planifier avec le client des activités en augmentant graduellement sa participation (celles qu'il juge essentielles).

4. Inciter et aider le client à alterner des périodes d'activité et des périodes de repos.

5. Identifier les facteurs qui réduisent la tolérance du client à l'exercice et agir sur ces derniers.

6. Vérifier les réactions physiologiques (fréquence et rythme cardiaques, tension artérielle) du client lorsqu'il passe à un niveau supérieur d'activité.

7. Expliquer au client comment minimiser l'effort dans ses activités de la vie quotidienne (s'asseoir sur une chaise pour se vêtir, porter des vêtements légers munis de bandes Velcro ou de gros boutons, porter des souliers faciles à chausser).

8. Montrer au client les exercices pour augmenter sa force et son endurance (spécifier).

9. Encourager le client à s'adonner à des activités selon son niveau de tolérance.

10. Élaborer avec le client et la famille ou la personne significative un plan d'action qui permettra au client de maintenir son niveau maximal de tolérance à l'activité ou d'atteindre des niveaux supérieurs, et ce, avant le congé :

a) Montrer au client et à la famille comment prendre le pouls durant les activités.

b) Montrer au client comment reconnaître les indices d'un besoin en oxygène, si prescrit. ✧

c) Enseigner au client comment utiliser l'équipement d'oxygénothérapie.

INFORMATIONS À CONSIGNER

La compréhension qu'a le client de son besoin d'activité.

Les priorités du client dans l'accomplissement des différentes activités.

La description faite par le client des changements physiques dus aux diverses activités.

Les observations de l'infirmière portant sur les changements physiques dus aux activités accomplies par le client.

La capacité du client de conserver de l'énergie pendant l'activité.

Les nouvelles activités accomplies par le client.

L'évaluation de chaque résultat escompté.

INTOLÉRANCE À L'ACTIVITÉ reliée aux changements fonctionnels dus au viellissement [G]

RÉSULTATS ESCOMPTÉS

Les signes vitaux du client (pouls, respiration et tension artérielle) sont dans les limites de la normale. (3,13)

Le client utilise des dispositifs d'assistance dans ses activités de la vie quotidienne. (2, 12, 14)

Le client modifie ses activités en fonction de son niveau de tolérance. (1, 3, 4, 10, 11, 12)

Le client réclame l'aide nécessaire pour accomplir ses activités de la vie quotidienne. (5, 14)

Le client se dit prêt à participer aux activités reliées à son programme de soins. (5, 6, 8, 9, 14)

Le client affirme qu'il accepte la diminution de sa tolérance à l'activité. (7, 14)

Le client éprouve moins de difficulté à se déplacer et à accomplir ses activités. (2, 3, 10, 12)

Le client exprime son intention de faire appel à des organismes de soutien. (5, 6, 14)

INTERVENTIONS DE L'INFIRMIÈRE

1. Établir des objectifs réalistes pour aider le client à améliorer sa tolérance à l'activité, en tenant compte de ses capacités physiques.

2. Faire une démonstration de l'utilisation des dispositifs d'assistance tels que la canne, la marchette, le trapèze ou le chariot à emplettes.

3. Établir des objectifs progressifs pour aider le client à augmenter sa tolérance à la marche, par exemple :

a) Marcher 6 m (20 pieds) trois fois par jour pendant une semaine.

b) Marcher 12 m (40 pieds) trois fois par jour pendant une semaine.

c) Marcher 18 m (60 pieds) trois fois par jour pendant une semaine.

Vérifier les signes vitaux avant et après les déplacements.

4. Prodiguer des encouragements au client même lorsque ses progrès sont minimes.

5. Assurer la coordination des activités de l'équipe multidisciplinaire lorsque vient le temps d'élaborer un programme d'activités pour le client. Par exemple, le médecin peut prescrire des traitements pour les problèmes médicaux, la physiothérapeute peut concevoir un programme d'exercices, la diététiste peut mettre au point un régime alimentaire et la travailleuse sociale peut identifier les ressources communautaires pertinentes telles que la Popote roulante ou les services de soins à domicile.

6. Diriger le client qui souffre de dépression vers un professionnel en santé mentale, afin de résoudre les problèmes psychologiques pouvant être à l'origine de l'intolérance à l'activité.

7. Encourager le client à exprimer ses sentiments par rapport au manque d'énergie qui peut accompagner le vieillissement.

8. Enseigner au client les principes d'une bonne alimentation et lui expliquer l'importance de se reposer suffisamment.

9. Réviser régulièrement la médication du client. ✧

10. Aider le client à élaborer un programme d'activités réaliste qui tient compte de ses habitudes de vie.

12. Discuter avec le client de la nécessité d'apporter des changements à son environnement de manière à augmenter sa tolérance à l'activité et son autonomie. Par exemple, déménager son lit près de la salle de bains, utiliser des appareils qui lui permettront de ménager ses forces, comme un siège de toilette surélevé, un trapèze au-dessus de son lit, un fauteuil dont le siège se lève de façon à le placer en position debout.

13. Évaluer périodiquement l'état de santé du client et porter une attention particulière aux plaintes reliées à la fatigue et à la faiblesse.

14. Diriger le client vers un service de soins à domicile pour assurer la continuité des soins. Discuter avec le client des conséquences qu'auront sur son estime de soi l'utilisation de dispositifs d'assistance et le recours à des organismes de soutien. Encourager le client à rencontrer l'équipe de soins à domicile et à exprimer ses besoins.

INFORMATIONS À CONSIGNER

Les observations portant sur le niveau d'activité du client, qu'il s'agisse d'améliorations ou de détériorations.

L'observance du client quant à son programme thérapeutique et ses réactions face aux soins multidisciplinaires.

L'enseignement donné au client et les réactions du client face à cet enseignement.

Les modifications qui devront être apportées à l'environnement du client pour améliorer sa tolérance à l'activité.

L'évaluation de chaque résultat escompté.

INTOLÉRANCE AU SEVRAGE DE LA VENTILATION ASSISTÉE (1992)

DÉFINITION : Incapacité de s'adapter à des niveaux inférieurs de ventilation assistée, ce qui a pour effet d'interrompre et de prolonger le sevrage.

CARACTÉRISTIQUES DÉTERMINANTES

Intolérance légère

MAJEURES :
Nervosité
Augmentation minime de la fréquence respiratoire

MINEURES :
Sensation d'un besoin accru d'oxygène, gêne respiratoire, fatigue, sensation de chaleur
Questionnement sur le bon fonctionnement du respirateur
Très concentré sur sa respiration

Intolérance modérée

MAJEURES :
Augmentation de la pression artérielle de moins de 20 mmHg
Augmentation de la fréquence cardiaque de moins de 20 battements/minute
Augmentation de la fréquence respiratoire de moins de 5 respirations/minute

MINEURES :
Hypervigilance quant aux activités reliées au fonctionnement du respirateur
Incapacité de réagir aux conseils qui sont prodigués
Incapacité de coopérer
Angoisse; diaphorèse; yeux écarquillés
Diminution légère du passage de l'air - perceptible à l'auscultation
Changement de couleur : pâleur, cyanose légère
Faible utilisation des muscles respiratoires accessoires

Intolérance grave

MAJEURES :
Agitation
Anomalie des données relatives aux gaz artériels
Augmentation de la pression artérielle de plus de 20 mmHg
Augmentation de la fréquence cardiaque de plus de 20 battements/minute
Augmentation importante de la fréquence respiratoire

MINEURES :
Diaphorèse abondante
Forte utilisation des muscles respiratoires accessoires

Respirations superficielles et haletantes
Respiration abdominale paradoxale
Incoordination de la respiration spontanée par rapport au respirateur
Diminution de l'état de conscience
Bruits respiratoires adventices, sécrétions dans les voies respiratoires produisant un bruit audible
Cyanose

FACTEURS ASSOCIÉS OU FACTEURS FAVORISANTS

FACTEURS PHYSIQUES :
Dégagement inefficace des voies respiratoires
Troubles du sommeil
Apport alimentaire inadéquat
Douleur ou inconfort qui ne peut être maîtrisé

FACTEURS PSYCHOLOGIQUES :
Manque de connaissances sur le sevrage et sur le rôle du client face au sevrage
Doute sur sa capacité de réussir le sevrage
Motivation diminuée
Estime de soi diminuée
Anxiété – modérée à grave; peur
Sentiments de désespoir et d'impuissance
Manque de confiance en l'infirmière

FACTEURS SITUATIONNELS :
Demandes ou problèmes énergétiques incontrôlés survenant de façon épisodique
Rythme inapproprié du sevrage de la ventilation assistée
Soutien social inadéquat
Environnement défavorable (beaucoup de bruit et d'activité, événements désagréables dans la chambre, ratio infirmière-client restreint, absence prolongée de l'infirmière, personnel infirmier inconnu du client)
Antécédents de dépendance au respirateur de plus d'une semaine
Antécédents de nombreuses tentatives de sevrage infructueuses

INTOLÉRANCE AU SEVRAGE DE LA VENTILATION ASSISTÉE reliée à un rythme de sevrage inapproprié

RÉSULTATS ESCOMPTÉS

La fréquence respiratoire se maintient à ± 5 des données de base pendant la période de sevrage. (**3, 5, 7, 9, 10, 11, 12, 13, 15**)

Les gaz artériels se maintiennent dans des écarts normaux pour ce client (à préciser). (**6**)

L'état mental et affectif du client demeure stable pendant la période de sevrage. (**4, 5, 8, 9, 10, 11, 12**)

Le client dit se sentir à l'aise pendant la période de sevrage. (**1, 2, 3, 4, 5, 6, 7, 8, 9, 10, 11, 12**)

Le client ne ressent pas de dyspnée, de fatigue ou de douleur pendant la période de sevrage. (**1, 2, 3, 4, 5, 6, 7, 8, 9, 10, 11, 12**)

Les paramètres suivants se maintiennent dans des écarts normaux pendant la période de sevrage : un volume courant de 4 à 5 ml/kg; une force inspiratoire supérieure ou égale à -20 cm H20; une capacité vitale de 10 à 15 ml/kg; une ventilation minute de 6 à 10 litres. (**5, 6, 9, 10, 12**)

La toux est efficace et pe‚met de dégager les voies respiratoires. (**3, 14**)

INTERVENTIONS DE L'INFIRMIÈRE

1. Vérifier les signes vitaux toutes les 5 à 15 minutes au début du sevrage, puis toutes les heures durant la période de sevrage. La fièvre, la tachycardie, la tachypnée et une élévation de la tension artérielle peuvent être des signes d'hypoxémie. ✧

2. Ausculter les poumons toutes les 2 heures et signaler tout changement. Les bruits adventices peuvent précéder une insuffisance respiratoire.

3. Placer le client de manière qu'il se sente à l'aise, de préférence en position de Fowler pour permettre une meilleure expansion thoracique.

4. Expliquer au client toutes les interventions du processus de sevrage. Le rassurer en lui disant qu'une surveillance constante sera apportée. Le soutenir psychologiquement en l'écoutant et en répondant à ses questions.

5. Diminuer la ventilation contrôlée intermittente (*intermittent mandatory ventilation* : IMV) par paliers de 2 respirations/minute, si le client reçoit ce type de ventilation. Cette étape peut durer de quelques jours à quelques semaines. Le fait de diminuer la IMV encourage le client à respirer par lui-même et lui permet ainsi de faire travailler ses muscles respiratoires. ✧

6. Vérifier les données relatives aux gaz artériels chaque fois que des changements sont apportés au réglage du respirateur. ✧

7. Permettre au client de se reposer entre les périodes de sevrage, particulièrement la nuit.

8. Tenter d'introduire la pression ventilatoire de soutien (*pressure support ventilation* : PSV), si le client tolère bien une diminution de la IMV par paliers de 2 à 4 respirations/minute. La PSV prolonge la pression positive dans les voies respiratoires pendant l'inspiration, ce qui permet au client de régler lui-même sa fréquence respiratoire et son volume courant. ✧

9. Placer le client sur un système permettant une respiration spontanée avec une pression positive continue dans les voies respiratoires (*continuous positive airway pressure* : CPAP), s'il respire aisément sans IMV. Régler la pression à 5 cm H_2O. Ce mode ventilatoire prévient le collapsus alvéolaire. ✧

INFORMATIONS À CONSIGNER

Les plaintes du client concernant les malaises, l'anxiété, l'agitation et la dyspnée.

La réaction du client aux changements apportés au réglage du respirateur.

Les changements subtils de l'état affectif ou mental du client.

Les résultats des examens de laboratoire, y compris les données relatives aux gaz artériels.

Les réactions du client face aux interventions de l'infirmière : positionnement, physiothérapie thoracique, aspiration des sécrétions.

Les réactions du client à la médication, y compris les narcotiques et les bronchodilatateurs.

La fréquence, le rythme, l'amplitude respiratoires ainsi que les changements par rapport aux données de base.

L'évaluation de chaque résultat escompté.

→

10. Installer une barre en T pour administrer au client des concentrations d'oxygène de 30 % à 50 % lorsqu'il tolère bien une pression positive continue dans les voies respiratoires (CPAP).✧

11. Amener graduellement le client à participer aux activités de la vie quotidienne lorsqu'il tolère des périodes de sevrage plus longues.

12. Apporter de l'aide pour le retrait du tube endotrachéal, qui est indiqué lorsque l'état respiratoire, les paramètres observés pendant le sevrage et les données relatives aux gaz artériels sont satisfaisants. Avoir un masque à oxygène à portée de la main ainsi que le matériel pour aspirer les sécrétions endotrachéales, afin de pouvoir intervenir rapidement si nécessaire. Faire tousser et cracher le client immédiatement après le retrait du tube.✧

13. Examiner le client pour déceler la présence de stridor, d'insuffisance respiratoire ou de dysphonie. Signaler ces problèmes au médecin.

14. Effectuer la physiothérapie thoracique (exercices respiratoires, technique de toux, etc.) et aspirer les sécrétions afin de dégager les voies respiratoires du client.

15. Surveiller étroitement les effets des médicaments sur la fonction respiratoire et évaluer la réaction aux bronchodilatateurs. Éviter d'administrer des médicaments qui entraînent une dépression respiratoire.

MANQUE DE LOISIRS (1980)

DÉFINITION : Faible intérêt envers les activités de loisir ou de récréation, ou faible participation à ces activités.

CARACTÉRISTIQUES DÉTERMINANTES

Propos du client relatifs à l'ennui ou au désir d'entreprendre une activité, de lire, etc.
Impossibilité de se livrer à ses passe-temps habituels à l'hôpital
Incapacités physiques qui ont des conséquences sur la participation aux activités habituelles

FACTEUR ASSOCIÉ ou FACTEUR FAVORISANT

Environnement peu propice aux loisirs (ex. : hospitalisation à long terme, traitements longs et fréquents)

MANQUE DE LOISIRS relié à une hospitalisation prolongée ou à des traitements longs et fréquents

RÉSULTATS ESCOMPTÉS

Le client exprime son désir d'occuper avantageusement ses temps libres. (1, 2, 3, 4, 5, 6, 7)
Le client participe à l'activité choisie. (1, 2, 4)
Le client se dit satisfait de l'utilisation de ses temps libres. (3, 4, 6)
Le client exprime son intérêt pour les activités offertes. (5, 8)
Le client prend des décisions concernant l'heure et les intervalles entre les traitements. (9)
Le client se dit satisfait de l'horaire de ses traitements courants. (9, 10)

INTERVENTIONS DE L'INFIRMIÈRE

1. Planifier à l'horaire du client un moment pour les loisirs (ex. : tous les jours, à 14 heures, faire asseoir le client dans un fauteuil roulant, à son bureau, pour lui permettre de faire de la peinture).
2. Demander à la famille ou à la personne significative d'apporter des objets familiers au client. Allouer l'espace nécessaire pour ses passe-temps favoris (plantes, cartes, livres, etc.) Placer des affiches au plafond pour les clients alités.
3. Encourager le client à parler du plaisir qu'il éprouvait lorsqu'il s'adonnait à ses passe-temps, à parler de ses goûts ou de ses capacités.
4. Collaborer avec le client afin de lui donner la possibilité de se livrer à ses activités préférées en faisant appel à son imagination et à sa créativité (ex. : un ex-menuisier peut se distraire en fabriquant de petits objets).
5. Procurer une radio ou une télé au client, s'il le demande.
6. Discuter des sujets favoris du client pendant les traitements, s'il le désire.
7. Encourager les visiteurs à accroître l'engagement du client dans ses activités favorites par la discussion, par la lecture et par leur présence (si appropriée) aux activités.
8. Encourager le client à suivre l'actualité en l'incitant à lire les journaux ou des livres, à regarder la télé ou à écouter la radio.
9. Planifier les traitements en allouant une période de repos et de temps nécessaire à la poursuite d'une activité favorite (ex. : pas de traitements entre 13 et 14 heures afin de permettre au client de regarder une émission à la télé).
10. Organiser les traitements d'une manière rationnelle. Disposer du matériel avant d'entreprendre le traitement, informer le nouveau personnel sur la manière de procéder et planifier l'horaire afin de minimiser les interruptions durant les traitements.

INFORMATIONS À CONSIGNER

Les plaintes du client relativement à l'ennui, à ses frustrations et au désir d'avoir des loisirs.
Les préférences du client concernant ses activités et sa capacité de les effectuer.
Les observations de l'infirmière concernant les capacités du client et son degré de participation à l'activité.
La satisfaction exprimée par le client face à l'utilisation de ses temps libres.
L'évaluation de chaque résultat escompté.

MANQUE DE LOISIRS relié à une stimulation insuffisante provenant du milieu

RÉSULTATS ESCOMPTÉS

Le client exprime son désir d'occuper avantageusement ses temps libres. (**1, 2, 3, 4, 5, 6, 7, 8**)

Le client participe à l'activité choisie. (**5, 6**)

Le client écoute sa musique préférée tous les jours. (**13**)

Le client se dit satisfait de l'utilisation de ses temps libres. (**3, 4, 10, 11, 12**)

Le client et la personne significative modifient l'environnement de manière à lui procurer un maximum de stimulation (affiches, cartes, lit près de la fenêtre). (**9, 11, 12**)

Le client exprime son intérêt pour les activités qui lui sont offertes. (**4, 10, 12**)

INTERVENTIONS DE L'INFIRMIÈRE

1. Encourager le client à parler du plaisir qu'il éprouvait lorsqu'il s'adonnait à ses passe-temps, à parler de ses préférences ou de ses capacités. L'encourager à accomplir une activité qui peut être utile aux autres.

2. Procurer une radio ou une télé (si désiré) au client et lui donner la possibilité de choisir ses émissions. Communiquer les désirs du client aux collègues de travail (ex. : ouvrir la télé à 20 heures à la chaîne X).

3. Faire appel à la famille, aux amis ou à un bénévole de l'hôpital pour lire un journal au client, un livre ou des articles de magazine à des heures précises.

4. Discuter des sujets favoris du client pendant le traitement.

5. Fournir au client le matériel et le temps requis pour réaliser ses passe-temps (ex. : tous les jours, à 15 heures, lui donner un crochet et du fil).

6. S'abstenir de planifier des examens au moment des loisirs.

7. Procurer au client des livres-cassettes ou des enregistrements.

8. Procurer aux malentendants un décodeur afin qu'ils puissent lire les sous-titres à la télé.

9. Demander à la famille ou à la personne significative d'apporter quelques objets personnels (affiches, cartes, images) du client et l'aider à modifier son environnement de manière à lui procurer un maximum de stimulation.

10. S'en référer au physiothérapeute ou à l'ergothérapeute pour obtenir un appareil adapté qui permette au client de s'adonner à ses activités; les consulter pour organiser des séances de thérapie.

11. Procurer des plantes au client afin de le tenir occupé.

12. Sortir le client de son cadre de vie habituel lorsque c'est possible (placer son lit dans le corridor pour de courtes périodes, l'amener à l'extérieur de sa chambre en fauteuil roulant).

13. Identifier le genre de musique préféré du client; demander la collaboration de la famille et de personnes-ressources de l'hôpital pour qu'il puisse en écouter tous les jours.

INFORMATIONS À CONSIGNER

Les plaintes du client relativement à l'ennui, à ses frustrations et au désir d'avoir des loisirs.

Les préférences du client concernant ses activités et sa capacité de les effectuer ainsi que les modifications requises pour les accomplir.

Les observations de l'infirmière concernant les capacités du client et son degré de participation à l'activité.

La satisfaction exprimée par le client face à l'utilisation de ses temps libres.

L'évaluation de chaque résultat escompté.

MODE DE RESPIRATION INEFFICACE (1980)

DÉFINITION : Inspiration ou expiration ne permettant pas aux poumons de se remplir et de se vider adéquatement.

CARACTÉRISTIQUES DÉTERMINANTES

Dyspnée
Essoufflement
Tachypnée
Frémissement
Anomalie des données relatives aux gaz artériels
Cyanose
Toux
Battement des ailes du nez
Modification de l'amplitude respiratoire
Adoption de la position assise, une main sur chaque genou et penché vers l'avant
Respiration avec les lèvres pincées et prolongement de la phase expiratoire
Augmentation du diamètre antéro-postérieur du thorax
Utilisation des muscles respiratoires accessoires
Altération de l'excursion thoracique

FACTEURS ASSOCIÉS ou FACTEURS FAVORISANTS

Altération neuromusculaire
Douleur
Altération musculo-squelettique
Altération de la perception et de la cognition
Anxiété
Fatigue ou baisse d'énergie

MODE DE RESPIRATION INEFFICACE relié à la douleur

RÉSULTATS ESCOMPTÉS

La fréquence respiratoire est à ± 5 des données de base. (**1, 2, 4, 10**)

Les gaz artériels sont dans les limites normales. (**1, 4, 10**)

Le client parvient, grâce à la médication analgésique, à une sensation de bien-être sans qu'il y ait dépression respiratoire. (**3**)

Le client utilise, avec l'aide d'une personne, le spiromètre de stimulation ou (spécifier) _____ toutes les heures. (**2, 3, 5, 8, 9**)

Le client ne présente pas de bruits respiratoires adventices. (**1, 7, 8, 9**)

Le client explique l'importance de prendre des respirations profondes. (**5, 6, 7**)

Le client utilise, sans aide, le spiromètre de stimulation ou (spécifier) _____ toutes les heures. (**5, 6, 7, 9**)

Le client met en pratique les techniques de relaxation (spécifier) ___ fois par jour. (**11**)

Le client affirme qu'il respire aisément. (**3, 4, 6, 10, 11, 12, 13**)

INTERVENTIONS DE L'INFIRMIÈRE

1. Évaluer l'état respiratoire au moins toutes les 4 heures et noter. S'assurer que les gaz artériels sont dans les limites normales et signaler tout changement.

2. Évaluer la douleur toutes les 3 heures.

3. Administrer la médication analgésique afin de permettre une expansion thoracique maximale selon l'ordonnance. Noter son efficacité. Surveiller la dépression respiratoire susceptible de survenir après la prise d'un analgésique narcotique. ✧

4. Aider le client à adopter une position confortable afin de permettre une expansion thoracique maximale.

5. Aider le client à utiliser le spiromètre de stimulation ou tout autre appareil selon l'ordonnance. ✧

6. Montrer au client comment immobiliser son thorax lorsqu'il tousse. Mettre un oreiller supplémentaire à sa portée.

7. Pratiquer la physiothérapie thoracique pour favoriser le décollement des sécrtions pulmonaires, si prescrite. ✧

8. Planifier des périodes de repos entre les activités afin de faciliter la respiration.

9. Inciter le client à utiliser lui-même le spiromètre de stimulation et encourager ses efforts. ✧

10. Administrer de l'oxygène pour soulager la détresse respiratoire, selon l'ordonnance. ✧

11. Enseigner des techniques de relaxation (imagerie mentale, relaxation musculaire progressive, méditation) afin de réduire l'anxiété du client.

12. Changer fréquemment le client de position afin d'améliorer le plus possible son confort.

13. Encourager le client à parler de ses inquiétudes.

INFORMATIONS À CONSIGNER

Les plaintes du client concernant la douleur.

La compréhension du client au sujet de la nécessité de prendre des respirations profondes, de tousser, etc.

Les sentiments du client à propos de l'efficacité de la médication analgésique.

Les observations concernant la condition physique du client.

L'efficacité des médicaments.

La description des efforts du client pour prendre des respirations profondes et pour tousser.

Les interventions de l'infirmière visant à rétablir chez le client la capacité de respirer efficacement.

L'évaluation de chaque résultat escompté.

MODE DE RESPIRATION INEFFICACE relié au manque d'énergie ou à la fatigue

RÉSULTATS ESCOMPTÉS

La fréquence respiratoire se situe à ± 5 des données de base. (1, 2, 3, 4, 5, 6, 7)

Les gaz artériels reviennent aux données de base. (1, 2)

Le client affirme qu'il respire aisément. (1, 3, 6, 7)

Le client affirme quotidiennement qu'il se sent reposé. (5, 6, 7)

Le client met en pratique la respiration diaphragmatique avec les lèvres pincées. (8)

Le client parvient à une expansion pulmonaire maximale et à une ventilation adéquate. (2, 4, 5, 6)

Le client minimise l'effort dans ses activités de la vie quotidienne. (3, 5, 7, 8c et 8e)

INTERVENTIONS DE L'INFIRMIÈRE

1. Évaluer et noter la fréquence et l'amplitude respiratoires toutes les 4 heures. S'assurer que les gaz artériels sont dans les limites normales et signaler tout changement.

2. Ausculter les poumons au moins toutes les 4 heures et signaler tout changement.

3. Aider le client à adopter une position confortable (soutenir les extrémités supérieures à l'aide de coussinets, lui procurer une table de chevet et un oreiller pour qu'il puisse s'appuyer.

4. Assister le client dans ses activités de la vie quotidienne afin de lui permettre de conserver son énergie, au besoin.

5. Administrer de l'oxygène pour soulager la détresse respiratoire, selon l'ordonnance. ✧

6. Aspirer les sécrétions des voies respiratoires, s'il y a lieu.

7. Planifier l'horaire des activités essentielles de manière à procurer au client des périodes de repos.

8. Renseigner le client sur :

a) La respiration avec les lèvres pincées.

b) La respiration abdominale.

c) L'utilisation de techniques de relaxation.

d) La prise des médicaments (en s'assurant de la fréquence et du dosage exacts ; en surveillant les effets secondaires). ✧

e) La planification de l'horaire des activités de manière à éviter la fatigue et à procurer des périodes de repos.

INFORMATIONS À CONSIGNER

Les propos du client concernant sa façon de respirer, son état émotionnel, sa compréhension du diagnostic médical et sa disposition pour apprendre.

Les observations concernant la condition pulmonaire du client.

Les interventions de l'infirmière visant à résoudre le problème.

Les réactions observables du client face aux interventions de l'infirmière.

L'évaluation de chaque résultat escompté.

PERTURBATION DE LA CROISSANCE ET DU DÉVELOPPEMENT (1986)

DÉFINITION : Croissance et développement non conformes aux normes établies pour un groupe d'âge donné.

CARACTÉRISTIQUES DÉTERMINANTES

MAJEURES :

Retard ou difficulté dans la maîtrise des capacités (motricité, socialisation ou langage) propres à son groupe d'âge
Retard dans la croissance physique
Incapacité d'effectuer les activités exigeant une maîtrise de soi ou ses soins personnels selon les normes établis pour son groupe d'âge

MINEURES :

Affect plat
Apathie
Réactions lentes

FACTEURS ASSOCIÉS ou FACTEURS FAVORISANTS

Soins inadéquats donnés au client
Indifférence ou réactions inconstantes de la personne chargée de prendre soin du client
Multitude de personnes chargées de prendre soin du client
Séparation du client des personnes significatives
Stimulation insuffisante ou carences environnementales
Conséquences d'une incapacité physique
Dépendance forcée (régime thérapeutique)

RÉSULTATS ESCOMPTÉS

Le client exprime ses inquiétudes concernant son incapacité physique. **(1)**

Le client fait part des changements résultant de son problème de santé, que ce soit sur les plans moteur, social et relationnel. **(2)**

Le client désire se rétablir le plus tôt possible, acquérir des aptitudes et adopter des comportements propres à son groupe d'âge, par exemple. **(3)**

Le client et la famille ou la personne significative acceptent de consulter un professionnel de la santé ou de participer à un groupe de soutien pour rencontrer leurs pairs afin d'accroître leurs capacités d'adaptation. **(5)**

INTERVENTIONS DE L'INFIRMIÈRE

1. Accorder une période de temps ininterrompue au client (ex. : 20 minutes, deux fois par jour); utiliser l'écoute active pour l'encourager à exprimer ses inquiétudes.

2. Inciter le client à identifier les capacités et les comportements propres à son groupe d'âge et à décrire les changements qu'il doit apporter en fonction de l'incapacité actuelle.

3. Renseigner le client sur les caractéristiques propres à son stade de développement et lui demander de trouver des moyens pour améliorer ses comportements et développer le plus possible ses aptitudes. Le client pourra ainsi reconnaître ses comportements de régression et de non-observance et développer des stratégies d'adaptation.

4. Féliciter le client lorsqu'il acquiert des capacités et adopte des comportements appropriés. Ce renforcement l'aidera à maintenir ultérieurement une conduite similaire.

5. Informer le client et la famille ou la personne significative au sujet des ressources communautaires ou des groupes de soutien qui pourraient leur fournir l'assistance requise.

INFORMATIONS À CONSIGNER

Les écarts observés par rapport aux normes de croissance et de développement établies pour le groupe d'âge du client.

Les inquiétudes du client concernant son invalidité.

Les interventions de l'infirmière pour aider le client à acquérir des capacités et à adopter des comportements propres à son stade de développement.

Les réactions du client face aux interventions de l'infirmière.

L'évaluation de chaque résultat escompté.

PERTURBATION DES ÉCHANGES GAZEUX (1980)

DÉFINITION : Diminution du passage de l'oxygène ou du dioxyde de carbone entre les alvéoles pulmonaires et le système vasculaire.

CARACTÉRISTIQUES DÉTERMINANTES

Confusion
Somnolence
Agitation
Irritabilité
Hypoxie
Incapacité de déloger les sécrétions
Hypercapnie
Cyanose
Anxiété
Fatigue
Léthargie
Étourdissement
Dyspnée
Tachycardie et arythmie
Tendance à saigner

FACTEURS ASSOCIÉS ou FACTEURS FAVORISANTS

Troubles de la relation ventilation-perfusion :
Diminution de l'apport en oxygène
Modifications de la membrane alvéolo-capillaire
Diminution du débit sanguin alvéolaire
Altération de la capacité de transport de l'oxygène dans le sang :
Diminution du taux d'hémoglobine
Diminution de la force de pompage du sang (insuffisance cardiaque)
Rétrécissement des vaisseaux sanguins

PERTURBATION DES ÉCHANGES GAZEUX reliée à l'altération de la capacité de transport de l'oxygène dans le sang

RÉSULTATS ESCOMPTÉS

Le client accomplit les activités de la vie quotidienne sans faiblesse ni fatigue. (**1, 2, 3, 4, 5**)

Le client ne présente aucun signe de saignement. (**6, 7, 9, 10**)

L'hémoglobine et l'hématocrite reviennent à un niveau considéré normal pour le client (spécifier). (**7, 8, 9**)

Le coagulogramme est dans les limites de la normale (spécifier). (**8**)

La ventilation pulmonaire est satisfaisante. (**10, 11**)

Le client prend les précautions nécessaires afin d'éviter les saignements. (**12**)

INTERVENTIONS DE L'INFIRMIÈRE

1. Encourager l'alternance des périodes d'activité et des périodes de repos.

2. Si le client est alité :

a) L'aider à s'installer confortablement et à changer de position.

b) L'encourager à prendre des respirations profondes et à tousser toutes les 4 heures.

c) S'assurer que les ridelles sont levées afin de prévenir les chutes.

3. Déplacer le client lentement afin d'éviter l'hypotension orthostatique.

4. Aider le client lorsqu'il est hors du lit. Éviter les heurts et les éraflures.

5. Planifier les activités du client en fonction de son niveau de tolérance.

6. Procéder à l'hygiène buccale avec délicatesse.

7. Vérifier la présence de sang dans les urines et dans les selles. Examiner la peau toutes les 8 heures afin de s'assurer qu'il n'y a pas de signes de saignement.

8. Administrer le sang ou les composants du sang et déceler les réactions indésirables. ✧

9. Regrouper les analyses de laboratoire afin d'éviter de multiples ponctions veineuses. Appliquer une pression durant une minute après la ponction.

10. Ausculter les poumons toutes les 4 heures et signaler tout changement par rapport à la normale.

11. Vérifier les signes vitaux, le rythme cardiaque, le taux des gaz artériels et des électrolytes. Signaler les changements par rapport à la normale.

12. Faire part au client des mesures de sécurité reliées à l'environnement et au travail, entre autres :

a) L'importance d'utiliser une brosse à dents à soies souples.

b) L'importance d'utiliser un rasoir électrique.

c) La prudence dans la manipulation d'objets pointus (couteaux, pinces à épiler, ciseaux).

d) L'importance de noter et de signaler immédiatement la présence de sang dans les urines, dans les selles et dans les crachats.

e) Les inconvénients et les risques du tabagisme.

f) L'usage de médicaments (nom du produit, dosage, effets thérapeutiques, effets indésirables, précautions).

INFORMATIONS À CONSIGNER

La sensation de bien-être exprimée par le client.

Les observations concernant la condition physique du client.

Les résultats des analyses de laboratoire qui peuvent amener des changements significatifs dans les soins.

Les réactions du client face aux interventions de l'infirmière et au traitement.

L'évaluation de chaque résultat escompté.

PERTURBATION DES ÉCHANGES GAZEUX reliée à la modification de l'apport en oxygène

RÉSULTATS ESCOMPTÉS

La fréquence respiratoire se maintient à ± 5 de la fréquence de base du client. **(1, 2)**

Le client maintient aisément l'entrée d'air dans les voies respiratoires. **(3, 4)**

Le client tousse efficacement. **(4, 5)**

Le client expectore. **(4, 5, 6)**

La PO_2 se maintient dans des écarts considérés normaux (spécifier) pour ce client. **(4, 5, 6, 7, 12)**

L'apport liquidien est suffisant pour éviter la déshydratation : ___ ml/24 heures. **(8, 9)**

Le client accomplit les activités de la vie quotidienne selon son niveau de tolérance. **(10, 11)**

Les bruits respiratoires sont normaux. **(1, 2, 3, 4, 5, 6, 7, 8, 9, 10, 11, 12)**

Les données relatives aux gaz sanguins reviennent aux valeurs de base : pH___ ; PO_2___ ; PCO_2___. **(1, 2, 3, 4, 5, 6, 7, 8, 9, 10, 11, 12)**

Le client effectue des exercices de relaxation toutes les 4 heures. **(13, 14)**

Le client utilise correctement les techniques visant à dégager les voies respiratoires. **(5)**

INTERVENTIONS DE L'INFIRMIÈRE

1. Évaluer et noter l'état respiratoire selon les règles de l'établissement de santé. Évaluer à nouveau sa respiration si l'état du client est instable.

2. Vérifier les signes vitaux au moins toutes les 4 heures.

3. Placer le client dans une position qui facilite l'expansion thoracique.

4. Changer le client de position au moins toutes les 2 heures pour déloger les sécrétions et pour permettre la ventilation de tous les champs pulmonaires.

5. Effectuer et montrer les techniques visant à dégager les voies respiratoires, selon l'ordonnance : ✧

a) Les exercices de toux et la technique de succion des sécrétions.

b) Le drainage postural.

c) La percussion.

6. Administrer les médicaments selon l'ordonnance. Évaluer et noter leur efficacité et leurs effets secondaires. ✧

7. Surveiller l'oxygénothérapie selon les règles de l'établissement de santé. ✧

8. Mesurer et noter les ingesta et les excreta avec précision.

9. Observer les signes de déshydratation ou de surcharge liquidienne. Les signaler immédiatement.

10. Assister le client dans les activités de la vie quotidienne, si nécessaire.

11. Planifier les soins de manière à permettre des périodes de repos.

12. Vérifier les données relatives aux gaz artériels. Aviser immédiatement si la PO_2 s'abaisse, si la PCO_2 s'élève. Envisager la possibilité d'une intubation endotrachéale ou d'une ventilation mécanique.

13. Montrer au client les techniques de relaxation (imagerie mentale, relaxation musculaire progressive, méditation) afin de réduire ses besoins en oxygène.

14. Aider et encourager le client à effectuer ces techniques de relaxation toutes les 4 heures.

INFORMATIONS À CONSIGNER

Les plaintes du client à propos de la dyspnée, des céphalées et de la nervosité qu'il éprouve.

La sensation de bien-être exprimée par le client.

Les observations concernant la condition physique du client.

L'efficacité des médicaments.

Les traitements administrés par l'infirmière.

Les réactions du client face aux interventions du médecin et de l'infirmière.

L'évaluation de chaque résultat escompté.

RISQUE ÉLEVÉ D'INTOLÉRANCE À L'ACTIVITÉ (1982)

DÉFINITION : Risque d'éprouver un manque d'énergie physique ou de force psychologique pour tolérer ou terminer les activités de la vie quotidienne que la personne doit ou souhaite accomplir.

FACTEURS DE RISQUE

Antécédents d'intolérance à l'activité
Mauvaise forme physique
Problèmes circulatoires ou respiratoires
Manque d'expérience face au type d'activité que le client doit effectuer
Immobilité*

---

* *Exemples de situations entraînant l'immobilité : grande douleur, diminution du niveau*
de conscience, alitement prolongé, repos au lit prescrit, immobilisation d'un membre
(plâtre, dispositif d'élongation, etc.)

RISQUE ÉLEVÉ DE SYNDROME D'IMMOBILITÉ

RÉSULTATS ESCOMPTÉS

Le client ne présente aucune diminution des capacités mentales, sensorielles et motrices. **(1, 2)**

Le client n'a aucun signe de formation d'un thrombus, de stase veineuse ou de modification de la fonction cardiovasculaire. **(2, 5, 6, 10, 17)**

Le client ne présente aucune diminution de l'expansion thoracique, du réflexe de la toux et de l'amplitude respiratoire, et aucun signe d'obstruction ou d'infection respiratoire. **(2, 8, 10, 11)**

Le client n'a aucun signe de constipation et maintient ses habitudes d'élimination intestinale. **(12, 13)**

Le client conserve un apport alimentaire, une hydratation et un poids adéquats. **(9, 14)**

Le client ne présente aucun signe de rétention ou d'infection urinaire ou de calculs rénaux. **(9, 12, 15)**

Le client maintient la force et le tonus musculaire ainsi que l'amplitude des mouvements articulaires et ne présente aucun signe de contracture. **(17)**

Le client ne présente aucune signe d'escarre de décubitus. **(3)**

Le client maintient l'intégrité des fonctions neurologique, cardiovasculaire, respiratoire, gastro-intestinale, génito-urinaire, musculo-squelettique et tégumentaire pendant la période d'inactivité. **(1, 18)**

INTERVENTIONS DE L'INFIRMIÈRE

1. Favoriser les contacts fréquents avec le personnel et procurer au client le matériel nécessaire pour qu'il puisse se divertir (revue, radio, télé) et se maintenir dans la réalité (calendrier, horloge).

2. Éviter les positions qui entraînent une pression prolongée sur les proéminences osseuses et une compression des vaisseaux sanguins. Changer le client de position au moins toutes les 2 heures en tenant compte des restrictions prescrites.

3. Examiner la peau à chaque quart de travail et protéger les régions du corps sujettes à l'irritation. Suivre les règles de l'hôpital sur la prévention et le traitement de l'escarre de décubitus.

4. Utiliser des dispositifs visant à réduire ou à stabiliser la pression (coussinet en mousse, matelas à gonflement alternatif, peau de mouton, lit spécial), tel qu'il est indiqué ou prescrit.

5. Mettre des bas élastiques au client; les enlever durant une heure, toutes les 8 heures.

6. Vérifier les résultats du coagulogramme. Administrer la thérapie anticoagulante, si prescrite. Observer les signes et symptômes de saignement.

7. Vérifier la température, la tension artérielle, le pouls et la respiration au moins toutes les 4 heures.

8. Montrer au client les exercices de respiration profonde, la technique de toux et l'usage du spiromètre de stimulation. Appliquer ces mesures toutes les 2 heures et surveiller le client dans l'application de ces techniques.

9. Encourager un apport liquidien de 2500 à 3500 ml/jour, sauf si contre-indication. Peser le client tous les jours et surveiller l'état hydrique (électrolytes et azote uréique sériques, créatininémie, ingesta et excreta toutes les 8 heures).

10. Ausculter les poumons et vérifier la fréquence, le rythme et l'amplitude respiratoires au moins toutes les 4 heures. Vérifier les résultats des gaz artériels, si indiqué.

11. Aspirer les sécrétions au besoin et selon l'ordonnance, pour dégager les voies respiratoires supérieures et stimuler le réflexe de toux; noter les caractéristiques des sécrétions.

12. Recueillir des données sur les habitudes et le mode d'élimination intestinale comme points de repère. Surélever la tête du lit et procurer de l'intimité au client pour déféquer.

INFORMATIONS À CONSIGNER

Les préoccupations du client et son évaluation des circonstances qui ont entraîné l'inactivité; la volonté d'accepter le traitement et d'y participer.

L'évaluation des systèmes et appareils de l'organisme.

Les interventions de l'infirmière portant sur les soins préventifs, les mesures de soutien et les traitements prescrits.

La compréhension du client de l'enseignement reçu et sa capacité de le mettre en pratique.

Les réactions du client face aux interventions de l'infirmière.

L'évaluation de chaque résultat escompté.

→

233

13. Demander au client de ne pas faire d'effort intense pour déféquer; administrer un émollient fécal, un suppositoire ou un laxatif prescrit et évaluer l'efficacité.

14. Offrir plusieurs petits repas au client, en tenant compte de ses goûts. Augmenter la consommation d'aliments riches en fibres, en protéines et en vitamine C. Limiter l'apport en calcium afin de réduire les risques de calculs rénaux.

15. Vérifier les caractéristiques de l'urine ainsi que l'apparition des signes d'infection urinaire (brûlement mictionnel, augmentation de la fréquence des mictions, envie pressante d'uriner). Obtenir un échantillon d'urine pour une uroculture, si prescrite.

16. Évaluer le niveau fonctionnel du client et l'encourager à participer aux soins selon ses capacités.

17. Effectuer des exercices passifs visant à maintenir l'amplitude des mouvements ou encourager l'exécution des exercices actifs au moins une fois par quart de travail. Montrer au client comment faire les exercices isotoniques et isométriques appropriés.

18. Prodiguer les soins d'hygiène ou aider le client à se les donner; bien assécher la peau et appliquer une crème lubrifiante pour l'empêcher de crevasser et pour prévenir l'infection.

RISQUE ÉLEVÉ DE DYSFONCTIONNEMENT NEUROVASCULAIRE PÉRIPHÉRIQUE (1992)

DÉFINITION : Risque élevé qu'une personne subisse une perturbation de la circulation, de la sensibilité ou de la motricité d'une extrémité.

FACTEURS DE RISQUE

Fracture
Compression d'origine mécanique (ex. : garrot, plâtre, attelle, pansement ou contention)
Chirurgie orthopédique
Traumatisme
Immobilisation
Brûlure
Occlusion vasculaire

RISQUE ÉLEVÉ DE DYSFONCTIONNEMENT NEUROVASCULAIRE PÉRIPHÉRIQUE

RÉSULTATS ESCOMPTÉS

Le client ne présente aucun signe ou symptôme de dysfonctionnement neurovasculaire périphérique à la suite d'un accident ou d'un traitement. (**1, 2, 3, 4, 5, 6, 7, 8, 9, 10, 11, 12, 13, 14, 15**)

Le client maintient une bonne circulation sanguine dans les membres atteints. (**2, 3, 4, 5, 6, 7, 8, 10, 12, 13, 14, 15**)

Le client peut sentir et bouger chaque doigt ou chaque orteil après la pose d'un plâtre, d'une attelle ou d'un appareil orthopédique. (**3, 4, 5, 6**)

Le client met en pratique les techniques d'alignement corporel. (**15**)

Le client et la personne significative comprennent les mesures préconisées pour éviter d'autres accidents et l'expriment clairement. (**16**)

Le client et la personne significative comprennent la nécessité d'aviser l'infirmière de tout symptôme de dysfonctionnement neurovasculaire et l'expriment clairement. (**17**)

Le client s'inscrit à un programme pour arrêter de fumer (au besoin). (**11**)

INTERVENTIONS DE L'INFIRMIÈRE

1. Noter si le client doit subir un traitement (intervention chirurgicale ou autre) qui accroît le risque de dysfonctionnement neurovasculaire périphérique.

2. Immobiliser les articulations juste au-dessus et en dessous d'une fracture probable, tout en laissant un espace pour permettre de prendre le pouls.

3. Évaluer la circulation du membre atteint avant la pose d'un plâtre, d'une attelle ou d'un appareil orthopédique. Après ces traitements, demander au client de bouger ses doigts ou ses orteils toutes les quatre heures, jusqu'à son congé.

4. Enlever les vêtements qui entourent la partie du membre fracturé. S'il y a une plaie, la nettoyer et faire un pansement stérile. Installer une attelle, un plâtre ou un appareil orthopédique. ✧

5. Suivre les règles de l'établissement de santé pour l'installation de garrots, de contentions et de diachylon.

6. Vérifier la position du membre atteint si l'on soupçonne un problème de compression nerveuse chez un client porteur d'un plâtre, d'une attelle ou d'un appareil orthopédique.

7. Placer le membre atteint plus haut que le cœur, après un traumatisme ou une intervention chirurgicale, de manière à pré-venir l'œdème. En cas d'augmentation de la pression dans la cavité articulaire, placer l'extrémité atteinte à la hauteur du cœur.

8. Entailler, fendre ou fenêtrer le plâtre et couper le rembourrage sous-jacent, selon les règles, s'il y a œdème.

9. Éviter d'injecter les médicaments neurotoxiques (comme la pénicilline G, l'hydrocortisone, l'anatoxine tétanique et le diazépam) dans le membre atteint. ✧

10. Éviter de placer le membre atteint en position de flexion.

11. Encourager le client à participer à un programme pour cesser de fumer, s'il y a lieu, sachant que la cigarette augmente le risque de complications neurovasculaires.

12. Prendre les mesures nécessaires pour aider le client à diminuer son anxiété. Le stress peut favoriser la vasoconstriction.

13. Administrer les vasodilatateurs prescrits, et en évaluer l'efficacité. ✧

14. Fournir au client de la documentation sur la fasciotomie si son état nécessite une telle intervention d'urgence.

15. Enseigner au client les techniques d'alignement corporel en position couchée ou assise ainsi que les mesures visant à prévenir l'œdème.

16. Discuter avec le client des causes de l'accident et des mesures à prendre pour éviter de tels accidents, s'il y a lieu.

17. Renseigner le client ou la personne significative sur les symptômes du dysfonctionnement neurovasculaire périphérique : engourdissement, picotement, douleur. Souligner au client la nécessité de communiquer avec le médecin si de tels symptômes apparaissaient après le départ de l'hôpital.

INFORMATIONS À CONSIGNER

Les résultats de l'évaluation neurovasculaire (données de base et changements observés).

La nature de la blessure ou du traitement.

Les maladies et interventions chirurgicales antécédentes.

Les symptômes de dysfonctionnement neurovasculaire signalés par le client ou la personne significative.

L'horaire des changements de position.

Les informations communiquées au client ou à la personne significative au moment du départ de l'hôpital.

L'évaluation de chaque résultat escompté.

5

Ce mode fonctionnel de santé se rapporte aux habitudes de sommeil, de repos et de relaxation du client. L'évaluation de ce mode de santé consiste à déterminer comment le client perçoit la qualité de son sommeil et de son repos, ainsi que les moyens qu'il utilise pour favoriser celle-ci. On doit aussi considérer les problèmes rapportés par le client et les actions qu'il entreprend pour y remédier.

Catégorie diagnostique contenue dans ce chapitre :
Perturbation des habitudes de sommeil

SOMMEIL ET REPOS

PERTURBATION DES HABITUDES DE SOMMEIL (1980)

DÉFINITION : Dérèglement des horaires de sommeil qui incommode la personne ou qui l'empêche d'avoir le mode de vie qu'elle désire.

CARACTÉRISTIQUES DÉTERMINANTES

MAJEURES :

Plaintes du client portant sur la difficulté à s'endormir et sur le fait de ne pas se sentir bien reposé

Réveil survenant plus tôt ou plus tard que désiré

Sommeil interrompu

MINEURES :

Modification du comportement ou du rendement :
  Irritabilité accrue
  Agitation
  Désorientation
  Léthargie
  Apathie
Signes physiques :
  Nystagmus léger et passager
  Léger tremblement des mains
  Ptose de la paupière
  Visage inexpressif
  Yeux cernés
  Bâillements fréquents
  Modification de la posture
Élocution difficile avec prononciation incorrecte et usage de termes impropres

FACTEUR ASSOCIÉ ou FACTEUR FAVORISANT

Perturbations sensorielles :
  Facteurs internes (maladie, stress psychologique)
  Facteurs externes (changements environnementaux, stimulation sociale)

PERTURBATION DES HABITUDES DE SOMMEIL reliée à des facteurs externes (ex. : changements environnementaux)

RÉSULTATS ESCOMPTÉS

Le client identifie les facteurs qui empêchent ou qui facilitent le sommeil. (**1, 2**)

Le client dort ____ heures sans interruption. (**3, 4, 5, 6**)

Le client se sent bien reposé. (**7**)

Le client ne présente aucun signe physique indiquant un manque de sommeil. (**8**)

Le client modifie sa diète et ses habitudes de manière à favoriser le sommeil (réduit la caféine, réduit la consommation d'alcool). (**9**)

Le client ne présente pas de changement de comportement relié à une perturbation du sommeil (irritabilité, agitation, léthargie, désorientation). (**3, 4, 5, 6, 7, 8**)

Le client effectue des exercices de relaxation au coucher. (**8**)

INTERVENTIONS DE L'INFIRMIÈRE

1. Demander au client d'identifier les facteurs environnementaux qui rendent le sommeil difficile.

2. Demander au client de préciser les changements qui seraient susceptibles de faciliter le sommeil.

3. Effectuer d'emblée tous les changements possibles qui conviennent au client (réduire le bruit, modifier l'éclairage, fermer la porte).

4. Planifier l'horaire de l'administration des médicaments de manière à permettre au client un repos maximal. Donner des diurétiques assez tôt en soirée si le client doit en recevoir afin que le pic d'action se produise avant le coucher.

5. Planifier les soins de manière à procurer au client ____ heures de sommeil ininterrompu, si possible.

6. Procurer au client les moyens qu'il utilise habituellement pour l'aider à s'endormir (oreiller, bain, massage, nourriture, boisson).

7. Demander au client chaque matin de décrire dans ses propres termes la qualité de son sommeil.

8. Montrer au client des techniques de relaxation (imagerie mentale, méditation, relaxation musculaire progressive) et les mettre en pratique avec lui au moment du coucher.

9. Recommander au client d'éliminer la caféine, de réduire la consommation d'alcool et d'éviter les aliments qui perturbent le sommeil (ex. : aliments épicés).

INFORMATIONS À CONSIGNER

Les plaintes du client concernant les troubles de sommeil.

Les sentiments exprimés par le client concernant le sommeil.

Les observations de l'infirmière portant sur les comportements indiquant un manque de sommeil.

Les interventions de l'infirmière visant à réduire la perturbation des habitudes de sommeil.

Les réactions du client face aux interventions de l'infirmière.

L'évaluation de chaque résultat escompté.

PERTURBATION DES HABITUDES DE SOMMEIL reliée à des facteurs internes (ex. : maladie, stress psychologique, thérapie médicamenteuse, altération du biorythme)

RÉSULTATS ESCOMPTÉS

Le client identifie les facteurs qui empêchent ou qui facilitent le sommeil. (1)
Le client dort _____ heures sans interruption. (2, 3, 4, 5, 6)
Le client dit être bien reposé. (7)
Le client ne présente aucun signe physique d'un manque de sommeil. (8)
Le client ne présente aucun changement de comportement relié à la perturbation du sommeil (irritabilité, agitation, léthargie, désorientation). (3, 4, 5, 6, 7, 8)
Le client effectue des exercices de relaxation au coucher. (8)

INTERVENTIONS DE L'INFIRMIÈRE

1. Donner au client la possibilité de discuter de toutes les inquiétudes susceptibles d'empêcher le sommeil.
2. Planifier les soins courants de manière à permettre au client de dormir _____ heures sans interruption.
3. Procurer au client les moyens qu'il utilise habituellement pour l'aider à s'endormir (oreiller, bain, massage, nourriture, boisson).
4. Créer un environnement calme, propice au sommeil (fermer les rideaux, réduire l'éclairage, fermer la porte).
5. Administrer les médicaments prescrits pour favoriser le sommeil. Évaluer et noter leur efficacité et leurs effets secondaires. ✧
6. Encourager le client à participer à des activités de divertissement, à un programme d'exercices durant la journée. Discuter avec lui de la relation entre l'exercice, l'activité et l'amélioration du sommeil. Déconseiller au client de faire des siestes trop fréquentes et trop longues.
7. Demander au client chaque matin de décrire, dans ses propres termes, la qualité de son sommeil.
8. Renseigner le client sur les techniques de relaxation (imagerie mentale, méditation, relaxation musculaire progressive) et les mettre en pratique avec lui au moment du coucher.

INFORMATIONS À CONSIGNER

Les plaintes du client concernant les troubles de sommeil.
L'amélioration du sommeil mentionnée par le client.
Les observations de l'infirmière portant sur les signes physiques et sur les comportements reliés aux troubles de sommeil.
Les interventions de l'infirmière visant à réduire la perturbation des habitudes de sommeil.
Les réactions du client face aux interventions de l'infirmière.
L'évaluation de chaque résultat escompté.

6

Ce mode fonctionnel de santé a trait aux capacités du client de percevoir, de comprendre, de mémoriser et de prendre des décisions à partir des informations provenant des milieux interne et externe. L'évaluation de ce mode de santé vise à déterminer l'état des cinq sens, le port d'appareil auditif ou d'aide visuelle, le degré de malaise ou de douleur, toute altération de la perception, de la capacité de comprendre, de prendre des décisions et de porter des jugements. De plus, on doit chercher à découvrir les moyens utilisés par le client pour compenser ses déficits ou soulager sa douleur.

Catégories diagnostiques contenues dans ce chapitre :

Altération de la perception sensorielle (préciser : auditive, gustative, kinesthésique, olfactive, tactile, visuelle)

Altération des opérations de la pensée

Conflit décisionnel (préciser)

Douleur

Douleur chronique

Manque de connaissances (préciser)

Négligence de l'hémicorps (droit ou gauche)

COGNITION ET PERCEPTION

ALTÉRATION DE LA PERCEPTION SENSORIELLE (préciser : auditive, gustative, kinesthésique, olfactive, tactile, visuelle) (1978, révisé en 1980)

DÉFINITION : Modification de l'organisation ou de la quantité des stimuli captés par les sens qui entraîne une diminution, une exagération ou une déformation de la réaction à ces stimuli.

CARACTÉRISTIQUES DÉTERMINANTES

Désorientation spatio-temporelle ou incapacité de reconnaître les personnes
Diminution de la capacité d'abstraction
Diminution de la capacité de conceptualisation
Modification de l'habileté à résoudre un problème
Modification de l'acuité sensorielle (signalée par le client ou mesurée par l'infirmière)
Modification de la façon de se comporter, *diminution des rapports sociaux*
Modification de la réaction habituelle aux stimuli
Signes de perturbation de l'image corporelle
Altération des modes de communication, *diminution de l'expression faciale*
Anxiété
Apathie
Agitation
Irritabilité

AUTRES CARACTÉRISTIQUES POSSIBLES :
Plaintes de fatigue
Modification de la tension musculaire
Altération de la posture
Réactions inadéquates
Hallucinations
Réactions émotionnelles exagérées
Retrait
Pensées étranges
Dépression
Colère

FACTEURS ASSOCIÉS ou FACTEURS FAVORISANTS

Stimulation environnementale excessive ou insuffisante
Altération de la réception, de la transmission ou de l'intégration des stimuli
Déséquilibre chimique endogène (électrolytes) ou exogène (médicaments ou autres)
Stress psychologique

ALTÉRATION DE LA PERCEPTION SENSORIELLE reliée à une hyperstimulation de l'environnement

RÉSULTATS ESCOMPTÉS

Le client est toujours capable de se situer dans le temps, dans l'espace et de reconnaître les personnes. **(1, 3, 4)**
Le client verbalise qu'il est moins anxieux et moins irritable. **(2, 3, 4, 5, 6)**
Le client communique avec lucidité. **(2, 3, 4)**
Le client reconnaît les stimuli sensoriels excessifs. **(7, 8, 11)**
Le cycle habituel de sommeil et d'éveil est rétabli. **(7, 10)**
Le client identifie les moyens visant à réduire la surcharge sensorielle. **(8, 9, 11)**
Le client a un comportement adaptatif efficace lorsqu'une situation présente une surcharge sensorielle (ex. : se retire dans sa chambre et ferme la porte en raison du bruit). **(8, 9, 11)**

INTERVENTIONS DE L'INFIRMIÈRE

1. Ramener le client à la réalité :
a) L'appeler par son nom.
b) Se nommer.
c) Communiquer fréquemment au client des informations concernant le lieu, la date et l'heure.
d) Situer le client dans l'environnement en lui nommant ce qu'il voit, ce qu'il entend et les odeurs qu'il perçoit.
2. Créer une atmosphère sécurisante, réduire les bruits excessifs et les lumières vives, et s'assurer que la chambre est en ordre.
3. Respecter les réactions du client face aux stimuli. Éviter de réfuter ses hallucinations ou ses illusions. Ne pas ridiculiser le client ou le taquiner.
4. Aider le client à interpréter correctement les stimuli de l'environnement : « Vous êtes à l'hôpital », « Je suis l'infirmière », « Vous entendez un chariot passer dans le corridor ».
5. Aménager l'environnement afin qu'il reflète le plus possible la réalité (éteindre ou baisser les lumières au coucher, laisser entrer la lumière du jour dans la chambre, procurer au client un réveille-matin et un calendrier, mettre à son chevet des photos d'êtres chers).
6. Expliquer le but des interventions, des tests, des équipements spéciaux et des bruits inhabituels (ex. : alarmes). Préparer le client aux interventions.
7. Regrouper les techniques de soins et les traitements. Ne pas déranger inutilement le client. Éviter de le faire sursauter en l'abordant toujours d'une manière douce et calme.
8. Aider le client à employer les stratégies d'adaptation habituelles lorsque survient une surcharge sensorielle (ex. : parler à quelqu'un).
9. Renseigner le client sur les moyens de réduire la surcharge sensorielle (fermer la télé, se retirer d'un environnement stimulant).
10. Encourager le client à adopter un mode de sommeil régulier et à utiliser les moyens habituellement requis pour faciliter le sommeil (ex. : prendre un verre de lait ou un bain chaud avant de se coucher).
11. Encourager la famille ou la personne significative à visiter le client fréquemment, après leur avoir donné les explications nécessaires pour les aider à comprendre la condition du client.

INFORMATIONS À CONSIGNER

Les inquiétudes exprimées par le client et la famille ou la personne significative concernant la surcharge sensorielle.
Les observations de l'infirmière sur la capacité du client de se situer dans le temps, dans l'espace et de reconnaître les personnes, sur sa réaction aux stimuli de l'environnement, sur son niveau d'anxiété et sur son mode de sommeil.
Les réactions du client et de la famille ou de la personne significative aux interventions de l'infirmière.
Les informations communiquées au client et sa capacité de maîtriser la surcharge sensorielle.
L'évaluation de chaque résultat escompté.

ALTÉRATION DE LA PERCEPTION SENSORIELLE reliée à une insuffisance de stimuli provenant de l'environnement

RÉSULTATS ESCOMPTÉS

Le client porte des lunettes ou un appareil auditif, si nécessaire. (**1**)

Le client est toujours capable de se situer dans le temps, dans l'espace et de reconnaître les personnes. (**2**)

Le client est en sécurité là où il se trouve. (**3**)

Le client réagit aux stimuli de l'environnement (ex. : suit avec les yeux le mouvement de la main). (**3, 4, 5, 6**)

Le client et la famille ou la personne significative comprennent les exercices de stimulation sensorielle et l'expriment clairement. (**5, 6, 7, 8**)

Le client et la famille ou la personne significative participent activement au choix de méthodes visant à prévenir la privation sensorielle ou l'isolement. (**7, 8**)

INTERVENTIONS DE L'INFIRMIÈRE

1. Aider et encourager le client à porter ses lunettes, son appareil auditif, etc.

2. Ramener le client à la réalité :

a) L'appeler par son nom.

b) Se nommer.

c) Communiquer fréquemment au client des informations concernant le lieu, l'heure et la date.

d) Situer le client dans l'environnement en lui nommant ce qu'il voit et ce qu'il entend.

e) Utiliser des écriteaux comme repères visuels indiquant TOILETTES ou le nom du client sur sa porte.

f) Coller la photo du client sur sa porte de chambre s'il est désorienté et qu'il circule dans le passage.

g) Placer des objets contrastants par rapport aux couleurs de sa chambre afin que le client s'y repère plus facilement.

3. Modifier l'environnement de manière à compenser le déficit sensoriel :

a) Donner au client une vue d'ensemble de son environnement en disposant son lit de façon appropriée.

b) Inciter la famille à apporter au client quelques objets familiers (livres, cartes, photos).

c) Ranger toujours au même endroit les effets personnels du client afin de favoriser un sentiment d'identité.

d) Mettre en place des mesures de sécurité, si nécessaire (veilleuse, sonnette d'appel à portée de la main, ridelles levées).

4. Communiquer à la famille ou à la personne significative et au personnel soignant le degré de réaction du client face aux stimuli de l'environnement (ex. : suivre des yeux le mouvement de la main); le noter au plan de soins et le mettre à jour, si nécessaire.

5. Converser avec le client pendant qu'on lui prodigue des soins; inciter la famille ou la personne significative à discuter avec le client des événements passés et présents. Visiter le client au cours de la journée et à des heures fixes afin de lui éviter l'isolement.

6. Sélectionner les émissions à la télé ou à la radio selon les goûts du client; ouvrir fréquemment la télé ou la radio, mais pour de courtes périodes seulement.

7. Tenir la main du client lorsque vous lui parlez. Discuter avec lui, sa famille ou la personne significative de sujets qui l'intéressent. Se procurer le matériel nécessaire (ex. : livres-cassettes).

8. Aider le client et la famille ou la personne significative à planifier de courtes sorties à l'extérieur de l'hôpital. Renseigner le client et la famille ou la personne significative sur les soins requis concernant les déplacements, l'élimination, l'alimentation, l'aspiration des sécrétions, etc. S'assurer que l'endroit où le client reçoit ses visiteurs est accessible.

INFORMATIONS À CONSIGNER

Les inquiétudes exprimées par le client et par la famille ou la personne significative concernant la privation sensorielle.

Les observations de l'infirmière sur la capacité du client de se situer dans le temps, dans l'espace et de reconnaître les personnes, sur sa réaction aux stimuli de l'environnement et sur sa sécurité.

Les réactions du client et de la famille ou de la personne significative aux interventions de l'infirmière.

L'évaluation de chaque résultat escompté.

ALTÉRATION DE LA PERCEPTION SENSORIELLE (auditive) reliée à des changements dans la réception, la transmission et l'intégration sensorielles

RÉSULTATS ESCOMPTÉS

Le client discute des conséquences de sa perte auditive sur son mode de vie. (1, 2)

Le client est toujours capable de se situer dans le temps, dans l'espace et de reconnaître les personnes. (3, 4, 5)

Le client exprime un sentiment de bien-être et de sécurité. (3, 6, 7)

Le client s'intéresse à nouveau à ce qui l'entoure. (4, 5)

Le client compense sa perte d'audition par les signes, les gestes, la lecture sur les lèvres et par le port d'un appareil auditif. (2, 8)

Le client a l'intention de recourir aux organismes communautaires qui faciliteront son adaptation à la perte auditive. (9)

INTERVENTIONS DE L'INFIRMIÈRE

1. Donner au client la possibilité d'exprimer ses sentiments concernant sa perte de l'ouïe. Se montrer disponible pour l'écouter sans toutefois le forcer à parler.

2. Trouver des moyens efficaces pour communiquer avec le client (gestes, mots écrits, signes, lecture sur les lèvres). Encourager le client à porter son appareil auditif, s'il y a lieu.

3. Communiquer au client des informations claires et concises sur les traitements ou sur les interventions sans toutefois lui donner trop de détails. Se placer devant le client lorsqu'on lui parle; bien articuler les mots, les prononcer lentement sur un ton normal; éviter de mettre les mains devant la bouche lorsqu'on lui parle. Délimiter le contour de sa bouche en appliquant du rouge à lèvres.

4. Utiliser des stimuli tactiles et visuels pour compenser la perte de l'ouïe afin de procurer une stimulation sensorielle. Encourager la famille à apporter au client des objets familiers.

5. Ramener le client à la réalité afin d'améliorer l'interaction entre l'infirmière et lui s'il est confus ou désorienté.

6. S'assurer que les autres professionnels de la santé sont conscients de la perte de l'ouïe chez le client. Noter cette information au Kardex et sur la couverture du dossier.

7. Répondre à la sonnette d'appel du client en se rendant sans tarder à sa chambre. Lui assigner toujours le même personnel soignant, si possible.

8. Renseigner le client sur les moyens qui lui permettront de s'adapter à sa perte de l'ouïe; lui montrer comment entretenir son appareil auditif et comment prendre les mesures de sécurité ou de protection afin d'éviter des dommages matériels ou des blessures (amplificateur ou voyant installé sur l'appareil téléphonique, repères visuels dans l'environnement).

9. Diriger le client vers les organismes communautaires appropriés (ex. : au Québec : Centre québécois de la déficience auditive; en France : Confédération nationale des sourds) pour faciliter son adaptation. Encourager la famille ou la personne significative à aider le client à s'adapter.

INFORMATIONS À CONSIGNER

Les sentiments exprimés par le client concernant sa perte auditive.

Les observations de l'infirmière sur le comportement du client, sur sa réaction face à la perte de l'audition et sur le port d'un appareil auditif.

L'enseignement donné au client concernant les mesures de sécurité, de protection, et son intention de recourir aux ressources appropriées.

Les réactions du client face aux interventions de l'infirmière.

L'évaluation de chaque résultat escompté.

ALTÉRATION DE LA PERCEPTION SENSORIELLE (auditive) reliée à des changements dans la réception, la transmission ou l'intégration des stimuli (chez la personne agée)

RÉSULTATS ESCOMPTÉS

Le client comprend que la baisse de l'acuité auditive est associée au processus de vieillissement. (1)

Le client exprime ses sentiments par rapport à son déficit auditif et à ses conséquences sur son mode de vie. (2, 9)

Le client fait une démonstration de l'utilisation des appareils auditifs. (10)

Le client compense sa perte d'audition par la lecture sur les lèvres, les signes et l'écriture. (3)

Le client se montre intéressé à faire partie de groupes de soutien. (11)

Le client prend des mesures pour faciliter la communication lorsque c'est possible, en réduisant le bruit de fond ou en regardant les lèvres de son interlocuteur, par exemple. (3, 4, 5, 6, 7, 8, 12)

INTERVENTIONS DE L'INFIRMIÈRE

1. Fournir au client de l'information sur la perte progressive de l'audition due au vieillissement (presbyacousie).

2. Amener le client à exprimer ses sentiments par rapport à sa perte auditive.

3. Utiliser la communication écrite (cartes et listes de mots) et la communication visuelle (langage par signes, gestes, expressions faciales) quand on effectue les soins quotidiens.

4. Éliminer les bruits de fond, comme la télé, le climatiseur, la radio, les ventilateurs et le babillage lorsqu'on s'adresse au client.

5. Ramener le client vers le sujet de la conversation; lui parler lentement et distinctement.

6. Parler au client sur un ton normal avec un débit modéré.

7. Se tenir en face du client et prononcer clairement les mots, particulièrement les consonnes.

8. Reformuler les phrases que le client a de la difficulté à comprendre.

9. Encourager le client à participer à des activités comme les jeux de cartes ou de dames, qui requièrent peu de communication orale.

10. Décrire au client les différents types d'appareils auditifs et lui expliquer en quoi consiste leur entretien.

11. Fournir au client de l'information sur les groupes de soutien appropriés.

12. Informer les autres membres de l'équipe du déficit auditif du client. Leur faire comprendre que la « surdité sélective » peut provenir de facteurs comme une diminution de la capacité d'entendre les hautes fréquences. Leur expliquer que la fatigue ou des distractions provenant de l'environnement peuvent aggraver temporairement les troubles auditifs.

INFORMATIONS À CONSIGNER

Les sentiments exprimés par le client concernant son déficit auditif.

Les comportements du client qui témoignent de sa réaction face à la perte auditive.

Les interventions de l'infirmière visant à aider le client à s'adapter à son déficit auditif.

L'enseignement donné au client, y compris les explications sur la perte auditive, l'entretien des appareils auditifs et les moyens de communication pouvant compenser la perte auditive.

Les réactions du client face aux interventions de l'infirmière.

L'évaluation de chaque résultat escompté.

ALTÉRATION DE LA PERCEPTION SENSORIELLE (visuelle) reliée à des changements dans la réception, la transmission et l'intégration sensorielles

RÉSULTATS ESCOMPTÉS

Le client discute des conséquences de sa perte visuelle sur son mode de vie. (**1**)

Le client se sent plus à l'aise, en sécurité et en confiance. (**2, 3, 4, 5, 8, 9, 10, 11**)

Le client est toujours capable de se situer dans le temps, dans l'espace, et de reconnaître les personnes. (**6, 7, 8, 9**)

Le client s'intéresse à nouveau à ce qui l'entoure. (**6, 7**)

La vision du client s'améliore. (**12**)

Le client compense sa perte visuelle par l'utilisation de moyens adaptatifs. (**6, 13**)

Le client a l'intention de recourir à des organismes de soutien. (**14**)

INTERVENTIONS DE L'INFIRMIÈRE

1. Donner au client la possibilité d'exprimer ses sentiments concernant sa perte visuelle (ex. : ses conséquences sur son mode de vie). Se montrer disponible pour l'écouter sans toutefois le forcer à parler.

2. Procurer au client un environnement sécuritaire en enlevant tout mobilier ou autres objets. Orienter le client dans sa chambre.

3. Laisser le client organiser la disposition de sa chambre s'il y a déjà cécité au moment de l'admission; l'accompagner à la salle de bains et aux endroits clés jusqu'à ce qu'il se soit familiarisé avec les lieux. Prendre les dispositions nécessaires pour satisfaire les besoins du chien (alimentation, exercice et élimination), si le client a un chien guide.

4. Disposer le lit du client de façon à lui donner une vue d'ensemble maximale de son environnement. Aborder un client, en présence d'hémianopsie, du côté où la perception visuelle est intacte et placer les objets de ce même côté; lui demander de se familiariser avec son environnement afin de connaître le plus de repères visuels possibles. Fermer un œil à l'aide d'un cache-œil en présence de diplopie.

5. Signaler constamment au client lorsqu'on entre ou sort de sa chambre et se présenter devant lui.

6. Utiliser des stimuli tactiles, auditifs et gustatifs afin de compenser la perte visuelle et procurer ainsi une stimulation sensorielle. Procurer au client, selon ses goûts, des livres imprimés en gros caractères, des livres-cassettes, etc.

7. Ramener le client à la réalité afin d'améliorer l'interaction entre l'infirmière et lui s'il est confus ou désorienté.

8. Communiquer au client des informations claires et concises sur les traitements et les techniques de soins, sans toutefois lui donner trop de détails. Se placer devant le client lorsqu'on lui parle; bien articuler les mots, les prononcer lentement, sur un ton normal.

9. Encourager la famille et les amis à visiter le client et à lui apporter des objets familiers.

10. S'assurer que les autres professionnels de la santé sont au courant de la perte de vision chez le client. Noter cette information au Kardex et sur la couverture du dossier, ou l'afficher bien en vue dans la chambre du client.

11. Montrer au client comment utiliser la sonnette d'appel et y répondre sans tarder. Assurer la continuité des soins au client en lui assignant, si possible, toujours le même personnel soignant.

INFORMATIONS À CONSIGNER

Les sentiments du client concernant les déficits visuels.

Les observations de l'infirmière sur le comportement du client, sur sa réaction au déficit visuel et sur l'utilisation d'appareils ou de moyens adaptatifs.

Les informations communiquées au client sur les mesures de sécurité ou de protection, sur les stratégies d'adaptation et sur les soins postopératoires.

L'intention du client et de la famille ou de la personne significative de recourir à des organismes de soutien.

Les réactions du client aux interventions de l'infirmière.

L'évaluation de chaque résultat escompté.

→

12. Procurer les soins prescrits au client qui a subi une intervention chirurgicale au niveau de l'œil. Demander au client d'éviter les activités qui produisent une augmentation de la pression intra-oculaire (incliner la tête, se pencher, mettre et enlever le bassin, tousser, vomir). Administrer les médicaments prescrits en postopératoire et évaluer leur efficacité. Signaler tout effet secondaire. ✧

13. Renseigner le client sur les moyens qui lui permettront de s'adapter à la perte de la vision; sur l'entretien des appareils adaptatifs (lunettes, verres grossissants, verres de contact, prothèse oculaire); sur l'application de gouttes ophtalmiques, et communiquer des informations sur ces médicaments (nom du produit, dosage, action thérapeutique et effets secondaires).

14. Diriger le client et la famille vers des organismes communautaires (au Québec : Association canadienne pour les aveugles; en France : Institut national des jeunes aveugles; autres services communautaires ou groupes de soutien).

ALTÉRATION DE LA PERCEPTION SENSORIELLE (visuelle) reliée à des changements dans la réception, la transmission ou l'intégration des stimuli (chez la personne agée)

RÉSULTATS ESCOMPTÉS

Le client discute des conséquences de la perte visuelle sur son mode de vie. (1, 2, 3, 4, 5, 6, 7, 8, 9, 10, 12)

Le client dit se sentir à l'aise, en sécurité et en confiance. (3, 4, 5, 9, 10, 11)

Le client s'intéresse à ce qui l'entoure. (3, 4, 5, 8, 9, 11, 12)

Le client utilise des moyens adaptatifs pour compenser la perte de vision. (3, 4, 5, 6, 7, 8, 10, 11, 12)

INTERVENTIONS DE L'INFIRMIÈRE

1. Expliquer au client comment le vieillissement affecte l'oeil (presbyopie).

2. Inciter le client à subir un examen annuel de la vue.

3. Installer des veilleuses dans la chambre du client. Ajuster l'éclairage de façon à éviter les transitions brutales entre l'ombre et la clarté.

4. Assurer au client un éclairage suffisant pour effectuer ses activités de la vie quotidienne.

5. Ajuster l'éclairage de façon à réduire les reflets en provenance de surfaces luisantes comme les murs et le papier glacé des revues.

6. N'utiliser que des couleurs vives de teintes contrastantes pour étiqueter les médicaments.

7. Utiliser des textes écrits en gros caractères noirs pour l'enseignement.

8. Procurer au client des articles tels une horloge, un calendrier et un clavier de téléphone munis de gros caractères.

9. Discuter avec le client avant d'effectuer tout réaménagement des meubles et autres objets.

10. Installer des rubans adhésifs de couleur voyante sur le bord des tables de chevet.

11. Toucher le client pour lui montrer qu'on l'écoute.

12. Fournir au client du matériel conçu pour les personnes qui ont un déficit visuel, comme des livres imprimés en gros caractères et des loupes.

INFORMATIONS À CONSIGNER

Les sentiments exprimés par le client concernant son déficit visuel.

Les comportements du client qui témoignent de sa réaction face au déficit visuel.

Les observations de l'infirmière sur le port de l'appareil auditif.

L'enseignement donné et les réactions du client face à cet enseignement.

Les réactions du client face aux interventions de l'infirmière.

L'évaluation de chaque résultat escompté.

ALTÉRATION DES OPÉRATIONS DE LA PENSÉE (1973)

DÉFINITION : Perturbation des opérations et des activités cognitives.

CARACTÉRISTIQUES DÉTERMINANTES

Interprétation erronée de l'environnement
Dissonance cognitive
Distractivité
Perte ou problèmes de mémoire
Égocentrisme
Hypervigilance ou hypovigilance
Diminution de la capacité de saisir les idées
Diminution de la capacité de prendre des décisions, de résoudre des problèmes, de raisonner, de calculer, d'abstraire ou de conceptualiser
Incapacité de suivre les directives
Diminution de la durée de l'attention
Désorientation dans le temps et dans l'espace; désorientation face aux circonstances et aux événements; incapacité de reconnaître des personnes
Perte de la mémoire des faits immédiats, récents ou éloignés
Illusions, hallucinations
Fabulation
Comportement social inapproprié
Troubles du sommeil
Affect inapproprié

AUTRE CARACTÉRISTIQUE POSSIBLE :
Pensée incohérente, non fondée sur la réalité

FACTEURS ASSOCIÉS

(Non répertoriés par la NANDA)

Facteurs organiques :
  Dépendance chimique (aiguë ou chronique)
  Causes physiologiques (déshydratation, hypoxie, etc.)
  Processus pathologiques (insuffisance rénale ou hépatique chronique, maladie d'Alzheimer, etc.)
  Difficultés d'apprentissage non compensées
Facteurs psychogéniques :
  Absence d'un réseau de soutien
  Mauvais traitements (sexuels, émotionnels, physiques)
  Crise développementale non résolue
  Crises d'anxiété difficiles à maîtriser
  Troubles psychiatriques (schizophrénie, maladie à forme bipolaire, etc.)
  Deuil non résorbé

ALTÉRATION DES OPÉRATIONS DE LA PENSÉE reliée à des causes physiologiques

RÉSULTATS ESCOMPTÉS

Le client est en sécurité et à l'abri des blessures. (**1, 4, 7, 8, 11**)

Le client demeure conscient de son besoin d'assistance. (**4, 5, 7, 11**)

Le client est toujours capable de se situer dans le temps, dans l'espace, et de reconnaître les personnes. (**2, 3, 6, 7, 9, 13**)

Le client effectue les activités de la vie quotidienne avec la collaboration d'une tierce personne. (**10, 11, 12**)

Les résultats des analyses de laboratoire sont dans les limites de la normale. (**1**)

Les processus mentaux du client sont restaurés à la suite du traitement.

La famille ou la personne significative reconnaît chez le client les manifestations d'une confusion totale ou partielle. (**13, 14, 15**)

La famille ou la personne significative prend les dispositions nécessaires pour assurer les soins du client à la maison. (**16**)

INTERVENTIONS DE L'INFIRMIÈRE

1. Vérifier et noter les signes vitaux toutes les 4 heures, les signes neurologiques toutes les 8 heures, et noter les résultats de laboratoire chaque jour (taux de glucose et d'alcool dans le sang, gaz artériels, électrolytes).✧

2. Appliquer le plan médical prescrit pour traiter les causes sous-jacentes à la détérioration de l'état mental.✧

3. S'adresser au client en l'appelant par son nom et se nommer.

4. Donner au client des explications courtes et simples chaque fois que l'on s'adresse à lui.

5. Planifier les soins de manière à lui procurer des moments de tranquillité.

6. Situer le client en l'informant fréquemment sur l'heure, le lieu et la date. Disposer un réveille-matin et un calendrier bien à la vue du client.

7. Ranger toujours les objets au même endroit dans la chambre du client, si possible.

8. Employer les mesures de sécurité appropriées afin d'éviter que le client ne se blesse. Éviter l'usage de contention, si possible.

9. Demander à la famille ou à la personne significative d'apporter des photos (inscrire au verso le nom de la personne et son lien avec le client), quelques objets familiers et des cartes.

10. Planifier les activités quotidiennes du client et en respecter le plan le plus possible.

11. Parler lentement et distinctement. Prendre le temps nécessaire pour répondre aux questions du client.

12. Encourager le client à effectuer ses activités de la vie quotidienne. Être patient et précis en lui donnant les explications. Lui accorder le temps nécessaire pour accomplir chacune des tâches.

13. Encourager le client et la famille ou la personne significative à discuter de sujets qui leur sont familiers.

14. Soutenir la famille ou la personne significative dans leurs efforts pour interagir avec le client.

15. Accorder du temps à la famille ou à la personne significative, avant et après les visites, pour qu'elle puisse exprimer ses sentiments.

16. Diriger la famille ou la personne significative vers des organismes de soutien afin de planifier les soins du client après son congé.

INFORMATIONS À CONSIGNER

Les communications verbales du client.

Les observations portant sur les comportements du client indiquant une altération des opérations de la pensée.

Les interventions de l'infirmière portant sur l'aide apportée au client pour le maintenir dans la réalité.

Les réactions observées chez le client à la suite des interventions de l'infirmière.

L'évaluation de chaque résultat escompté.

ALTÉRATION DES OPÉRATIONS DE LA PENSÉE reliée à la perte de la mémoire

RÉSULTATS ESCOMPTÉS

Le client est toujours capable de se situer dans le temps, dans l'espace, et de reconnaître les personnes. (3, 5)

Le client ne subit aucun dommage, aucune blessure. (1, 4, 7)

Le client maintient son état de santé habituel. (1, 2)

Le client et la famille ou la personne significative expriment leurs inquiétudes. (6, 8, 11)

La famille ou la personne significative comprend les soins dont le client a besoin et l'exprime clairement. (6, 7, 10)

La famille ou la personne significative a des comportements adaptatifs appropriés. (6, 9, 11)

La famille ou la personne significative identifie les organismes de santé appropriés. (11)

INTERVENTIONS DE L'INFIRMIÈRE

1. Observer chez le client les opérations de la pensée à chaque quart de travail. Noter et signaler tout changement.

2. Effectuer le traitement prescrit pour corriger la condition sous-jacente à l'altération des opérations de la pensée; évaluer les progrès. Signaler toutes les réactions du client au traitement (bénéfiques ou indésirables).

3. Ramener le client à la réalité, si nécessaire :

a) L'appeler par son nom.

b) Se nommer.

c) Situer le client en l'informant fréquemment du lieu, de la date et de l'heure à l'aide d'un calendrier, d'un réveille-matin ou d'une affiche.

d) Améliorer sa perception de l'environnement en nommant, entre autres, les stimuli visuels, auditifs et olfactifs.

e) Ranger toujours les objets au même endroit.

f) Utiliser la télé ou la radio dans le but précis d'améliorer la perception de la réalité du client.

g) Demander à la famille ou à la personne significative d'apporter des photos (inscrire au verso le nom de la personne et son lien avec le client), quelques objets familiers et des cartes.

4. Procurer au client un environnement bien structuré. Dresser une liste des activités quotidiennes et l'afficher dans sa chambre. Communiquer à tout le personnel le niveau de capacité du client afin de lui assurer une continuité dans les soins et de préserver son autonomie.

5. Accorder tous les jours du temps au client pour l'encourager à se remémorer ses souvenirs et à discuter des événements passés.

6. Faire discrètement une observation au client lorsqu'un comportement présente une faute, le conduire à sa chambre et l'encourager à adopter un autre comportement.

7. Surveiller étroitement le client afin d'éviter qu'il ne s'égare ou ne se blesse. Coller sa photo ou son nom sur la porte de la chambre. Renseigner la famille ou la personne significative sur les mesures visant à maintenir un environnement sécuritaire lorsque le client sera de retour à la maison.

8. Encourager le client à exprimer ses inquiétudes concernant sa perte de mémoire.

INFORMATIONS À CONSIGNER

Les inquiétudes exprimées par le client et la famille ou la personne significative concernant le problème.

Les observations de l'infirmière concernant l'altération des opérations de la pensée et les réactions du client face au traitement et aux interventions.

Les informations communiquées à la famille ou à la personne significative; leur compréhension des informations reçues et leur capacité de soigner le client.

Les démarches faites pour diriger le client vers des organismes communautaires.

L'évaluation de chaque résultat escompté.

9. Aider la famille ou la personne significative à développer les comportements adaptatifs nécessaires pour s'occuper du client.

10. Faire la démonstration à la famille ou à la personne significative des techniques permettant d'améliorer la perception de la réalité; leur faire recommencer les techniques en présence de l'infirmière jusqu'à ce qu'elles soient bien exécutées.

11. Aider la famille à identifier (ou la diriger vers) des groupes de soutien (au Québec : Société Alzheimer, Association canadienne de guérison des attaques d'apoplexie; en France : Union nationale des amis et familles de malades mentaux, Association pour aider les psychiatrisés) susceptibles de l'aider à s'adapter aux conséquences de la maladie.

CONFLIT DÉCISIONNEL (préciser) (1988)

DÉFINITION : Incertitude quant à la ligne de conduite à adopter lorsque le choix entre différentes solutions implique un risque, une perte ou une remise en question des valeurs personnelles.

CARACTÉRISTIQUES DÉTERMINANTES

MAJEURES :

Incertitude quant au choix à faire (exprimée par le client)
Entrevoit les conséquences indésirables des différentes solutions envisagées
Hésitation à choisir entre plusieurs possibilités
Prise de décision remise à plus tard

MINEURES :

Sentiment d'être bouleversé lorsqu'il doit prendre une décision
Égocentrisme
Signes physiques de détresse ou de tension : augmentation de la fréquence cardiaque, accroissement de la tension musculaire, agitation, etc.
Remet en question ses valeurs personnelles et ses croyances lorsqu'il doit prendre une décision

FACTEURS ASSOCIÉS ou FACTEURS FAVORISANTS

Valeurs ou croyances personnelles mal définies
Impression que le système de valeurs est menacé
Manque d'expérience ou interférence face au processus décisionnel
Manque d'information pertinente
Insuffisance du réseau de soutien
Sources de renseignements divergentes ou multiples

CONFLIT DÉCISIONNEL (préciser) relié à la perception d'une menace à son système de valeurs

RÉSULTATS ESCOMPTÉS

Le client exprime ses sentiments face à la situation actuelle. (1, 2)

Le client discute de ses préoccupations concernant le conflit potentiel entre son système de valeurs et la possibilité de recourir à tel type de traitement. (1, 2)

Le client identifie les conséquences désirables et indésirables des traitements offerts. (3)

Le client prend des décisions concernant ses activités quotidiennes. (4)

Le client accepte l'aide de sa famille, de ses amis, d'un membre du clergé et de toute autre personne pouvant lui offrir un soutien (5, 7)

Le client se dit à l'aise et capable de faire un choix approprié et rationnel selon ses valeurs personnelles. (6)

INTERVENTIONS DE L'INFIRMIÈRE

1. Visiter le client fréquemment et l'encourager à exprimer ses sentiments tout en évitant de le juger.

2. Reconnaître les valeurs et les croyances du client; être à l'écoute de ses préoccupations concernant le dilemme actuel.

3. Aider le client à comprendre en quoi consiste les traitements offerts et leurs conséquences possibles.

4. Aider le client à prendre des décisions concernant ses activités quotidiennes.

5. Encourager la famille, les personnes significatives ou un membre du clergé à visiter le client et favoriser l'intimité pendant ces visites.

6. Respecter le droit du client de choisir en fonction de ses valeurs, de ses croyances religieuses ou de son orientation sexuelle.

7. Encourager le client à poursuivre ses pratiques religieuses pendant son hospitalisation.

INFORMATIONS À CONSIGNER

Les données recueillies sur le système de valeurs du client.

Les sentiments et les préoccupations du client concernant la situation actuelle.

Le niveau de fonctionnement cognitif, émotionnel et comportemental.

Les interventions de l'infirmière pour aider le client à résoudre le conflit.

Les réactions du client face aux interventions de l'infirmière.

L'évaluation de chaque résultat escompté.

DOULEUR (1978)

DÉFINITION : Souffrance intense ou sensation de malaise ressentie et exprimée par la personne.

CARACTÉRISTIQUES DÉTERMINANTES

Subjective :
Description de la douleur (verbalement ou d'après un code)

Objectives :
Comportement défensif ou protecteur (*ex. : protéger une partie de son corps*)
Est centré sur soi
Est concentré sur sa douleur (altération de la perception du temps, retrait de tout contact social, altération des opérations de la pensée)
Comportements de diversion (gémir, pleurer, se promener de long en large, rechercher des activités ou la présence d'autrui, s'agiter)
Masque de douleur (yeux ternes, air abattu, visage figé ou animé de mouvements saccadés, grimaces)
Altération du tonus musculaire (pouvant aller de la flaccidité à la rigidité)
Réactions neurovégétatives absentes dans la douleur chronique stable (diaphorèse, augmentation ou diminution de la tension artérielle et du pouls, dilatation pupillaire, augmentation ou diminution de la fréquence respiratoire)

FACTEUR ASSOCIÉ ou FACTEUR FAVORISANT

Agents nocifs (biologiques, chimiques, physiques, psychologiques)

DOULEUR reliée à des facteurs biologiques, chimiques ou physiques

RÉSULTATS ESCOMPTÉS

Le client identifie les caractéristiques de sa douleur. (1)
Le client explique les facteurs qui causent sa douleur et modifie son comportement en conséquence. (1, 2, 4)
Le client ne souffre plus et fait part de son mieux-être. (1, 2, 3, 5, 6, 7)
Le client connaît et effectue les interventions pour soulager la douleur. (2, 3, 4, 5, 6, 7, 8)

INTERVENTIONS DE L'INFIRMIÈRE

1. Évaluer les symptômes physiques de la douleur et administrer la médication analgésique prescrite. Évaluer et noter l'efficacité et les effets secondaires de la médication. ✧
2. Appliquer des mesures de confort (massage, bain, changement de position, techniques de relaxation) afin de favoriser la détente.
3. Planifier des activités de distraction (lecture, travaux manuels, télévision, visites) avec le client.
4. Donner au client l'information nécessaire pour l'aider à accroître sa tolérance à la douleur (causes, durée de la douleur).
5. Réduire les stimuli de l'environnement afin d'aménager des périodes de repos ininterrompu.
6. Appliquer de la chaleur ou du froid selon l'ordonnance (spécifier), pour diminuer ou soulager la douleur. ✧
7. Aider le client à s'installer confortablement et utiliser des oreillers pour immobiliser ou soutenir la région douloureuse, selon le cas.
8. Offrir au client les analgésiques prescrits lorsque les autres méthodes utilisées pour soulager la douleur s'avèrent inefficaces. ✧

INFORMATIONS À CONSIGNER

La description faite par le client de sa douleur physique, de son soulagement et de ses sentiments face à la douleur.
Les observations de l'infirmière portant sur les réactions physiques, psychologiques et socio-culturelles à la douleur.
Les mesures de confort et les médicaments administrés pour réduire la douleur, et l'efficacité de ces interventions.
L'information communiquée par l'infirmière sur la douleur et sur son soulagement.
Les autres interventions de l'infirmière visant à aider le client à soulager sa douleur.
L'évaluation de chaque résultat escompté.

DOULEUR reliée à des facteurs psychologiques

RÉSULTATS ESCOMPTÉS

Le client identifie les caractéristiques spécifiques de sa douleur. (**1, 2, 3**)

Le client exprime qu'il ne ressent plus de douleur après un laps de temps par suite de l'administration du médicament prescrit. (**2**)

Le client participe à l'élaboration d'un plan d'action pour soulager sa douleur. (**3, 4**)

Le client émet la possibilité que la douleur physique soit associée à des agents stressants d'ordre émotionnel. (**3**)

Le client réclame moins de médicaments analgésiques (spécifier). (**4, 5, 6**)

Le client se dit satisfait du programme visant à soulager sa douleur. (**1, 2, 3, 4, 5, 6, 7**)

Le client a recours à des personnes-ressources pour comprendre le phénomène de la douleur et collabore au plan thérapeutique. (**4, 5, 7, 8**)

INTERVENTIONS DE L'INFIRMIÈRE

1. Évaluer les symptômes physiques du client nécessitant une médication analgésique et l'administrer selon l'ordonnance.✧

2. Revoir le client 30 minutes après l'administration du médicament et en vérifier l'efficacité.

3. Discuter avec le client de la relation entre l'exacerbation de la douleur et les agents stressants identifiés.

4. Demander au client de participer à la planification des objectifs et à l'élaboration d'un plan d'action pour soulager la douleur.

5. Indiquer au client les progrès qu'il a faits.

6. Accorder au moins 15 minutes par quart de travail au client pour lui permettre d'exprimer ses émotions.

7. Se référer aux services d'un professionnel en santé mentale ou en psychiatrie pour aider le client (et le personnel soignant) à élaborer un plan réaliste pour résoudre son problème, s'il y a lieu.✧

8. Planifier avec le client des distractions (lecture, télévision, visites).

INFORMATIONS À CONSIGNER

Les propos du client concernant sa douleur ou son bien-être physique et sa douleur ou son bien-être émotionnel.

Les observations de l'infirmière concernant le bien-être physique du client.

Les interventions de l'infirmière pour aider le client à soulager sa douleur.

Les résultats des interventions de l'infirmière.

L'évaluation de chaque résultat escompté.

DOULEUR CHRONIQUE (1986)

DÉFINITION : Douleur ressentie par la personne depuis plus de six mois.

CARACTÉRISTIQUES DÉTERMINANTES

MAJEURE :

Douleur persistant depuis plus de six mois (signalée par le client ou observée par l'infirmière)

MINEURES :

Peur d'un nouveau traumatisme
Retrait physique et social
Diminution de la capacité de poursuivre les activités antérieures
Anorexie
Modification du poids, *gain ou perte*
Modification des habitudes de sommeil
Masque de douleur
Mouvements défensifs ou protecteurs (*ex. : boitement*)
Repli sur soi, perception et conscience limitées de l'entourage
Réactions neurovégétatives habituellement absentes
Problèmes gastro-intestinaux
Dysfonctionnement sexuel
Fatigue
Demande à être soulagé promptement
Irritabilité

FACTEURS ASSOCIÉS ou FACTEURS FAVORISANTS

Invalidité physique ou psychosociale
Affection chronique
Manque de connaissances sur les moyens susceptibles de soulager la douleur chronique

DOULEUR CHRONIQUE reliée à une invalidité physique

RÉSULTATS ESCOMPTÉS

Le client identifie les caractéristiques de sa douleur et le comportement qui y est relié. (**1**)

Le client planifie un programme pour soulager sa douleur :
Horaire d'activité et de repos;
Programme d'exercices;
Mode d'administration des médicaments ne créant pas de dépendance. (**2, 3, 4, 5, 6**)

Le client adopte les activités et le comportement suggérés pour favoriser de nouveau les contacts sociaux. (**2**)

Le client explique le lien entre l'augmentation de la douleur et le stress, entre l'activité et la fatigue. (**6, 7, 8**)

Le client fait part de l'importance qu'il accorde aux soins personnels. (**7**)

INTERVENTIONS DE L'INFIRMIÈRE

1. Évaluer les symptômes physiques de la douleur, les plaintes et les activités quotidiennes du client. Administrer la médication analgésique selon l'ordonnance. Évaluer et noter l'efficacité et les effets secondaires de la médication. ◇ (Se rappeler que le comportement relié à la douleur peut être en contradiction avec les propos du client sur la douleur).

2. Élaborer un plan de soins visant à modifier les comportements du client (ex. : adopte le programme d'activités).

3. Renseigner le client sur les techniques de relaxation (la musicothérapie, par exemple) pour soulager la douleur.

4. Montrer au client et à la famille des techniques telles que le massage, l'utilisation de glace ou des exercices pour soulager la douleur.

5. Collaborer étroitement avec le personnel soignant et la famille ou la personne significative pour qu'ils atteignent les objectifs visant à soulager la douleur.

6. Utiliser une technique de modification du comportement (planifier des discussions avec le client pendant lesquelles il ne doit pas être question de sa douleur; récompenser le client s'il respecte cette consigne tant au niveau des propos que des comportements).

7. Encourager la participation aux soins personnels. Élaborer un programme en ce sens.

8. Accorder un moment au client pour discuter particulièrement de sa douleur et de ses effets psychologiques et émotionnels.

INFORMATIONS À CONSIGNER

La description faite par le client de sa douleur physique, de son soulagement et de ses sentiments face à la douleur.

Les propos du client sur la douleur et le comportement qui y est relié, ses effets sur son comportement.

Le lien entre les plaintes relativement à la douleur et à l'activité.

Les traitements appliqués et les propos du client en ce sens.

Le temps passé hors du lit.

Les mesures de confort apportées par l'infirmière, la famille ou la personne significative et le client.

Les réactions du client face à ces mesures.

Les réactions du client face aux agents pharmacologiques.

L'interaction entre le client et le personnel soignant.

L'évaluation de chaque résultat escompté.

MANQUE DE CONNAISSANCES * (préciser) (1980)

DÉFINITION : *Difficulté à comprendre l'information ou incapacité de mettre en pratique les habiletés nécessaires au maintien de la santé.*

CARACTÉRISTIQUES DÉTERMINANTES

Verbalisation du problème par le client
Incapacité de mettre en pratique l'enseignement reçu
Échec à un test *ou à une démonstration*
Comportements inappropriés ou exagérés *(ex. : hystérie, hostilité, agitation, apathie)*
Information réclamée par le client
Comportement indiquant que le client ne suit pas le traitement

FACTEURS ASSOCIÉS ou FACTEURS FAVORISANTS

Manque d'expérience
Difficulté à se souvenir de l'information reçue
Interprétation erronée de l'information
Déficit cognitif *(propos du client indiquant des problèmes de mémorisation, de compréhension ou d'interprétation)*
Manque d'intérêt pour apprendre *ou manque de motivation*
Sources d'information inconnues

---

* *Le manque de connaissances peut porter sur la maladie, sur la thérapeutique médicale, sur la routine des soins, sur les techniques de soins, etc.*

MANQUE DE CONNAISSANCES (préciser) relié à une altération cognitive

RÉSULTATS ESCOMPTÉS

Le client participe aux soins personnels (alimentation, hygiène, élimination, habillement). (**1, 2, 3**)
La famille ou la personne significative comprend l'altération cognitive du client et l'exprime clairement. (**4, 5, 6**)
La famille ou la personne significative désire assister le client afin qu'il maintienne une autonomie maximale. (**7, 8**)
La famille ou la personne significative met en pratique la technique enseignée et utilisée par le client pour se donner des soins personnels. (**7, 8**)

INTERVENTIONS DE L'INFIRMIÈRE

1. Se procurer tout le matériel nécessaire pour aider le client à participer aux soins personnels.
2. Expliquer au client comment chaque soin doit être prodigué. Procéder lentement, montrer une tâche à la fois et refaire plusieurs fois la démonstration. Varier les stratégies d'apprentissage.
3. Demander au client de refaire chaque tâche. Le féliciter chaque fois qu'une tâche est accomplie correctement.
4. Discuter des capacités du client avec la famille ou la personne significative.
5. Expliquer à la famille ou à la personne significative et au personnel soignant que chaque soin est décomposé en plusieurs petites tâches simples pour le client.
6. Encourager la famille ou la personne significative à participer avec le client au processus d'apprentissage.
7. Demander à la famille ou à la personne significative de refaire, jusqu'à ce qu'elles soient bien exécutées, les techniques utilisées par le client pour participer à ses soins personnels.
8. Diriger la famille ou la personne significative vers des organismes communautaires qui offriront l'assistance nécessaire au client après son congé (service de soins à domicile), s'il y a lieu.

INFORMATIONS À CONSIGNER

Les capacités fonctionnelles du client dans la participation aux soins.
Les progrès du client dans l'apprentissage de chacune des tâches spécifiques.

MANQUE DE CONNAISSANCES relié à une interprétation erronée de l'information portant sur la maladie et ses conséquences sur son niveau d'autonomie (chez la personne agée)

RÉSULTATS ESCOMPTÉS

Le client démontre par ses propos qu'il comprend en quoi consistent la maladie, la médication et le programme thérapeutique. (**1, 2, 3, 4, 6, 7, 8, 10**)

Le client fait des choix éclairés pour faire face à ses problèmes de santé et à son incapacité de prendre soin de sa personne. (**1, 4, 5, 8, 9**)

Le client se montre capable de mettre en pratique les stratégies retenues. (**1, 2, 4, 5, 6, 8, 9**)

INTERVENTIONS DE L'INFIRMIÈRE

1. Tenir compte des expériences antérieures du client pour élaborer un programme d'enseignement individualisé.

2. S'installer dans un endroit tranquille pour favoriser l'apprentissage.

3. Limiter la durée de chaque séance d'enseignement.

4. Demander au client s'il veut plus d'information. En cas de réponse négative, lui demander pourquoi.

5. Conseiller au client d'utiliser des aides mnémotechniques, comme une montre à minuterie réglable et à sonnerie, un agenda pour noter ses rendez-vous, un carnet pour noter ses symptômes ou les questions qui lui viennent à l'esprit.

6. Écrire les directives destinées au client en gros caractères, à l'encre noire ou en utilisant une couleur contrastante.

7. Modifier le style d'enseignement habituel afin de compenser les changements dus au vieillissement du client :
a) Faire face au client quand on lui parle.
b) Parler d'une voix bien modulée.
c) Prendre le temps nécessaire pour les séances d'enseignement.

8. Réserver une partie de chaque séance pour répondre aux questions et clarifier l'information.

9. Encourager le client à se joindre à un organisme de soutien, comme un groupe pour les personnes ayant subi un accident vasculaire cérébral.

10. Faire participer l'aidant naturel aux séances d'enseignement, s'il y a lieu.

INFORMATIONS À CONSIGNER

Les propos et les comportements du client qui démontrent son manque de connaissances.

L'enseignement donné et les réactions du client ou de l'aidant naturel face à cet enseignement.

Les questions et les commentaires formulés par le client pendant les séances d'enseignement.

La description que fait le client des stratégies d'intervention qu'il a choisies.

Les propos et les comportements du client qui indiquent la mise en pratique des stratégies choisies.

L'évaluation de chaque résultat escompté.

Les informations communiquées à la famille ou à la personne significative et au personnel soignant concernant les capacités du client et son progrès dans l'apprentissage des tâches.

La participation de la famille ou de la personne significative et du personnel soignant au processus d'apprentissage.

Les démarches faites pour diriger le client vers des organismes communautaires.

L'évaluation de chaque résultat escompté.

MANQUE DE CONNAISSANCES (préciser) relié à un manque de motivation

RÉSULTATS ESCOMPTÉS

Le client montre de l'intérêt pour l'apprentissage de nouveaux comportements. (1, 2, 3)

Le client se fixe progressivement des objectifs d'apprentissage réalistes (préciser). (4, 5, 6, 7)

Le client s'efforce d'atteindre chaque objectif dans les délais fixés. (8)

Le client met en pratique, durant l'hospitalisation, de nouveaux comportements en vue d'améliorer sa santé (choisit la diète appropriée, prend ses médicaments, se pèse chaque jour, mesure ses ingesta et ses excreta). (9, 10)

Le client élabore un plan d'action réaliste qui lui permettra de poursuivre la mise en pratique des nouveaux comportements à la maison. (11)

INTERVENTIONS DE L'INFIRMIÈRE

1. Accorder au client des périodes de temps ininterrompues pour qu'il puisse exprimer les raisons justifiant son refus d'apprendre ou de mettre en pratique de nouveaux comportements en vue d'améliorer sa santé.

2. Éviter la critique non constructive. Encourager plutôt l'expression des émotions. Le client peut éprouver de la peur, de la colère ou de la tristesse.

3. Vérifier les connaissances actuelles du client.

4. Identifier et discuter avec le client des conséquences de son comportement sur son mode de vie et sur sa famille.

5. Donner au client la possibilité de poser des questions.

6. Fournir au client un mode d'apprentissage efficace et agréable (vidéocassettes, audiocassettes, livres, discussions).

7. Discuter progressivement avec le client des objectifs d'apprentissage.

8. Être patient; féliciter le client quand il s'efforce de mettre en pratique de nouveaux comportements.

9. Procurer au client un soutien émotionnel lorsqu'il tente de faire des choses qui lui sont désagréables ou qui le rendent anxieux.

10. Amener le client à discuter de sa propre situation, s'il le désire, avec une personne ayant un problème similaire, laquelle a su faire face à son problème de santé.

11. Assister le client dans l'élaboration d'un plan d'action réaliste permettant de poursuivre la mise en pratique des nouveaux comportements (ceci peut comprendre l'enseignement fait à la famille ou à la personne significative).

INFORMATIONS À CONSIGNER

Les propos du client montrant son intérêt ou son manque d'intérêt pour apprendre.

Les observations indiquant les dispositions du client pour apprendre.

Les objectifs fixés par le client.

Les méthodes d'enseignement utilisées.

L'information communiquée.

La démonstration des techniques utilisées.

Les réactions du client concernant l'essai de nouvelles techniques.

L'évaluation de chaque résultat escompté.

Manque de connaissances (préciser) relié à un manque d'expérience

RÉSULTATS ESCOMPTÉS

Le client fait part de son besoin d'apprendre. (1)

Le client se fixe des objectifs d'apprentissage réalistes. (2, 3)

Le client comprend l'enseignement reçu et l'exprime clairement. (4)

Le client acquiert de nouveaux comportements en vue d'améliorer sa santé. Il dresse une liste des techniques qu'il doit maîtriser et fixe un échéancier. (5)

Le client exprime son intention d'apporter des changements dans son mode de vie (ex. : rechercher l'assistance d'un professionnel de la santé en cas de besoin). (5, 6)

INTERVENTIONS DE L'INFIRMIÈRE

1. Établir un climat de confiance mutuelle et de respect afin de favoriser l'apprentissage du client.

2. Faire participer le client à la planification de ses objectifs d'apprentissage.

3. Choisir des stratégies d'enseignement (discussion, démonstration, jeux de rôles, matériel visuel) appropriées au mode d'apprentissage du client (spécifier).

4. Montrer au client les techniques qu'il doit intégrer dans sa vie quotidienne. Demander au client de refaire chaque nouvelle technique enseignée.

5. Amener le client à intégrer dans les activités de la vie quotidienne les techniques apprises, et ce, durant l'hospitalisation (spécifier les techniques).

6. Procurer au client les noms et numéros de téléphone de personnes-ressources, d'organismes ou d'organisations, afin qu'il puisse les contacter en cas de besoin.

INFORMATIONS À CONSIGNER

Les propos du client indiquant ce qu'il connaît ou ne connaît pas.

Le besoin exprimé par le client de connaître les moyens pour corriger son état, l'intérêt qu'il montre pour apprendre.

Les objectifs d'apprentissage.

Les méthodes d'enseignement utilisées.

L'information communiquée.

La démonstration des techniques utilisées.

Les réactions du client face à l'enseignement.

L'évaluation de chaque résultat escompté.

NÉGLIGENCE DE L'HÉMICORPS (droit ou gauche) (1986)

DÉFINITION : Incapacité de percevoir la moitié de son corps et d'y prêter attention. *La négligence peut s'étendre à l'environnement immédiat correspondant à l'hémicorps.*

CARACTÉRISTIQUES DÉTERMINANTES

MAJEURE :
Continuelle inattention aux stimuli du côté atteint

MINEURES :
Soins personnels inadéquats
Observation des comportements suivants : ne regarde pas le côté atteint, laisse des aliments dans son assiette du côté atteint
Position des membres ou mesures de sécurité inadéquates du côté atteint

FACTEURS ASSOCIÉS ou FACTEURS FAVORISANTS

Conséquences d'une altération de la perception (ex. : hémianopsie)
Cécité unilatérale
Maladie ou traumatisme neurologique

NÉGLIGENCE DE L'HÉMICORPS (droit ou gauche) reliée à une maladie neurologique ou à un traumatisme

RÉSULTATS ESCOMPTÉS

Le client n'a aucune blessure du côté atteint. (1, 2)
Le client n'a aucune lésion cutanée. (3)
Le client n'a pas de contractures. (4, 5)
Le client reconnaît et protège le côté du corps qui était négligé. (4, 6, 7)
Le client et la famille ou la personne significative mettent en pratique le programme d'exercices et les mesures visant à protéger le côté du corps atteint. (4, 5)

INTERVENTIONS DE L'INFIRMIÈRE

1. Soutenir le bras atteint à l'aide d'une écharpe et prévenir les blessures. Lever les ridelles lorsque le client est couché, maintenir la jambe et le pied atteints à l'aide d'une courroie lorsqu'il est en fauteuil roulant.
2. Encourager le client à vérifier, à chaque changement de position ou déplacement, la position du côté atteint.
3. Planifier et suivre un horaire régulier de changement de position afin de maintenir l'intégrité de la peau.
4. S'adresser au service de physiothérapie et d'ergothérapie pour obtenir un équipement adapté à la condition du client, un programme d'exercices approprié et des recommandations sur les moyens d'augmenter sa prise de conscience des membres atteints.
5. Effectuer des exercices visant à maintenir l'amplitude des mouvements du côté atteint, au moins une fois par quart de travail, sauf contre-indication.
6. Enseigner à la famille ou à la personne significative à observer fréquemment la position du côté atteint. Enlever toute nourriture ou sécrétion de la figure du client lorsqu'il est incapable d'en prendre conscience. Placer la jambe et le bras dans la position appropriée aussi souvent que nécessaire afin de prévenir une blessure.
7. Aménager l'environnement de manière à ce que le client soit le plus autonome possible (mettre un verre d'eau, la télécommande de la télévision et la sonnette d'appel à sa portée).

INFORMATIONS À CONSIGNER

Les émotions exprimées par le client concernant le côté négligé.
Les observations de l'infirmière sur les progrès accomplis par le client et la famille ou la personne significative.
Les interventions de l'infirmière pour aider le client à atteindre le plus haut niveau d'efficacité dans ses activités de la vie quotidienne.
Les réactions du client face aux interventions de l'infirmière.
L'évaluation de chaque résultat escompté.

7

Ce mode fonctionnel de santé se rapporte à la conception qu'a le client de lui-même et à la façon dont il se perçoit (bien-être corporel, image corporelle, état émotionnel, etc.). L'évaluation de ce mode de santé consite à déterminer les attitudes et les croyances du client face à ses capacités, son identité, sa valeur et son image corporelle. On doit aussi chercher à savoir si les sentiments et les émotions suivantes sont présentes : chagrin, anxiété, peur, sentiment d'impuissance et perte d'espoir. De plus, on doit s'assurer qu'il n'y a pas de facteurs de risque associés à l'automutilation dans la vie du client.

Catégories diagnostiques contenues dans ce chapitre :
Anxiété
Perte d'espoir
Perturbation chronique de l'estime de soi
Perturbation de l'estime de soi
Perturbation de l'identité personnelle
Perturbation de l'image corporelle
Perturbation situationnelle de l'estime de soi
Peur
Risque élevé d'automutilation
Sentiment d'impuissance

PERCEPTION DE SOI ET CONCEPT DE SOI

ANXIÉTÉ (1973, révisé en 1982)

DÉFINITION : Vague sentiment de malaise dont la source est généralement indéterminée ou inconnue de la personne.

CARACTÉRISTIQUES DÉTERMINANTES

Subjectives :

MINEURES :
Tension accrue
Appréhension
Sentiment d'impuissance accru, persistant et causant une douleur morale
Incertitude
Craintif, effrayé ou nerveux
Sentiment de regret
Surexcité, énervé, déconcerté ou bouleversé
Sentiment de ne pas être à la hauteur
Instabilité
Crainte de conséquences indéterminées
Préoccupations concernant les changements survenant dans sa vie
Inquiet ou angoissé

Objectives :

MAJEURE :
Stimulation sympathique : augmentation de l'activité cardiovasculaire, *pouls rapide, augmentation de la tension artérielle*, vasoconstriction périphérique, dilatation pupillaire

MINEURES :
Agitation, insomnie, transpiration accrue
Méfiance croissante (jette un coup d'œil autour de lui à tout propos), faible contact visuel
Tremblements du corps ou des mains
Mouvements inutiles (frottement des pieds sur le sol, mouvements des bras et des mains)
Tension faciale, voix tremblante, centré sur soi, prudence accrue
Fréquence respiratoire augmentée, fréquence urinaire augmentée, élocution rapide, mains froides et moites, bouche sèche, nausées, diarrhée ou autre problème gastro-intestinal, difficulté à avaler, difficulté à se concentrer, à résoudre un problème, vertiges, étourdissements

FACTEURS ASSOCIÉS ou FACTEURS FAVORISANTS

Conflit inconscient au sujet des valeurs essentielles ou des buts de la vie
Concept de soi menacé
Danger de perdre la vie
État de santé modifié ou menacé de l'être
Fonctions d'un rôle modifiées ou menacées de l'être
Environnement modifié ou menacé de l'être
Modes d'interaction modifiés ou menacés de l'être
Crise situationnelle ou développementale
Contagion ou transmission de personne à personne
Besoins non satisfaits

ANXIÉTÉ reliée à une crise situationnelle

RÉSULTATS ESCOMPTÉS

Le client identifie les facteurs à l'origine des comportements d'anxiété. (5, 6)

Le client discute des activités qui contribuent à diminuer les comportements d'anxiété. (1, 5, 6)

Le client met en pratique les techniques de relaxation progressive ___ fois par jour. (11)

Le client s'adapte à la situation médicale actuelle (spécifier) sans montrer de signes graves d'anxiété (spécifier pour l'individu). (1, 2, 3, 4, 5, 6, 7, 8, 9, 10, 11)

INTERVENTIONS DE L'INFIRMIÈRE

1. Accorder 10 minutes, deux fois par quart de travail, au client. Lui communiquer votre désir de l'écouter. Le rassurer verbalement (ex. : « Je sais que vous êtes anxieux, je vais rester avec vous »).

2. Donner des explications claires et concises sur les interventions à venir sans toutefois donner trop de détails, puisque le client anxieux ne peut en assimiler beaucoup.

3. Écouter attentivement le client et lui donner la possibilité d'exprimer ses sentiments.

4. Respecter les limites du client.

5. Identifier et réduire le plus possible les agents stressants (personnes et autres stimuli provenant de l'environnement).

6. Demander au client de préciser le genre d'activités qui lui procurent un sentiment de bien-être et l'encourager à effectuer ces activités (spécifier).

7. Rester auprès du client qui manifeste une grande anxiété.

8. Faire participer le client à la prise de décision concernant ses soins, si possible.

9. Soutenir la famille ou la personne significative dans leurs efforts pour s'adapter à l'anxiété du client.

10. Accorder à la famille ou à la personne significative des périodes de visite supplémentaires si elles réduisent l'anxiété du client.

11. Montrer au client des techniques de relaxation (imagerie mentale, relaxation musculaire progressive, méditation) qui devront être utilisées au moins toutes les 4 heures.

INFORMATIONS À CONSIGNER

Les propos du client concernant son anxiété et la diminution de cette dernière.

Les signes d'anxiété manifestés par le client.

Les interventions de l'infirmière visant à réduire l'anxiété du client.

L'efficacité des interventions telle qu'elle est observée par l'infirmière.

L'évaluation de chaque résultat escompté.

ANXIÉTÉ reliée au fait que sa vie est en danger

RÉSULTATS ESCOMPTÉS

Le client fait part de son anxiété. (**1, 2, 3**)

Le client identifie la cause de son anxiété. (**4, 5**)

Le client a recours à son réseau de soutien pour l'aider à s'adapter. (**6, 7**)

Le client surmonte son anxiété en prenant des décisions concernant ses soins. (**8, 9, 10**)

Les manifestations physiques de l'anxiété diminuent. (**2, 3, 4, 5, 6, 7, 8, 9, 10**)

Le client utilise des techniques pour combattre le stress et pour éviter les symptômes d'anxiété. (**11**)

INTERVENTIONS DE L'INFIRMIÈRE

1. Être attentif et sensible à la situation actuelle du client dont la vie est en danger.

2. Rassurer le client en s'occupant attentivement de ses besoins physiques.

3. Planifier son travail afin d'accorder le plus de temps possible au client.

4. Donner au client la possibilité de discuter des raisons de son anxiété. (Certains clients son incapables de verbaliser leur peur de mourir si on ne les aide pas.)

5. Corriger les idées inexactes relativement à l'expérience vécue, s'il y a lieu.

6. Permettre à un membre de la famille ou à un ami de rester auprès du client.

7. Encourager un membre de la famille ou un ami à participer aux soins.

8. Donner au client la possibilité de participer à la prise de décision concernant ses soins.

9. Encourager la famille ou la personne significative à participer avec le client à la planification et à la prise de décision concernant ses soins.

10. Soutenir le client dans les stratégies d'adaptation.

11. Montrer des techniques pour combattre le stress (méditation, imagerie mentale, relaxation musculaire progressive).

INFORMATIONS À CONSIGNER

Les expressions du client décrivant son anxiété.

La perception qu'a le client des causes de son anxiété.

Les observations portant sur les manifestations physiques de l'anxiété.

Les interventions de l'infirmière pour aider le client à s'adapter.

L'empressement de la famille ou de la personne significative à participer aux soins du client.

L'évaluation de chaque résultat escompté.

PERTE D'ESPOIR (1986)

DÉFINITION : État subjectif où la personne ne voit que peu ou pas de solutions ou de choix valables, et où elle ne peut mobiliser son énergie.

CARACTÉRISTIQUES DÉTERMINANTES

MAJEURES :
Passivité
Diminution de la verbalisation
Affect appauvri
Indices verbaux : propos de découragement, « Je ne peux pas », soupirs

MINEURES :
Manque d'initiative
Diminution de la réaction aux stimuli
Indices non verbaux : ferme les yeux, répond aux questions en haussant les épaules, se détourne de l'interlocuteur
Diminution de l'appétit
Diminution ou augmentation des heures de sommeil
Manque de participation aux soins ou se laisse soigner passivement
Découragement se manifestant dans son humeur
Pleurs fréquents
Faible contact visuel
Mise négligée

FACTEURS ASSOCIÉS

Restriction prolongée de l'activité qui engendre l'isolement
Défaillance ou détérioration de la condition physiologique
Stress prolongé
Abandon
Perte de la croyance en Dieu ou en des valeurs transcendantes

PERTE D'ESPOIR reliée à la défaillance ou à la détérioration de la condition physiologique

RÉSULTATS ESCOMPTÉS

Le client identifie les sentiments de désespoir reliés à la situation actuelle. (2)

Le client communique plus efficacement (répond verbalement et directement aux questions, accentue son contact visuel). (2, 3)

Le client reprend un mode d'activité et de repos approprié. (1, 8)

Le client participe à ses soins personnels et aux décisions ayant trait à la planification de ses soins. (4, 6, 7)

Le client s'adonne à ses divertissements favoris (spécifier). (5)

Le client identifie les personnes et décrit les événements et les interventions qui lui redonnent de l'espoir. (3, 9)

Le client a recours à un organisme de soutien, à des personnes-ressources pour obtenir l'aide professionnelle et sociale requise. (9, 10)

INTERVENTIONS DE L'INFIRMIÈRE

1. Appliquer le traitement pour régulariser la condition physiologique du client. ✧

2. Accorder au client, à chaque quart de travail, une période de temps ininterrompue pour échanger avec lui. (Cette période ne doit pas coïncider avec les soins proprement dits.) Rester auprès de lui sans rien dire s'il n'est pas prêt à exprimer ses sentiments.

3. Encourager le client à parler de ses atouts personnels, de ses réalisations et de l'amélioration de sa condition, si minime soit-elle. Lui en montrer tous les aspects positifs.

4. Informer le client sur les interventions à venir (ex. : « Votre tube naso-gastrique sera retiré demain et vous vous sentirez plus à l'aise »).

5. Encourager le client à identifier les divertissements qu'il préfère et à s'y adonner.

6. Informer le client sur les activités qui se présenteront et sur le moment où elles auront lieu.

7. Faire participer le client et la famille ou la personne significative à la planification des soins et amener le client à évaluer régulièrement son degré de participation. Demander au client de choisir entre deux activités et en ajouter progressivement selon son degré d'initiative.

8. Utiliser, en plus de la médication hypnotique prescrite, des mesures de confort afin de favoriser l'endormissement (frictionner le dos, réduire l'intensité de la lumière dans la chambre, diminuer le niveau du bruit, réduire les interventions le plus possible).

9. Diriger le client et la famille ou la personne significative vers des groupes de soutien (Au Québec : Société canadienne de la sclérose en plaques, Association d'iléostomie et de colostomie. En France : Secours catholique, Association « Phenix » aide aux suicidaires, Vivre comme avant) et à des intervenants (diététicienne, travailleur social, membre du clergé, infirmière clinicienne spécialisée en santé mentale) en tenant compte de leurs besoins.

10. Aider le client dans sa démarche pour obtenir, avant son congé, le soutien d'organismes d'aide (appels téléphoniques à la famille, rendez-vous avec les groupes consultés pour assurer le suivi).

INFORMATIONS À CONSIGNER

Les informations du client et de la famille ou de la personne significative sur la condition actuelle du client.

L'état mental du client.

Les comportements verbaux et non verbaux du client.

Les interventions de l'infirmière pour accroître chez le client les sentiments d'espoir, la valeur personnelle, et pour l'aider à avoir plus d'initiative dans sa participation à ses soins personnels.

Les réactions du client et de la famille ou de la personne significative face aux interventions de l'infirmière.

L'évaluation de chaque résultat escompté.

PERTE D'ESPOIR reliée à une restriction prolongée de l'activité qui engendre l'isolement

RÉSULTATS ESCOMPTÉS

Le client identifie les sentiments de désespoir reliés à la situation actuelle. (2)

Le client communique plus efficacement. (3)

Le client commence à participer aux soins. (1, 3, 4)

Le client identifie les personnes et décrit les événements et les interventions qui lui inspirent de l'espoir. (2, 5, 6)

Le client s'adonne à ses divertissements favoris. (5)

Le client retrouve un mode de sommeil et d'alimentation approprié. (1, 3)

Le client a recours à son réseau de soutien, si nécessaire. (5)

Le client commence à planifier des activités qu'il pourrait entreprendre après son congé. (5, 7)

INTERVENTIONS DE L'INFIRMIÈRE

1. Appliquer le traitement pour régulariser la condition physiologique du client.✧

2. Visiter le client fréquemment et lui accorder, à chaque quart de travail, une période de temps ininterrompue pour échanger avec lui. (Cette période ne doit pas coïncider avec les soins proprement dits.) Susciter des réponses verbales en utilisant des questions ouvertes.

3. Procurer au client un horaire bien structuré des activités quotidiennes (soins du matin, repas, traitements, périodes de repos). Afficher l'horaire bien à la vue du client.

4. Encourager, dans la mesure du possible, la participation du client à ses soins personnels.

5. Demander au client d'identifier et de demander l'aide des personnes faisant partie de son réseau de soutien. S'enquérir de ses divertissements préférés et l'encourager à s'y adonner.

6. Demander à la famille ou à la personne significative d'apporter au client quelques objets familiers (radio, photos de famille, réveille-matin, oreiller).

7. Aider le client à planifier la reprise de ses activités après son congé.

INFORMATIONS À CONSIGNER

La compréhension qu'a le client de sa condition actuelle.

Le mode d'activité et de repos que le client avait antérieurement.

L'état mental du client.

Les comportements verbaux et non verbaux du client.

Les interventions de l'infirmière pour accroître l'espoir, l'initiative et la participation du client à ses soins personnels et à ses loisirs.

Les réactions du client face aux interventions de l'infirmière.

L'évaluation de chaque résultat escompté.

PERTURBATION CHRONIQUE DE L'ESTIME DE SOI (1988)

DÉFINITION : Tendance persistante à émettre des jugements défavorables ou à éprouver des sentiments négatifs à propos de soi ou de ses capacités.

CARACTÉRISTIQUES DÉTERMINANTES

MAJEURES (de longue date ou chronique) :

Autodépréciation se manifestant dans ses propos

Sentiments de honte ou de culpabilité (exprimés par le client)

Sentiment d'être incapable de faire face aux événements

Réfute ou rejette les remarques positives sur sa personne, et amplifie les remarques négatives

Est hésitant lorsqu'il s'agit d'essayer de nouvelles expériences ou d'aborder de nouvelles situations

MINEURES :

Échecs fréquents dans sa vie professionnelle ou personnelle

Trop dépendant des opinions des autres, s'y conforme trop

Absence de contact visuel

Passivité et timidité

Indécision

Besoin exagéré d'être rassuré

FACTEURS ASSOCIÉS ou FACTEURS FAVORISANTS

(Non répertoriés par l'ANADI)

Tout facteur (provenant du passé du client) qui continue d'influencer négativement la perception qu'il a de sa propre valeur

Perturbation situationnelle de l'estime de soi persistante

RÉSULTATS ESCOMPTÉS

Le client exprime ses sentiments concernant son estime de soi. (1, 2, 3, 4, 12)

Le client se dit en sécurité dans le milieu hospitalier. (2, 4)

Le client s'engage verbalement à éviter les comportements autodestructeurs durant l'hospitalisation. (4, 5)

Le client participe graduellement à ses soins personnels et au processus de prise de décision. (6, 7, 8)

Le client entre en relation avec les autres. (9)

Les propos et les comportements du client indiquent qu'il rehausse son estime de soi. (8, 9, 10)

Le client accepte les remarques positives et évite d'amplifier les remarques négatives. (1, 2, 10)

INTERVENTIONS DE L'INFIRMIÈRE

1. Accorder une période de temps ininterrompue au client afin de lui permettre d'exprimer ses sentiments.

2. Être à l'écoute du client, faire preuve d'authenticité, l'accepter tel qu'il est sans porter de jugement et lui manifester de l'intérêt.

3. Évaluer l'état mental du client au moins une fois par semaine en ayant recours à l'entrevue et à l'observation étroite de ses comportements. Une anxiété élevée associée au rejet de soi peut causer des perturbations cognitives ou sensorielles.

4. Déceler chez le client le risque de suicide et le caractère létal de ses gestes, si indiqué. Une très faible estime de soi peut conduire au suicide.

5. Appliquer les mesures visant à prévenir les gestes suicidaires en tenant compte des règles établies. Les comportements du client doivent être surveillés jusqu'à ce qu'il soit capable de se maîtriser.

6. Veiller à ce que le client ait un emploi du temps bien structuré, ce qui peut contribuer à réduire ses comportements d'anxiété.

7. Encourager le client à s'occuper le plus possible de lui-même, car il peut négliger ou rejeter certains aspects des soins en raison de la haine qu'il éprouve pour sa propre personne.

8. Faire participer graduellement le client aux décisions concernant ses soins afin de réduire les sentiments d'ambivalence, la procrastination et le manque de confiance.

9. Planifier les activités de manière à favoriser l'interaction sociale. Les relations interpersonnelles sont perturbées en raison de la haine que le client éprouve pour lui-même.

10. Féliciter le client chaque fois que ses propos et ses comportements indiquent une plus grande estime de soi.

11. Aider le client à prendre conscience de la nécessité d'obtenir de l'aide après son congé.

12. Diriger le client vers un professionnel en santé mentale, s'il y a lieu. La sévérité des symptômes associés à la perturbation chronique de l'estime de soi peut nécessiter une psychothérapie à long terme. ✧

INFORMATIONS À CONSIGNER

Les propos et les comportements du client indiquant une faible estime de soi.

L'évaluation de l'état mental.

L'évaluation des tendances suicidaires, les interventions de l'infirmière visant à les contrer et les réactions du client face à celles-ci.

Toutes les interventions de l'infirmière effectuées pour aider le client à rehausser son estime de soi.

Les réactions du client face aux interventions de l'infirmière.

L'évaluation de chaque résultat escompté.

PERTURBATION DE L'ESTIME DE SOI (1978, révisé en 1988)

DÉFINITION : Jugements défavorables ou sentiments négatifs à propos de soi ou de ses capacités, que la personne exprime directement ou indirectement.

CARACTÉRISTIQUES DÉTERMINANTES

Autodépréciation se manifestant dans ses propos

Sentiments de honte ou de culpabilité (exprimés par le client)

Sentiment d'être incapable de faire face aux événements

Réfute ou rejette les remarques positives sur sa personne, et amplifie les remarques négatives

Est hésitant lorsqu'il s'agit d'essayer de nouvelles expériences ou d'aborder de nouvelles situations

Déni de problèmes évidents pour les autres

Rejet sur autrui de la responsabilité de ses problèmes (projection)

Utilise la rationalisation pour justifier ses échecs personnels

Hypersensibilité au manque d'égards et à la critique

Idées de grandeur

Incapacité d'accepter un renforcement positif

Manque de persévérance

Refus de participer à la thérapie

Absence de contact visuel

Refus d'assumer les responsabilités inhérentes aux soins personnels

Comportement d'autodestruction

FACTEURS ASSOCIÉS ou FACTEURS FAVORISANTS

(Non répertoriés par l'ANADI)

Renforcements négatifs répétés

Éloignement émotionnel des personnes significatives

Perte d'ordre physique

Perte d'un rôle ou d'un mode de vie

Incapacité de se soigner

Évaluation irréaliste de soi

Aucun but dans la vie

Problème médical ou psychiatrique

PERTURBATION DE L'ESTIME DE SOI

RÉSULTATS ESCOMPTÉS

Le client exprime clairement ses sentiments concernant son problème de santé (spécifier). (1, 2)

Le client conserve ou retrouve sa capacité d'effectuer les activités de la vie quotidienne. (3, 4)

Le client prend des initiatives pour ce qui est de sa participation à ses soins personnels. (5)

Le client exprime des sentiments positifs à son sujet. (6, 7)

INTERVENTIONS DE L'INFIRMIÈRE

1. Encourager le client à exprimer ses sentiments concernant son problème de santé (spécifier).

2. Évaluer les dispositions du client à recevoir l'information et à prendre des décisions.

3. Donner des instructions précises au client qui est incapable de prendre des décisions concernant ses soins personnels.

4. Aider le client à prendre des décisions concernant ses soins.

5. Féliciter le client lorsqu'il participe davantage aux soins personnels et améliore son apparence (bain, rasage, soin des cheveux, maquillage, port de ses propres vêtements de nuit).

6. Passer en revue avec le client les moyens qui lui permettront de maintenir son autonomie après son congé (achat et préparation des aliments, travail, repos, activités sociales, prise de médicaments).

7. Diriger le client vers des organismes communautaires, s'il y a lieu.

INFORMATIONS À CONSIGNER

Les sentiments du client concernant la baisse de son estime de soi.

Les comportements du client indiquant une baisse de son estime de soi.

L'évaluation de l'infirmière au sujet des capacités du client de prendre une décision. La participation du client à ses soins personnels.

La sensation de bien-être exprimée par le client.

Les réactions du client face aux interventions de l'infirmière.

Les démarches faites pour diriger le client vers un professionnel en santé mentale.

L'évaluation de chaque résultat escompté.

PERTURBATION DE L'IDENTITÉ PERSONNELLE (1978)

DÉFINITION : Incapacité de faire la distinction entre le soi * et le non-soi *(ce qui vient du monde extérieur).*
Incertitude quant aux choix que la personne doit faire concernant sa carrière, ses rapports intimes et son mode de vie.

CARACTÉRISTIQUES DÉTERMINANTES

(Non répertoriées par la NANDA)

Le client est bouleversé par son incertitude face au choix d'objectifs à long terme concernant sa profession ou son plan de carrière, le type de relation qu'il désire établir avec ses amis, sa vie sexuelle ou son affiliation religieuse
Cet état survient typiquement à l'adolescence et chez le jeune adulte, mais peut se présenter à tous les âges

AUTRES CARACTÉRISTIQUES POSSIBLES :
Sentiments de ne pas être soi-même, d'anxiété diffuse, de dépersonnalisation
Limites du corps floues
Déréalisation : incapacité de différencier les stimuli internes des stimuli externes (par exemple, le monde extérieur est vécu comme un rêve)
Confusion à propos de l'identité sexuelle
Confusion face au sens de la vie
Désorientation dans le temps et l'espace
Narcissisme et sentiment exagéré de sa propre importance
Hallucinations et illusions
Modification de l'apparence habituelle
Modification des activités habituelles
Comportement désorganisé ou inapproprié
Incongruence entre le comportement verbal et le comportement non verbal
Passage à l'acte ou comportement antisocial
Retrait, isolement social
Comportement violent ou défensif
Perte de mémoire
Attitude négative
Incapacité de prendre des décisions et de résoudre des problèmes
Affect inapproprié ou appauvri

FACTEURS ASSOCIÉS ou FACTEURS FAVORISANTS

(Non répertoriés par l'ANADI)

FACTEURS DÉVELOPPEMENTAUX :
Stades de croissance et de développement
Crise développementale (grossesse, retraite)
Crise situationnelle (perte d'un être cher, maladie ou accident)

FACTEURS PSYCHOSOCIAUX :
Stratégies d'adaptation inefficaces
Perturbation de la dynamique familiale
Perturbation des relations interpersonnelles
Conflit entre les différents rôles
Conflit à propos des valeurs
Baisse de l'estime de soi

FACTEURS CULTURELS :
Déviance
Discrimination
Discontinuité culturelle

FACTEURS PHYSIOPATHOLOGIQUES :
Altération de la perception et de la cognition
Déséquilibre biochimique du cerveau
Changements structuraux du cerveau
Traumatisme cérébral
Ingestion ou inhalation de substances toxiques
Usage de médicaments hallucinogènes

* *Le soi est l'ensemble des sentiments et des pulsions de la personnalité tout entière*
(Grand dictionnaire de la psychologie, *Larousse, 1991).*

PERTURBATION DE L'IDENTITÉ PERSONNELLE reliée à une baisse de l'estime de soi

RÉSULTATS ESCOMPTÉS

Le client établit une relation de confiance avec la personne responsable des soins. (1, 2)

Le client explore ses difficultés concernant son identité personnelle. (3, 4, 9)

La famille explore ses réactions vis-à-vis des décisions du client. (8)

Le client affirme son identité. (4, 7, 9)

Le client choisit des objectifs à long terme en utilisant des processus de résolution de problèmes; il est satisfait de ses choix. (5, 6, 7, 10)

La famille accepte les objectifs à long terme du client. (8, 10)

INTERVENTIONS DE L'INFIRMIÈRE

1. Rencontrer le client en l'absence de la famille afin de recueillir des données de base et d'amorcer une relation thérapeutique.

2. Expliquer au client le rôle de soutien de l'infirmière; l'assurer que la confidentialité sera respectée et déterminer avec lui la profondeur et l'étendue des discussions.

3. Explorer avec le client ses problèmes d'identité personnelle.

4. Aider le client à identifier ses valeurs, ses croyances, ses espoirs, ses rêves, ses capacités et ses intérêts afin de lui permettre de mieux se connaître.

5. Amener le client à prendre des décisions et à faire des choix qui tiennent compte de son identité personnelle, ce qui contribue à développer chez lui des capacités à résoudre ses problèmes.

6. Aider le client à identifier des choix réalistes et à en assumer les conséquences. Les discussions et les explications contribuent à développer chez lui des capacités à résoudre ses problèmes.

7. Inciter le client à choisir les solutions qui favoriseront la résolution de ses problèmes. Des informations précises peuvent l'aider à accroître ses capacités à résoudre ses problèmes.

8. Organiser des rencontres entre la famille et le client afin d'évaluer les réactions de la famille relativement aux choix du client. Encourager la famille à adopter une attitude positive face à ses décisions. Ces rencontres peuvent les aider à identifier leurs problèmes et à trouver de meilleures façons d'interagir. Elles leur permettent aussi de verbaliser leurs sentiments dans un environnement sécurisant.

9. Encourager le client à participer à des groupes de soutien afin qu'il rencontre ses pairs et qu'il partage avec eux ses expériences dans la recherche de son identité personnelle. Les adolescents et les jeunes adultes acceptent plus facilement d'avoir recours à ces groupes.

10. Diriger le client et la famille vers des personnes-ressources ou vers des groupes de soutien qui leur fourniront l'assistance requise et qui leur permettront de progresser.

INFORMATIONS À CONSIGNER

L'évaluation des problèmes du client et de ses capacités à les résoudre ainsi que les réactions de la famille et les liens qui les unissent.

Le niveau de détresse émotionnelle éprouvé par le client, les changements survenus initialement dans les habitudes de sommeil et dans l'alimentation ainsi que ceux qui persistent durant l'hospitalisation.

Les progrès réalisés par le client concernant la résolution de ses problèmes et sa capacité de faire des choix.

L'interaction entre la famille et le client au cours des rencontres.

L'interaction entre le client et ses pairs au cours des rencontres de groupe.

Les démarches faites pour diriger le client et la famille vers des personnes-ressources et vers des groupes de soutien.

L'évaluation de chaque résultat escompté.

PERTURBATION DE L'IMAGE CORPORELLE (1973)

DÉFINITION : Rupture (changement important et soudain) dans la façon de percevoir son image corporelle.

CARACTÉRISTIQUES DÉTERMINANTES *

A. Réaction verbale à la modification (réelle ou perçue comme telle) d'une structure ou d'une fonction corporelles indiquant :

Changement de mode de vie

Peur du rejet ou de la réaction des autres

Insistance sur la force, le fonctionnement ou l'apparence antérieurs

Sentiments négatifs à propos de son corps

Sentiments d'impuissance ou de désespoir

Inquiétude face au changement ou à la perte

Insistance sur les forces résiduelles et exagération des réalisations

Personnification de la partie malade ou manquante (en lui donnant un nom)

Extension des limites corporelles aux objets de l'environnement

Utilisation de pronoms impersonnels en parlant de la partie malade ou manquante (comme si celle-ci ne faisait pas partie de lui)

Refus de confirmer que le changement est réel

B. Réaction non verbale à la modification (réelle ou perçue comme telle) d'une structure ou d'une fonction corporelles se manifestant par :

Perte d'une partie du corps

Modification réelle d'une structure ou d'une fonction corporelles

Refus de regarder ou de toucher une partie du corps

Partie du corps cachée ou très exposée (intentionnellement ou non)

Trauma à la partie du corps qui n'est plus fonctionnelle

Modification de l'aptitude à évaluer la relation spatiale entre le corps et l'environnement

Modification de l'engagement social

FACTEURS ASSOCIÉS ou FACTEURS FAVORISANTS

Facteurs biophysiques

Facteurs cognitifs

Facteurs liés à la perception

Facteurs psychosociaux

Facteurs culturels ou spirituels

* A. ou B. doit être présent pour confirmer ce diagnostic infirmier.

PERTURBATION DE L'IMAGE CORPORELLE

RÉSULTATS ESCOMPTÉS

Le client reconnaît le changement dans son image corporelle. (**1, 2**)

Le client participe aux décisions concernant certains aspects des soins (spécifier). (**3, 4**)

Le client exprime ses sentiments concernant le changement de son image corporelle. (**5**)

Le client exprime des sentiments positifs à son sujet. (**6, 7**)

Le client cause avec une personne ayant vécu un problème similaire. (**8**)

Le client est capable de mettre en pratique au moins deux nouveaux comportements d'adaptation. (**9, 10, 11**)

INTERVENTIONS DE L'INFIRMIÈRE

1. Discuter avec le client pour l'amener à une meilleure évaluation de ses stratégies d'adaptation et à une plus grande estime de soi, en l'aidant dans ses soins personnels.

2. Respecter la perception qu'a le client de lui-même.

3. Évaluer les capacités du client de prendre des décisions. L'inciter à faire des choix et à prendre des décisions concernant ses soins.

4. Encourager le client à participer activement aux soins.

5. Donner au client la possibilité d'exprimer ses sentiments.

6. Indiquer au client de quelle façon les fonctions corporelles s'améliorent ou se stabilisent.

7. Féliciter le client pour ses efforts visant l'adaptation.

8. Donner au client les moyens nécessaires pour échanger avec des personnes ayant des problèmes similaires.

9. Diriger le client vers un professionnel en santé mentale, s'il y a lieu.

10. Montrer au client des stratégies d'adaptation.

11. Demander l'opinion du client sur les comportements adaptatifs qui semblent avoir un effet positif. Encourager la mise en pratique de ces comportements.

INFORMATIONS À CONSIGNER

Les termes utilisés par le client pour se décrire et pour décrire son incapacité physique (prothèse, appareil adaptatif, etc.).

Les parties du corps auxquelles le client porte beaucoup d'attention.

Les observations portant sur le changement dans la structure et dans la fonction d'une partie du corps.

Les réactions observables du client face à ces changements.

L'enseignement et l'assistance psychologique donnés au client pour favoriser son adaptation au changement de son image corporelle.

Les réactions du client face aux interventions de l'infirmière.

L'évaluation de chaque résultat escompté.

PERTURBATION DE L'IMAGE CORPORELLE reliée à une perception négative de soi (chez la personne agée) G

RÉSULTATS ESCOMPTÉS

Le client modifie ses habitudes en ce qui concerne les soins de sa peau, de façon à tenir compte des changements associés au vieillissement. **(2)**
Le client identifie de façon constructive les changements physiques dus au vieillissement. **(1)**
Le client identifie au moins un aspect positif du vieillissement. **(5, 6)**
Le client prend bien soin de sa chevelure, sans recours excessif aux teintures. **(3)**
La cliente se maquille convenablement. **(3)**
Le client fait preuve d'une plus grande souplesse et d'une volonté accrue lorsqu'il doit apporter des changements à son style de vie. **(2, 3, 4, 7)**
Le client s'adonne à des exercices et à d'autres activités physiques à un rythme qui correspond à ses désirs, à ses capacités et à sa sécurité. **(2, 7)**

INTERVENTIONS DE L'INFIRMIÈRE

1. Amener le client à exprimer ses sentiments par rapport aux changements physiques dus au vieillissement.
2. Donner au client de l'information sur les soins personnels appropriés :
a) Avoir une diète équilibrée.
b) Diminuer la fréquence des bains.
c) Utiliser des lotions hydratantes pour contrer la sécheresse de la peau.
d) Faire de l'exercice afin de conserver la masse musculaire, la masse osseuse et la santé cardiorespiratoire.
e) Prendre les mesures nécessaires pour éviter les fractures dues à l'ostéoporose.
3. Encourager le client à adopter un nouveau style de coiffure ou à consulter un coiffeur afin d'adapter sa coiffure selon les tendances actuelles de la mode. Encourager la cliente à consulter une esthéticienne dans le but de moderniser son maquillage.
4. Aider le client à se procurer des verres correcteurs ou un appareil auditif pour remédier aux déficits sensoriels.
5. Fournir au client des modèles positifs. Par exemple, lui offrir de la documentation qui met l'accent sur les réalisations, les capacités et les contributions à la société des personnes âgées.
6. Mettre l'accent sur les forces et les capacités du client ainsi que sur les côtés positifs du vieillissement lorsque l'on discute avec lui.
7. Encourager le client à socialiser avec des personnes de tous les âges.

INFORMATIONS À CONSIGNER

Les propos du client se rapportant à son apparence, à ses capacités et à son âge.
L'évaluation de l'état mental du client.
L'évaluation de la condition physique du client.
Les interventions destinées à rehausser l'image corporelle du client.
Les réactions du client face aux interventions de l'infirmière.
L'évaluation de chaque résultat escompté.

PERTURBATION SITUATIONNELLE DE L'ESTIME DE SOI (1988)

DÉFINITION : Jugements défavorables ou sentiments négatifs à propos de soi se développant à la suite d'une perte ou d'un changement, chez une personne qui avait auparavant une image positive d'elle-même.

CARACTÉRISTIQUES DÉTERMINANTES

MAJEURES :

Émet des jugements défavorables sur lui-même de façon épisodique et à l'occasion de certains événements de la vie (le client avait auparavant une image positive de lui-même)
Verbalisation de sentiments négatifs à propos de lui-même (sentiments d'impuissance, d'incompétence)

MINEURES :

Autodépréciation se manifestant dans ses propos
Sentiments de honte ou de culpabilité (exprimés par le client)
Sentiment d'être incapable de faire face aux événements
Difficulté à prendre des décisions

FACTEURS ASSOCIÉS

(Non répertoriés par la NANDA)

Perte récente :
Perte d'une partie du corps
Perte de son travail
Deuil
Divorce
Tout problème de courte durée (médical ou psychiatrique) qui empêche le client de maintenir une évaluation réaliste et positive de lui-même

PERTURBATION SITUATIONNELLE DE L'ESTIME DE SOI

RÉSULTATS ESCOMPTÉS

Le client exprime ses sentiments par rapport à la situation actuelle et précise comment elle affecte son estime de soi. (**1, 2**)

Le client précise quelle était son estime de soi avant que ne survienne son problème de santé. (**1, 2**)

Le client participe aux décisions concernant ses traitements et ses soins. (**1, 2, 3, 4**)

Le client se dit capable de faire face aux événements. (**2, 4, 5**)

Le client exprime clairement qu'il retrouve une plus grande estime de soi. (**2, 3, 5**)

INTERVENTIONS DE L'INFIRMIÈRE

1. Encourager le client à exprimer ses sentiments à propos de son image de soi, qu'il s'agisse de la situation actuelle ou de celles vécues antérieurement.

2. Accorder une période de temps ininterrompue au client afin de lui permettre d'exprimer ses sentiments.

3. Évaluer l'état mental du client au moins une fois par semaine en ayant recours à l'entrevue et à l'observation étroite de ses comportements. Une anxiété sévère associée au rejet de soi peut provoquer de la désorientation et l'apparition de symptômes psychotiques.

4. Faire participer le client à la prise de décision afin de réduire les sentiments d'ambivalence et la procrastination associés à une faible estime de soi.

5. Féliciter le client chaque fois que ses propos et ses comportements indiquent qu'il retrouve une plus grande estime de soi. Le client se sent ainsi considéré, accepté et confiant dans sa capacité de faire face aux situations stressantes de façon efficace.

RÉSULTATS ESCOMPTÉS

Les propos du client indiquant une faible estime de soi.

L'évaluation de l'état mental.

Toutes les interventions de l'infirmière effectuées pour aider le client à rehausser son estime de soi.

Les réactions du client face aux interventions de l'infirmière.

L'évaluation de chaque résultat escompté.

PERTURBATION SITUATIONNELLE DE L'ESTIME DE SOI reliée à un état de dépendance (chez la personne âgée) G

RÉSULTATS ESCOMPTÉS

Le client participe à ses soins personnels. (2, 3, 6)

Le client maintient le contact visuel et engage des conversations. (1, 5, 8, 9)

Le client se tient droit et son langage corporel indique une attitude ouverte. (2, 4, 7)

Le langage corporel et le discours du client sont en harmonie. (2, 5, 7, 8)

Le client parle des conséquences du vieillissement ou de la maladie chronique sur son mode de vie. (8)

Le client démontre (par ses paroles ou par son comportement) qu'il accepte mieux les changements provoqués par la maladie chronique ou par le vieillissement. (8, 9)

Le client dit ressentir une plus grande estime de soi. (1, 2, 3, 4, 5, 6, 7, 8, 9)

INTERVENTIONS DE L'INFIRMIÈRE

1. Demander au client la permission de pénétrer dans son espace personnel, ce qui lui donne le sentiment de pouvoir contrôler son environnement. Cet espace peut inclure le lit, les tables de chevet et l'armoire.

2. Encourager le client à porter ses propres pyjamas ou robes de nuit ou sa propre robe de chambre.

3. Poser les effets personnels du client sur la table de chevet de façon qu'ils soient faciles à atteindre, ce qui lui permet de maintenir son autonomie.

4. Inclure des exercices appropriés dans les soins quotidiens du client afin d'améliorer ses capacités motrices, ce qui peut contribuer à rehausser l'estime de soi.

5. Amener le client à se remémorer le passé, à porter son attention sur ses réalisations.

6. Installer un trapèze au-dessus du lit du client dont la mobilité est réduite afin de promouvoir un sentiment d'indépendance.

7. Inclure le toucher thérapeutique dans les activités quotidiennes.

8. Inciter le client à exprimer ses sentiments au sujet du processus de vieillissement ou de la maladie chronique. Encourager le client à discuter de ses peurs reliées à la perte d'autonomie et à la diminution de sa capacité de participer à des activités au travail et dans les loisirs.

9. Fournir au client de l'information sur les groupes de soutien appropriés.

INFORMATIONS À CONSIGNER

Les propos du client indiquant une baisse de l'estime de soi.

L'évaluation de l'état mental du client.

Les interventions destinées à aider le client à rehausser son estime de soi.

Les réactions du client face aux interventions de l'infirmière.

L'évaluation de chaque résultat escompté.

PEUR (1980)

DÉFINITION : Crainte reliée à une source identifiable que la personne peut confirmer.

CARACTÉRISTIQUES DÉTERMINANTES

Capacité d'identifier l'objet de la peur
Appréhension
Augmentation de la tension
Augmentation de la vigilance
Impulsivité
Nervosité
État de panique
Absorbé par ses pensées
Concentré sur l'objet de la peur
Exprime de l'hostilité dans sa voix et dans son comportement
Cherche à être seul ou veut avoir constamment quelqu'un à son chevet
Comportement de lutte ou de fuite
Augmentation de la fréquence du pouls, de la respiration et de la tension artérielle
Diaphorèse
Voix tremblotante ou changement du ton de voix
Pose beaucoup de questions
Augmentation de la verbalisation

FACTEURS ASSOCIÉS ou FACTEURS FAVORISANTS

(Non répertoriés par l'ANADI)

Réaction innée : bruit soudain, perte de soutien physique, douleur
Réaction acquise : le client se modèle, se conditionne ou s'identifie à d'autres personnes
Séparation de son réseau de soutien alors que la situation est potentiellement dangereuse (hospitalisation, traitements)
Manque de connaissances ou situation inconnue
Barrières linguistiques
Perturbation sensorielle
Phobie ou stimulus phobique
Stimuli environnementaux

PEUR reliée au fait de se trouver dans un milieu inconnu

RÉSULTATS ESCOMPTÉS

Le client identifie la (les) source(s) de sa peur. (1)

Le client comprend les procédés de soins et les traitements et l'exprime clairement. (2, 3)

Le client se dit plus à l'aise dans le milieu. (4, 5, 6)

Le client ne manifeste aucun signe ou symptôme physique de peur. (1, 2, 3, 4, 5, 6)

Le client a recours à des organismes de soutien pour parvenir à surmonter sa peur. (7, 8, 9, 10)

Le client intègre dans ses comportements quotidiens au moins une stratégie d'adaptation pour surmonter sa peur (pose des questions concernant les progrès du traitement, prend des décisions à propos des soins). (5, 6)

INTERVENTIONS DE L'INFIRMIÈRE

1. Inciter le client à identifier la (les) source(s) de sa peur.

2. Expliquer au client tous les procédés de soins et tous les traitements et répondre à ses questions. Communiquer au client l'information selon son niveau de compréhension et de tolérance.

3. Aider le client à se situer dans son nouvel environnement. Procéder aux modifications requises pour compenser ses déficits sensoriels.

4. Désigner toujours la même infirmière pour soigner le client, et ce, dans la mesure du possible.

5. Accorder du temps au client pour lui permettre de verbaliser ses sentiments à chaque quart de travail.

6. Faire participer le client à la planification et à l'accomplissement de ses activités afin de lui permettre d'acquérir de l'autonomie face à la situation.

7. Renseigner la famille sur les besoins spécifiques du client et donner à ses membres la possibilité de participer aux soins.

8. Demander à la famille d'apporter au client des photos et autres petits objets familiers.

9. Prendre les dispositions nécessaires pour qu'un membre de la famille ou un ami reste auprès du client, si cette présence est jugée bénéfique.

10. Aider le client si une barrière linguistique est à l'origine de la peur en se référant à la famille et à d'autres ressources dans l'établissement de santé.

INFORMATIONS À CONSIGNER

Les propos du client concernant sa peur.

Les manifestations physiologiques de la peur et les comportements reliés à la peur.

Les interventions de l'infirmière pour réduire la peur du client.

Les réactions du client face aux interventions de l'infirmière.

La participation de la famille face aux soins du client.

Les réactions du client face à la participation de la famille.

L'évaluation de chaque résultat escompté.

PEUR reliée au fait d'être séparé de son réseau de soutien

RÉSULTATS ESCOMPTÉS

Le client identifie la (les) source(s) de sa peur. (**1**)

Le client exprime ses sentiments quant au fait d'être séparé de son réseau de soutien. (**1, 2, 3, 4**)

Le client exprime un sentiment de bien-être et de satisfaction. (**2, 3, 4, 6, 7**)

Le client a recours à des organismes de soutien pour parvenir à surmonter sa peur. (**4, 5, 6, 9, 10, 11**)

Le client intègre dans ses comportements quotidiens au moins une stratégie d'adaptation pour réduire sa peur (pose des questions concernant les progrès du traitement, prend des décisions à propos de ses soins). (**4, 5, 6, 8, 9, 10, 11**)

INTERVENTIONS DE L'INFIRMIÈRE

1. Inciter le client à identifier la (les) source(s) de sa peur et à évaluer sa compréhension de la situation.

2. Accorder 15 minutes de plus par quart de travail pour échanger avec le client, s'il ne reçoit pas de visiteurs.

3. Encourager les autres membres du personnel soignant à visiter le client brièvement.

4. Aider le plus possible le client à garder un contact quotidien avec sa famille :

a) Prendre les dispositions concernant les appels téléphoniques.

b) Prêter son assistance au moment de la rédaction du courrier.

c) Transmettre sans tarder au client les messages de la famille, et vice versa.

d) Encourager le client à se procurer des photos des êtres chers.

e) Favoriser l'intimité lors des visites; amener le client dans la salle de séjour ou dans un autre endroit paisible.

5. Faire participer le client à la planification des soins et des objectifs concernant ses soins.

6. Montrer au client des techniques de relaxation (imagerie mentale, relaxation musculaire progressive).

7. Administrer les médicaments anxiolytiques selon l'ordonnance et évaluer leur efficacité.◆

8. Répondre aux questions du client et l'aider à comprendre le sens des interventions (ex. : certains aspects des soins).

9. Assouplir les consignes concernant les visites lorsque c'est possible et lorsque les règles de l'établissement de santé et de l'unité le permettent.

10. Permettre à un membre de la famille ou à un ami intime de participer aux soins.

11. Soutenir la famille et les amis dans leurs efforts pour comprendre la peur éprouvée par le client et pour agir en conséquence.

INFORMATIONS À CONSIGNER

Les inquiétudes exprimées par le client concernant la maladie, l'hospitalisation, son réseau de soutien, et ses propos au sujet de la peur.

Les observations de l'infirmière relativement aux manifestations physiologiques et aux comportements reliés à la peur.

Les interventions de l'infirmière pour réduire la peur du client et l'aider à utiliser les stratégies d'adaptation appropriées.

Les réactions du client face aux interventions de l'infirmière.

L'évaluation de chaque résultat escompté.

RISQUE ÉLEVÉ D'AUTOMUTILATION (1992)

DÉFINITION : Risque élevé qu'une personne s'inflige délibérément des blessures entraînant des dommages tissulaires immédiats, sans toutefois chercher à se tuer.

FACTEURS DE RISQUE

Incapacité de s'adapter à une augmentation du stress psychologique ou physiologique
Sentiments de dépression, de rejet, de haine envers soi, de culpabilité, de dépersonnalisation
et névrose d'abandon
Labilité émotionnelle
Hallucinations – automatisme mental
Besoin de stimulations sensorielles
Carence affective
Famille dysfonctionnelle
Estime de soi faible
Dissociation mentale

Groupes à risque :
Cas limites de troubles de la personnalité, particulièrement les femmes de 16 à 25 ans
Clients dans un état psychotique – souvent des jeunes hommes
Enfants perturbés émotionnellement ou maltraités
Enfants retardés ou autistiques
Clients ayant des antécédents d'automutilation
Victimes d'abus physique, émotionnel ou sexuel

RISQUE ÉLEVÉ D'AUTOMUTILATION relié à des troubles émotionnels

RÉSULTATS ESCOMPTÉS

Le client ne se mutile pas pendant son séjour à l'hôpital. **(2, 3, 4, 6, 7, 8, 10, 11, 12)**

Le client dit se sentir plus en sécurité. **(1, 2, 3, 6, 7, 8)**

Le client se dit capable de composer avec la désorganisation mentale, les pulsions agressives, l'anxiété ou les hallucinations. **(5, 6)**

Le client ne présente plus d'épisodes de dissociation mentale ou les épisodes deviennent moins nombreux. **(5)**

Le client avertit le personnel lorsqu'il a des idées suicidaires. **(11)**

INTERVENTIONS DE L'INFIRMIÈRE

1. Limiter le nombre d'intervenants auprès du client afin de favoriser la continuité des soins et de faire naître chez lui un sentiment de sécurité.

2. Prévoir des périodes d'interaction fréquentes, mais de courte durée, de façon à rassurer le client sans brimer son autonomie.

3. Enlever tout objet dangereux de l'environnement du client.

4. Établir avec le client des objectifs à court terme par lesquels il s'engagera verbalement à ne pas se mutiler, ce qui l'amènera à prendre conscience qu'il est responsable de sa propre sécurité et capable de s'en porter garant.

5. Administrer les psychotropes selon l'ordonnance.

6. Placer le client dans une pièce tranquille, avec un minimum de stimulations, s'il entre dans un état de dissociation mentale ou commence à halluciner. Demeurer auprès du client et le rassurer s'il s'avère nécessaire d'utiliser des contentions.✧

7. Placer le client sous observation, selon l'ordonnance, afin de le protéger et de faire naître chez lui un sentiment de sécurité. Si le client est hospitalisé, lui assigner une chambre près du poste des infirmières ou lui demander de rester dans le champ de vision du personnel.✧

8. Discuter du risque d'automutilation avec les gens qui côtoient le client de façon à lui assurer une protection et un soutien psychologique accrus.

9. Soigner les blessures du client s'il se mutile, tout en gardant une attitude calme et en évitant de le juger. Encourager le client à exprimer les sentiments qui l'ont poussé à s'automutiler.

10. Utiliser des méthodes visant à modifier le comportement si les gestes autodestructeurs persistent. Il s'agit de récompenser le client s'il parvient à se maîtriser. Ces récompenses peuvent être d'ordre social (ex. : lui accorder plus d'attention) ou d'ordre matériel.

11. Demander directement au client s'il a des idées suicidaires, et le cas échéant, ce qu'il envisage faire.

12. Rencontrer fréquemment les membres de l'équipe soignante afin d'évaluer le comportement du client et d'apporter les changements nécessaires au plan de soins.

INFORMATIONS À CONSIGNER

Les interventions de l'infirmière et les réactions du client face à celles-ci.

Les objectifs établis avec le client.

Les réactions du client à la médication.

Les changements apportés au plan de soins.

Un diagramme illustrant les blessures que le client s'inflige, s'il y a lieu.

Les idées suicidaires du client.

L'évaluation de chaque résultat escompté.

SENTIMENT D'IMPUISSANCE (1982)

DÉFINITION : Sentiment d'être incapable de dominer la situation actuelle ou de faire face à un événement imminent. La personne considère que ses actions auront peu d'effet quant à l'atteinte d'un résultat.

CARACTÉRISTIQUES DÉTERMINANTES

Graves :

Propos du client indiquant un manque de maîtrise ou d'influence sur la situation

Propos du client indiquant un manque de maîtrise ou d'influence sur ses soins personnels

Propos du client indiquant un manque de maîtrise ou d'influence sur l'atteinte des résultats

Apathie

Dépression face à la détérioration physique survenant malgré l'observance des traitements

Modérées :

Non-participation aux soins ou à la prise de décision

Insatisfaction et frustration quant à son incapacité d'accomplir les activités et les tâches qu'il accomplissait antérieurement (exprimées par le client)

Doute quant à sa capacité d'accomplir son rôle (exprimé par le client)

Indifférence face à l'évolution de son état

Réticence à exprimer ses véritables sentiments

Crainte de s'aliéner le personnel soignant

Incapacité de s'informer sur ses soins

Dépendance envers les autres pouvant entraîner de l'irritabilité, de la colère, du ressentiment et un sentiment de culpabilité

Non-justification de ses pratiques d'autosoin lorsqu'on le met au défi

Faibles :

Incertitude concernant les fluctuations de son niveau d'énergie (exprimée par le client)

Passivité

FACTEURS ASSOCIÉS ou FACTEURS FAVORISANTS

Milieu dans lequel sont dispensés les soins

Interactions avec les autres personnes

Régime imposé par la maladie

Mode de vie dominé par le sentiment d'impuissance

SENTIMENT D'IMPUISSANCE relié à l'impression d'avoir perdu la maîtrise de sa vie chez la personne agée

RÉSULTATS ESCOMPTÉS

Le client identifie des aspects de sa vie qu'il peut encore prendre en main. (1, 2, 3, 6)

Le client participe à la planification d'un horaire de soins personnels. (3)

Le client participe à la prise de décisions qui concerne ses soins et son mode de vie. (1, 2, 3, 4, 5, 6)

INTERVENTIONS DE L'INFIRMIÈRE

1. Aider le client à se remémorer le passé, à penser à ses réussites. L'aider à se fixer des buts et des objectifs réalistes.

2. Amener le client à identifier des aspects de sa vie qu'il peut encore prendre en main. Par exemple, lui offrir la possibilité de demander que sa chambre soit aménagée autrement. Lui reconnaître le droit d'exprimer ses sentiments.

3. Inciter le client à prendre les décisions concernant l'horaire des activités quotidiennes que ce soit pour les soins d'hygiène, l'habillement, les repas et les périodes d'exercices. Faire comprendre au client que ce n'est pas au personnel mais à lui qu'appartient le pouvoir de décider de son emploi du temps.

4. Formuler les questions de façon que le client doive répondre autrement que par oui ou par non.

5. Encourager les membres de l'équipe à s'intéresser aux progrès du client et à prendre le temps nécessaire pour l'écouter attentivement.

6. Inciter le client à choisir lui-même ses activités sociales et récréatives parmi celles qui lui sont offertes.

INFORMATIONS À CONSIGNER

Les propos et les comportements du client qui démontrent son sentiment d'impuissance.

Le degré de participation du client à ses soins personnels.

Le degré de participation du client dans les milieux thérapeutique et social.

Les réactions du client face aux interventions de l'infirmière.

Les propos du client indiquant qu'il a l'impression de mieux maîtriser sa vie.

L'évaluation de chaque résultat escompté.

SENTIMENT D'IMPUISSANCE relié au milieu où sont dispensés les soins

RÉSULTATS ESCOMPTÉS

Le client identifie les sentiments d'impuissance face à l'environnement. (1)

Le client décrit les changements qui lui donnent le sentiment de pouvoir agir sur son environnement. (2, 3, 4)

Le client participe à ses soins personnels (spécifier). (5, 6, 7)

Le client verbalise des sentiments indiquant qu'il reprend la situation en main. (4, 5, 6, 7, 8)

INTERVENTIONS DE L'INFIRMIÈRE

1. Accorder 15 minutes au client par quart de travail afin de lui permettre d'exprimer ses sentiments.
2. Tenir compte de l'espace attribué au client :
   a) Indiquer au client l'espace qui lui est attribué.
   b) Aider le client à se situer dans cet espace.
   c) Demander au client d'indiquer l'endroit où il désire ranger ses effets personnels, s'il est immobilisé.
   d) Donner au client la possibilité de circuler dans l'espace qui lui est attribué et de ranger ses effets personnels, si possible.
3. Placer la sonnette d'appel, la télécommande de la télévision, la table de chevet, le téléphone et l'urinal à la portée du client. Apprécier la capacité qu'il a d'utiliser son bras. Imaginer les circonstances qui lui permettront de se servir le plus possible de ces objets.
4. Réduire, si possible, les bruits agaçants. Expliquer au client l'utilisation des alarmes, etc.
5. Expliquer au client les traitements et toutes les interventions, et l'encourager à participer à la planification des soins. Lui donner la possibilité de choisir le moment et la façon d'accomplir les activités (bain, alimentation, déplacements).
6. Multiplier les occasions permettant au client de prendre des décisions (changement de position, point d'injection, visites).
7. Encourager sa participation aux soins personnels et féliciter le client lorsqu'il adopte la bonne conduite.
8. Donner au client le plus d'informations possible sur son problème de santé. Plus il le comprendra, plus il se sentira autonome face à son problème.

INFORMATIONS À CONSIGNER

La colère, la frustration et le sentiment de ne pouvoir agir sur son environnement exprimés par le client.

L'intérêt du client pour son environnement, sa participation aux soins personnels, sa compréhension du diagnostic médical.

Les interventions de l'infirmière visant à aider le client à agir de nouveau sur son environnement.

L'évaluation de chaque résultat escompté.

SENTIMENT D'IMPUISSANCE relié au régime thérapeutique de la maladie

RÉSULTATS ESCOMPTÉS

Le client identifie les sentiments d'impuissance reliés à la thérapeutique. (**1, 2**)

Le client participe à la planification des soins. (**3**)

Le client participe à ses soins personnels (spécifier). (**4**)

Le client énumère les décisions qu'il peut prendre concernant sa thérapeutique. (**5, 6**)

Le client planifie correctement les activités ou les tâches qu'il peut assumer. (**6**)

Le client communique le sentiment de pouvoir agir de nouveau sur son environnement. (**7, 8**)

INTERVENTIONS DE L'INFIRMIÈRE

1. Encourager le client à exprimer ses sentiments concernant la situation.

2. Considérer comme normaux les sentiments d'impuissance du client.

3. Donner au client la possibilité de prendre des décisions concernant les soins (changement de position, périodes prévues pour marcher) afin de lui signifier qu'il peut conserver le sentiment de pouvoir agir sur son environnement.

4. Encourager le client à participer à ses soins personnels et le féliciter lorsqu'il adopte la bonne conduite.

5. Débuter l'enseignement au client sur ce qu'il doit faire pour recouvrer ou maintenir le meilleur état de santé possible. Présenter les informations selon les besoins du client.

6. Aider le client à identifier les activités ou les tâches qu'il peut assumer.

7. Demander au client de trouver les moyens par lesquels il pourrait agir consciemment sur son environnement.

8. Donner au client le plus d'informations possible au sujet de son problème de santé. Plus il le comprendra, plus il se sentira autonome face à son problème.

INFORMATIONS À CONSIGNER

Les sentiments d'impuissance exprimés par le client.

Les comportements du client indiquant un sentiment d'impuissance imminent.

Les interventions de l'infirmière pour aider le client à retrouver le sentiment de pouvoir agir sur son environnement.

Le degré de participation du client à la planification des soins.

L'évaluation de chaque résultat escompté.

8

Ce mode fonctionnel de santé se rapporte aux différents rôles assumés par le client ainsi qu'aux responsabilités et aux interactions qui sont reliées à ces rôles. L'évaluation de ce mode de santé consiste à déterminer quels sont les rôles et les responsabilités familiales, professionnelles et sociales du client ainsi que sa façon de communiquer et ses habiletés de communication. Il est important d'identifier les rôles dans lesquels il se sent adéquat et ceux dans lesquels il connaît des difficultés. On doit aussi s'assurer qu'il n'y a pas de facteurs de risque associés à la violence envers soi et envers les autres dans la vie du client.

Catégories diagnostiques contenues dans ce chapitre :

Altération de la communication verbale

Chagrin dysfonctionnel

Chagrin par anticipation

Conflit face au rôle parental

Défaillance dans l'exercice du rôle d'aidant naturel

Isolement social

Perturbation dans l'exercice du rôle

Perturbation dans l'exercice du rôle parental

Perturbation de la dynamique familiale

Perturbation des interactions sociales

Risque élevé de perturbation dans l'exercice du rôle parental

Risque élevé de violence envers soi ou envers les autres

Risque élevé de défaillance dans l'exercice du rôle d'aidant naturel

Syndrome d'inadaptation au changement de milieu

RELATION ET RÔLE

ALTÉRATION DE LA COMMUNICATION VERBALE (1973)

DÉFINITION : Incapacité totale ou partielle d'utiliser ou de comprendre le langage dans les relations interpersonnelles.

CARACTÉRISTIQUES DÉTERMINANTES

MAJEURES :

Incapacité de parler la langue d'usage
Difficulté à parler ou à verbaliser
Ne parle pas ou ne peut pas parler

MINEURES :

Bégaiement ou bredouillement
Difficulté à construire les mots ou les phrases
Difficulté à exprimer verbalement sa pensée
Verbalisation inadéquate
Dyspnée
Désorientation
Dysphonie
Incapacité de moduler la parole
Incapacité de nommer les objets
Incapacité d'identifier les objets
Association vague d'idées
Verbalisation incessante
Fuite des idées
Incapacité de s'exprimer à l'aide de phrases
Dysarthrie
Persévération

FACTEURS ASSOCIÉS ou FACTEURS FAVORISANTS

Diminution de la circulation cérébrale
Tumeur cérébrale
Obstacles physiques (trachéostomie, intubation endotrachéale)
Malformation physique, fente palatine
Barrières psychologiques (psychose, manque de stimuli)
Facteurs culturels
Facteurs liés au développement ou à l'âge

ALTÉRATION DE LA COMMUNICATION VERBALE reliée à des barrières psychologiques

RÉSULTATS ESCOMPTÉS

Le client communique ses besoins et ses désirs à la famille ou à la personne significative, ou au personnel soignant. **(1, 4, 5)**

Les besoins du client sont satisfaits par le personnel soignant. **(1, 2, 3, 4, 5, 6)**

Le client n'est pas blessé. **(1, 2, 7)**

Le client retrouve son niveau de communication. **(1, 4, 5)**

Le client explique le lien existant entre les facteurs causals (ex. : alcool) et l'incapacité de communiquer efficacement. **(5, 8)**

Le client a l'intention de recourir à des organismes de soutien pour améliorer son état psychologique. **(8)**

INTERVENTIONS DE L'INFIRMIÈRE

1. Observer étroitement le client pour répondre aux besoins non exprimés (ex. : l'agitation peut indiquer qu'il a besoin d'uriner).

2. Maintenir un environnement calme et rassurant pour réduire l'anxiété.

3. Se présenter et expliquer les interventions dans un langage simple.

4. Encourager les tentatives du client pour communiquer et lui accorder suffisamment de temps pour répondre.

5. Évaluer et noter tous les jours la qualité de la communication; intervenir selon les besoins spécifiques du client : par exemple la désorientation : se servir de techniques pour ramener le client à la réalité; l'état maniaque : réduire les stimuli de l'environnement, parler doucement et calmement; le délirium tremens : rassurer le client, ne pas encourager les hallucinations, créer un environnement paisible; le bégaiement : utiliser le rythme ou le chant.

6. S'enquérir auprès de la famille ou de la personne significative des goûts et des habitudes du client et en discuter avec lui pour stimuler de part et d'autre la conversation.

7. Maintenir la sécurité du client en levant les ridelles, en utilisant des contentions souples ou un filet Posey et en prenant d'autres mesures de sécurité, selon les règles de l'établissement de santé.

8. Diriger le client vers l'infirmière de liaison en psychiatrie, un service social, des organismes communautaires ou vers des groupes de soutien (ex. : Alcooliques anonymes), s'il y a lieu.

INFORMATIONS À CONSIGNER

L'inquiétude du client face à son niveau de communication.

Les observations de l'infirmière concernant les besoins du client, ses efforts pour communiquer, son orientation et les mesures de sécurité.

Les interventions de l'infirmière visant à favoriser la communication.

Les sentiments du client concernant les facteurs qui contribuent à une mauvaise communication et ses projets en vue d'améliorer son état psychologique.

Les réactions du client face aux interventions de l'infirmière.

L'évaluation de chaque résultat escompté.

ALTÉRATION DE LA COMMUNICATION VERBALE reliée à des changements physiologiques ou psychosociaux [G]

RÉSULTATS ESCOMPTÉS

Les habiletés de communication du client sont maximisées. (1, 2, 3, 4, 5, 6, 9, 10, 11)

Le client entreprend une thérapie avec une orthophoniste. (11)

Le client communique ses besoins sans trop de frustration. (5)

Le client ou un membre de la famille identifie les organismes de soutien appropriés et y ont recours. (11, 12)

Le client indique par des gestes, des comportements, des paroles ou par écrit qu'il s'adapte progressivement. (2, 3, 7, 8, 9, 11, 12)

INTERVENTIONS DE L'INFIRMIÈRE

1. Faire face au client au moment d'engager la communication; maintenir le contact visuel; parler lentement et articuler clairement.

2. Prendre les mesures nécessaires pour améliorer la communication tout en prodiguant des soins au client :

a) Communiquer une seule idée à la fois.

b) Poser des questions auxquelles le client peut répondre par un oui ou un non.

c) Éviter les idées abstraites et les sujets controversés.

d) Utiliser des mots simples, d'usage courant.

e) Allouer une longue période de réponse.

f) Essayer de saisir le sens des mots incorrects.

g) Éliminer les distractions.

h) Encourager le client à communiquer par gestes ou à utiliser d'autres moyens de communication.

3. Utiliser les techniques appropriées pour surmonter un déficit auditif qui viendrait exacerber les troubles de communication du client :

a) Éviter un éclairage trop cru, éblouissant, dans la chambre du client, pour lui permettre de lire sur les lèvres.

b) Parler d'un ton de voix normal.

c) Vérifier si le client utilise bien ses appareils auditifs; vérifier l'état de la pile; vérifier si l'appareil est bien placé.

d) Utiliser la communication écrite en cas de surdité profonde.

4. Reformuler les phrases en employant des mots simples si le client ne suit pas la conversation.

5. Éviter de bousculer le client lorsqu'il fait des efforts pour exprimer ses idées. Faire preuve de tact et lui montrer qu'on est disposé à l'écouter. Même si l'on ne peut comprendre ce que dit le client, il faut valoriser ses efforts pour communiquer et lui dire que l'on comprend sa frustration.

6. Éviter les conversations avec le client lorsqu'il est fatigué.

7. Encourager le client à participer à des activités sociales, que ce soit en assistant à des séances de thérapie ou en mangeant avec les autres clients, par exemple.

8. Aider le client à réintégrer la vie familiale, si la situation le permet; par exemple, prendre des arrangements pour que le client puisse participer aux réunions de famille.

INFORMATIONS À CONSIGNER

Les observations de l'infirmière portant sur l'altération de la communication verbale, l'utilisation de moyens pour faciliter la communication et les manifestations de frustration du client.

Les interventions de l'infirmière destinées à surmonter les obstacles à la communication.

L'enseignement donné au client et les réactions du client face à cet enseignement.

Les recommandations faites par l'infirmière quant à la nécessité de rencontrer une orthophoniste et d'avoir recours à des organismes de soutien.

L'évaluation de chaque résultat escompté.

9. Inciter le client à se remémorer le passé. Utiliser des photos; profiter des visites de sa famille et de ses amis pour l'encourager à s'exprimer.

10. Encourager les membres de la famille et les collègues à parler au client en utilisant un discours adulte et à éviter de parler de lui en sa présence.

11. Diriger le client vers une orthophoniste. Enseigner aux membres de la famille et aux collègues les méthodes prescrites par l'orthophoniste pour améliorer la communication.

12. Diriger le client et sa famille vers les ressources communautaires appropriées, comme un groupe pour personnes ayant subi un accident vasculaire cérébral ou un groupe de soutien pour les familles de personnes atteintes de la maladie d'Alzheimer.

ALTÉRATION DE LA COMMUNICATION VERBALE reliée à des obstacles physiques

RÉSULTATS ESCOMPTÉS

Le client exprime ses besoins et ses désirs sans trop de frustration. (**1, 2, 3, 4, 5, 6, 7, 8, 9, 10**)

Le client utilise d'autres moyens de communication. (**2, 4, 6, 7**)

Le client utilise correctement l'équipement adaptatif. (**6, 7, 8**)

Le client fait part de son intention de recourir à des organismes de soutien pour améliorer son niveau de communication. (**11**)

INTERVENTIONS DE L'INFIRMIÈRE

1. Observer attentivement le client pour identifier les signes traduisant ses besoins et ses désirs (gestes, objets pointés ou regardés, pantomime).

2. Se procurer des outils de communication que le client pourra utiliser (tableau avec des lettres ou des images, ardoise, stylo, crayon).

3. Employer des phrases courtes et simples et poser des questions auxquelles le client peut répondre par un oui ou par un non, ce qui lui éviterait des frustrations.

4. Encourager les efforts du client pour communiquer; lui laisser suffisamment de temps pour trouver et écrire les mots, ou pour choisir les images.

5. Accorder suffisamment de temps au client pour répondre aux questions; ne pas le faire à sa place.

6. Consulter l'orthophoniste pour des suggestions d'outils de communication et pour en faciliter l'utilisation (ex. : larynx artificiel).

7. Effectuer pour le client et la famille ou la personne significative une démonstration des techniques de communication (gestes, langage par signes, clignotement des yeux).

8. Aider le client à utiliser des moyens pour ménager ses forces. Le client sera alors capable de prendre des respirations maximales pour la production des sons.

9. Utiliser le bouchon à canule trachéale pour faciliter la parole, si toléré par le client.

10. Procurer au client un système d'appel d'urgence (sonnette d'appel) et répondre sans tarder à tous ses appels en se rendant à sa chambre. Laisser une note à cet effet à l'interphone.

11. Encourager l'adhésion à l'Association des laryngectomisés du Québec inc. (au Québec), à l'Union des laryngectomisés et mutilés de la voix (en France) ou à tout autre groupe de soutien.

INFORMATIONS À CONSIGNER

Les sentiments du client concernant son incapacité de communiquer.

Les observations de l'infirmière portant sur les tentatives du client pour communiquer, ses réactions et sa capacité d'utiliser d'autres moyens de communication et son niveau de frustration ou de fatigue.

Les réactions du client face aux interventions de l'infirmière.

L'évaluation de chaque résultat escompté.

ALTÉRATION DE LA COMMUNICATION VERBALE reliée à une diminution de la circulation cérébrale

RÉSULTATS ESCOMPTÉS

Les besoins du client sont satisfaits par le personnel soignant. (1, 2, 3, 4, 5, 6, 7, 8, 9, 10)

Le client et la famille ou la personne significative se disent satisfaits de l'efficacité de leur niveau de communication. (1, 8, 9)

Le client maintient un niveau de communication efficace. (1, 3, 5, 7, 8, 9, 10)

Le client répond correctement aux questions directes. (3, 5, 6, 7, 8)

Le client communique efficacement avec la famille ou la personne significative et le personnel soignant. (1, 5, 8, 9, 10)

INTERVENTIONS DE L'INFIRMIÈRE

1. Observer attentivement le client pour identifier les signes traduisant ses besoins et ses désirs (gestes, objets pointés ou regardés, pantomime). Ne pas répondre constamment aux gestes du client s'il y a chez lui une potentialité de recouvrer la parole.

2. Observer et noter les changements dans la façon de parler ou dans le niveau d'orientation.

3. S'adresser au client en lui parlant lentement, distinctement, sur un ton normal. Se tenir en face du client afin d'être vu et entendu.

4. Ramener le client à la réalité :

a) L'appeler par son nom.

b) Se nommer.

c) Le situer par rapport au lieu, à la date et à l'heure.

d) Se servir de la télé et de la radio pour améliorer son orientation.

e) Utiliser de grands calendriers et des tableaux où figurent des signes pour l'aider à se situer dans la réalité.

5. Employer des phrases courtes et simples et poser des questions auxquelles le client peut répondre par un oui ou par un non lorsque son niveau de frustration est élevé.

6. Encourager les efforts du client pour communiquer et l'en féliciter.

7. Laisser au client suffisamment de temps pour répondre aux questions. Ne pas le faire à sa place s'il en est capable.

8. Répéter ou reformuler les questions, si nécessaire, afin d'améliorer la communication. Ne pas feindre de comprendre.

9. Éliminer de l'environnement ce qui pourrait distraire le client lorsqu'on communique avec lui. Utiliser des tableaux pour faciliter la communication (y placer les lettres de l'alphabet, quelques mots usuels ou des illustrations), selon le cas.

10. Réviser les résultats des examens diagnostiques pour évaluer l'amélioration ou la progression de la pathologie.

INFORMATIONS À CONSIGNER

Le niveau actuel de communication, d'orientation et de satisfaction du client face à ses efforts pour communiquer.

Les observations de l'infirmière concernant les déficits de langage, l'expression et la compréhension, et la capacité de communiquer.

Les interventions de l'infirmière afin de favoriser une communication efficace.

Les réactions observables du client face aux interventions de l'infirmière.

L'évaluation de chaque résultat escompté.

CHAGRIN DYSFONCTIONNEL (1980)

DÉFINITION : *Réaction de chagrin suscitée par une perte et dont la durée se prolonge au-delà des délais raisonnables*.*

CARACTÉRISTIQUES DÉTERMINANTES

Propos du client indiquant sa détresse face à la perte
Déni de la perte
Sentiment de culpabilité (manifesté par le client)
Problèmes non résolus (mentionnés par le client)
Colère
Tristesse
Pleurs
Difficulté à parler de la perte
Modification des habitudes alimentaires, du mode de sommeil, de la nature des rêves, des activités et de la libido
Idéalisation de la perte
Retour sur des expériences passées
Obstacle aux fonctions vitales
Régression à un stade de développement antérieur
Affect labile
Difficulté à se concentrer et à terminer une tâche

FACTEURS ASSOCIÉS

Perte, réelle ou perçue comme telle, d'un objet significatif **

AUTRES FACTEURS POSSIBLES :
Absence de chagrin par anticipation
Déni de la perte par les autres
Isolement social
Réseau de soutien inadéquat
Perte soudaine d'une personne significative
Peur du processus de deuil

*   *La présence et le degré du chagrin dysfonctionnel dépendent surtout de la force intérieure et du réseau de soutien de la personne qui subit la perte.*
** Le terme objet est employé ici dans son sens le plus large. L'objet significatif peut correspondre à une ou des personnes, un ou des biens, un travail, un statut, un domicile, un idéal, une partie ou une fonction du corps.

CHAGRIN DYSFONCTIONNEL relié à la perte réelle d'un objet significatif

RÉSULTATS ESCOMPTÉS

Le client identifie la perte. (**1, 3**)

Le client exprime ses sentiments concernant la perte. (**1, 2**)

Le client permet aux autres de l'aider à s'adapter. (**3**)

Le client commence à utiliser les stratégies d'adaptation appropriées. (**4**)

Le client considère maintenant le chagrin comme une réaction normale. (**1, 2, 3, 4**)

Le client s'adresse à des organismes de soutien. (**5**)

Le client consent à vivre sa réaction de chagrin seul et avec sa famille ou la personne significative. (**6**)

Le client a recours à des organismes de soutien. (**7, 9**)

Le client fait des projets pour l'avenir. (**8, 9**)

INTERVENTIONS DE L'INFIRMIÈRE

1. Encourager le client à exprimer ses sentiments de la façon qui lui semble la plus appropriée (pleurer, parler, écrire, dessiner).

2. Accorder au moins 15 minutes par quart de travail au client pour qu'il puisse exprimer ses sentiments. Refréner ses comportements destructeurs ou exagérés.

3. Aider le client à considérer avec réalisme les changements causés par la perte, à les voir comme une étape initiale dans la planification de l'avenir.

4. Encourager le client à participer à ses soins personnels.

5. Encourager le client à avoir recours à des organismes de soutien.

6. Encourager le client et la famille ou la personne significative à évoquer des souvenirs.

7. Renseigner le client et la famille ou la personne significative sur les organismes de soutien dans la communauté.

8. Aider le client à planifier quelques objectifs en prévision du congé et pour l'avenir.

9. Diriger le client vers un professionnel en santé mentale, s'il y a lieu.

INFORMATIONS À CONSIGNER

L'expression verbale du chagrin.

Les comportements observables du client (tentatives pour s'adapter, l'interaction avec la famille et le personnel soignant).

La description des interventions de l'infirmière et les réactions du client face à celles-ci.

L'évaluation de chaque résultat escompté.

CHAGRIN PAR ANTICIPATION (1980)

DÉFINITION : *Réaction de chagrin suscitée par le sentiment de se voir éventuellement privé d'un objet significatif.*

CARACTÉRISTIQUES DÉTERMINANTES

Perte éventuelle d'un objet significatif *(personne, travail, biens matériels ou autres)*
Propos du client indiquant sa détresse face à la perte éventuelle
Déni de la perte éventuelle
Culpabilité
Colère
Peine
Sentiments refoulés
Modification des habitudes alimentaires
Altération du mode de sommeil
Altération du niveau d'activité
Altération de la libido
Altération des modes de communication

FACTEURS ASSOCIÉS ou FACTEURS FAVORISANTS

(Non répertoriés par l'ANADI)

Perte éventuelle d'un objet significatif :
Personne significative
Bien-être biopsychosocial
Rôle social
Partie du corps
Fonction du corps
Biens matériels
Animal domestique de compagnie
Perte imminente de sa vie

CHAGRIN PAR ANTICIPATION relié à la perte éventuelle d'un objet significatif (personne, travail, biens matériels)

RÉSULTATS ESCOMPTÉS

Le client identifie la perte éventuelle. (1)

Le client exprime ses sentiments concernant la perte éventuelle. (2, 3)

Le client comprend sa réaction de chagrin et consent à la vivre. (4)

Le client fait face à la situation actuelle en prenant des décisions au sujet de ses soins. (5)

Le client utilise des stratégies d'adaptation appropriées pour faire face à la perte éventuelle. (6, 7)

Le client a recours à des organismes de soutien. (8)

Le client fait des projets pour l'avenir. (9)

INTERVENTIONS DE L'INFIRMIÈRE

1. Aider le client à nommer la perte éventuelle.
2. Accorder un moment au client à chaque quart de travail pour lui donner la possibilité d'exprimer ses sentiments. Rester auprès de lui sans rien dire s'il n'est pas prêt à parler.
3. Encourager le client à exprimer ses sentiments concernant la perte éventuelle et ses conséquences sur son bien-être et son mode de vie.
4. Aider le client à comprendre sa réaction de chagrin et à considérer comme normaux les sentiments qu'il éprouve.
5. Encourager le client à prendre des décisions simples concernant ses soins.
6. Mettre en valeur les points forts du client. Le féliciter lorsqu'il a des comportements adaptatifs efficaces.
7. Encourager le client à recourir à la famille ou à la personne significative et aux amis pour obtenir du soutien.
8. Renseigner le client sur les organismes de soutien dans la communauté.
9. Aider le client à élaborer un plan d'action qui lui permettra de s'adapter après son congé.

INFORMATIONS À CONSIGNER

Les expressions verbales du client.

Les modes d'alimentation, de sommeil et d'activité du client.

L'observation des réactions émotionnelles (pleurs, colère, retrait).

Les tentatives du client pour faire face à la situation actuelle (prendre des décisions, recourir à des organismes de soutien).

Les interventions de l'infirmière en vue d'aider le client.

Les réactions du client face aux interventions de l'infirmière.

L'évaluation de chaque résultat escompté.

CHAGRIN PAR ANTICIPATION relié à l'approche de la mort

RÉSULTATS ESCOMPTÉS

Le client exprime ses sentiments par rapport à sa mort imminente. (**1, 2, 6, 7**)

Le client chemine à sa façon dans le processus de deuil. (**1, 2, 3, 4, 6, 7, 8**)

Le client pratique les rites de sa religion et utilise d'autres stratégies d'adaptation appropriées. (**8, 9**)

Les membres de la famille ou la personne significative prodiguent soutien et réconfort au client. (**5, 9, 10**)

INTERVENTIONS DE L'INFIRMIÈRE

1. Accorder au client suffisamment de temps pour lui permettre d'exprimer ses sentiments par rapport à la mort ou à son vécu en phase terminale. Éviter de s'adresser au client avec une mine affairée, pressée.

2. Établir avec le client une relation qui l'encourage à exprimer ses craintes au sujet de la mort.

3. Aider le client à se remémorer son passé. L'encourager à écrire ou à enregistrer l'histoire de sa vie qu'il pourra laisser à sa famille.

4. Coordonner les activités de l'équipe multidisciplinaire (client, psychologue, infirmière, diététiste, médecin, physiothérapeute, aumônier) pour répondre aux besoins du client qui se trouve en phase terminale.

5. Encourager les membres de la famille à participer aux soins du client qui se trouve en phase terminale. Maintenir une communication honnête et empreinte de compassion avec le client et les membres de sa famille.

6. Accepter toutes les réactions de deuil du client par rapport à sa mort prochaine, qu'il s'agisse de pleurs, de tristesse, de colère, de peur ou de déni.

7. Aider le client à progresser dans la démarche psychologique enclenchée par l'approche de la mort.

8. Soutenir les comportements d'adaptation spirituelle du client. Par exemple, installer à sa portée les objets qui lui procurent du réconfort spirituel (Bible, photos, statues, chapelet, châle de prière).

9. Expliquer au client qu'il existe des établissements dont la vocation est de soulager les symptômes et de procurer des soins palliatifs dans le but d'améliorer le bien-être du client et de sa famille.

10. Donner des informations sur les soins à domicile dans l'éventualité où le client retourne chez lui.

INFORMATIONS À CONSIGNER

Les sentiments exprimés par le client face à la la mort.

Les réactions émotionnelles (pleurs, colère, retrait) du client.

Les interventions de l'infirmière permettant au client d'apprivoiser l'idée de la mort.

Les demandes formulées par le client pour recevoir un réconfort spirituel (objets de culte, visites d'un prêtre, d'un ministre ou d'un rabbin).

Les réactions du client face aux interventions de l'infirmière.

L'évaluation de chaque résultat escompté.

CONFLIT FACE AU RÔLE PARENTAL (1988)

DÉFINITION : Confusion des parents* ou de toute personne faisant figure de parent et motivations contradictoires face au rôle parental lorsque survient une situation de crise.

CARACTÉRISTIQUES DÉTERMINANTES

MAJEURES :

Les parents craignent d'être incapables de satisfaire aux besoins physiques ou émotionnels de leur enfant pendant qu'il est hospitalisé ou à la maison

Changement brusque et soudain dans la façon habituelle de s'occuper de l'enfant (observé par l'infirmière)

Les parents expriment leurs inquiétudes concernant les changements dans la façon d'assumer leur rôle parental, le fonctionnement de la famille, la communication entre ses membres et leur bien-être

MINEURES :

Les parents ont l'impression d'être exclus des décisions au sujet de leur enfant et l'expriment clairement

Les parents hésitent à participer aux soins usuels de l'enfant malgré l'encouragement et le soutien reçus

Les parents verbalisent et manifestent des sentiments de culpabilité, de colère, de peur, d'anxiété ou de frustration quant aux effets de la maladie de l'enfant sur la dynamique familiale

Modification de l'interaction entre les parents et l'enfant (les propos, l'écoute, le toucher et le contact visuel)

Inefficacité des stratégies d'adaptation utilisées par les parents

Rupture de la relation entre les parents

FACTEURS ASSOCIÉS

Séparation d'avec l'enfant en raison d'une maladie chronique

Peur des mesures invasives ou restrictives (ex. : intubation, isolement)

Malaises ou ennuis occasionnés par les règles d'un centre de soins spécialisés

Soins à domicile pour un enfant ayant des besoins spéciaux (ex. : moniteur d'apnée, drainage postural, suralimentation)

Changement de statut matrimonial

Interruptions de la vie familiale causées par l'administration des soins à domicile (traitements, présence de personnel soignant, manque de répit)

---

* *Le pluriel est utilisé dans la définition et la description des caractéristiques déterminantes dans le seul but d'alléger le texte. Le conflit face au rôle parental peut ne concerner qu'un parent, soit le père ou la mère.*

CONFLIT FACE AU RÔLE PARENTAL relié à l'hospitalisation de l'enfant

RÉSULTATS ESCOMPTÉS

Les parents expriment leurs sentiments concernant la situation actuelle. (4, 7, 8)

Les parents participent aux soins usuels qui sont donnés à leur enfant. (1, 2, 5, 6)

Les parents se disent capables de maîtriser la situation actuelle et d'offrir le soutien nécessaire. (1, 2, 4, 6, 7, 8)

Les parents connaissent les besoins qui sont reliés au développement de leur enfant. (2, 3)

Les parents assument pleinement leur rôle pendant l'hospitalisation de leur enfant et sont capables de satisfaire à ses besoins physiques et émotionnels durant la période de crise. (2, 3, 5, 6, 7)

Les parents ont recours à des organismes de soutien, à des groupes de soutien ou à des personnes-ressources afin de faciliter leur adaptation. (4)

INTERVENTIONS DE L'INFIRMIÈRE

1. Offrir aux parents et aux personnes significatives une visite des lieux, leur expliquer le fonctionnement des appareils et le roulement du personnel soignant, les informer des règlements concernant les visites.

2. Faire participer les parents aux soins de leur enfant afin de réduire leur sentiment d'impuissance.

3. Renseigner les parents sur le développement normal de l'enfant (plans physique et psychologique).

4. Encourager les parents à recourir à des groupes de soutien, à des organismes de soutien ou à des personnes-ressources, si nécessaire ou selon l'ordonnance.✧

5. Inciter les parents à poser des questions sur l'état de leur enfant afin de réduire leur sentiment d'impuissance.

6. Inviter les parents à participer à la réunion clinique où il sera question de leur enfant, s'il est approprié de le faire.

7. Favoriser la communication entre les parents afin qu'ils puissent exprimer leurs sentiments de culpabilité, d'impuissance, de colère, de peur, de frustration, etc.

8. Examiner avec les parents les différentes stratégies d'adaptation qui pourraient s'avérer efficaces afin qu'ils puissent réduire leur anxiété.

INFORMATIONS À CONSIGNER

Les observations sur la capacité d'adaptation des parents et sur leur degré de participation.

Les interventions de l'infirmière visant à aider les parents à réduire leur stress et à assumer efficacement leur rôle.

Les démarches faites pour diriger les parents vers des organismes ou des groupes de soutien.

La condition pathologique de l'enfant et son état émotionnel.

L'évaluation de chaque résultat escompté.

DÉFAILLANCE DANS L'EXERCICE DU RÔLE D'AIDANT NATUREL (1992)

DÉFINITION : Difficulté à remplir son rôle ressentie par l'aidant naturel.

CARACTÉRISTIQUES DÉTERMINANTES *

L'aidant naturel dit qu'il :

N'a pas les ressources nécessaires (*temps, force émotionnelle, énergie physique, aide d'autres personnes*) pour donner les soins requis

Trouve difficile d'accomplir certaines activités de soins, *comme donner le bain, nettoyer lorsqu'il y a incontinence, faire face aux problèmes de comportement et à la douleur*

S'inquiète de l'état de santé physique et émotionnelle de la personne malade; craint d'avoir éventuellement à placer la personne malade dans un établissement; se demande qui s'en occupera s'il lui arrive quelque chose

A l'impression que son rôle d'aidant naturel porte atteinte à d'autres rôles importants dans sa vie, *comme ses rôles de travailleur, de parent, de conjoint, d'ami*

Éprouve un sentiment de deuil parce que la personne malade n'est plus la même qu'avant le début des soins ou, dans le cas d'un enfant, que celui-ci n'a jamais été l'enfant qu'il désirait avoir

Perçoit l'existence d'un conflit familial relié aux soins à donner; *pense que les autres membres de la famille n'assument pas leur part de responsabilité des soins que nécessite la personne malade et qu'ils ne manifestent pas suffisamment d'appréciation pour le travail qu'il accomplit*

Se sent stressé ou nerveux dans ses rapports avec la personne malade

Se sent déprimé

FACTEURS ASSOCIÉS **

FACTEURS PHYSIQUES OU PHYSIOPATHOLOGIQUES :

Gravité de la maladie de la personne malade; prématurité ou malformation congénitale

Problèmes de santé de l'aidant naturel

Évolution imprévisible de la maladie ou instabilité de l'état de santé de la personne malade

L'aidant naturel est une femme

FACTEURS DÉVELOPPEMENTAUX :

L'aidant naturel n'a pas la maturité nécessaire pour assumer le rôle de soignant (ex. : un jeune adulte qui doit soigner un parent relativement jeune)

Retard dans le développement, soit chez l'aidant naturel, soit chez la personne malade

FACTEURS PSYCHOSOCIAUX :

La personne malade est atteinte de troubles cognitifs ou psychologiques

Famille dysfonctionnelle ou mésadaptée

Inefficacité des stratégies d'adaptation de l'aidant naturel

Toxicomanie ou codépendance

Mauvais rapports établis entre l'aidant naturel et la personne malade

L'aidant naturel est le conjoint ou la conjointe

Comportements bizarres ou déviants de la personne malade

FACTEURS SITUATIONNELS :

Retour à la maison d'un membre de la famille qui nécessite beaucoup de soins

Violence ou mauvais traitements

Situations stressantes qui ont des répercussions sur la famille, comme la perte d'un objet significatif, un désastre, une crise, la pauvreté ou les difficultés pécuniaires, les événements importants de la vie (ex. : une naissance, une hospitalisation, le départ des enfants de la maison ou leur retour, un mariage, un divorce, un nouvel emploi, la retraite, un décès)

Durée de la période pendant laquelle la personne malade aura besoin de soins

Environnement physique inapproprié pour donner des soins : logement, moyens de transport, services communautaires, équipement, etc.

Isolement de la famille ou de l'aidant naturel

Périodes de répit et de récréation insuffisantes pour l'aidant naturel

Manque d'expérience à dispenser des soins

Conflit entre les différents rôles de l'aidant naturel

Complexité ou quantité des soins à dispenser

* 80 % des aidants naturels font état d'au moins une caractéristique déterminante.
** *Certains facteurs associés ont été reclassifiés pour plus de cohérence.*

DÉFAILLANCE DANS L'EXERCICE DU RÔLE D'AIDANT NATUREL reliée au retour à la maison d'un membre de la famille qui nécessite beaucoup de soins

RÉSULTATS ESCOMPTÉS

L'aidant naturel décrit les facteurs de stress présents dans sa vie. (1)

L'aidant naturel identifie les facteurs de stress qui peuvent être maîtrisés et ceux qui ne peuvent l'être. (2)

L'aidant naturel identifie les personnes ou les organismes susceptibles de lui apporter du soutien. (4, 5, 6)

L'aidant naturel affirme qu'il est plus apte à composer avec le stress. (1, 2, 3, 4, 5, 6, 7, 8)

INTERVENTIONS DE L'INFIRMIÈRE

1. Amener l'aidant naturel à découvrir les facteurs de stress présents dans sa vie.

2. Amener l'aidant naturel à identifier les facteurs de stress qui peuvent être maîtrisés et ceux qui ne peuvent pas l'être, sans le juger d'aucune façon.

3. Encourager l'aidant naturel à parler des stratégies d'adaptation utilisées par le passé pour surmonter des crises semblables. Il prendra ainsi conscience de sa capacité de composer avec la situation actuelle.

4. Encourager l'aidant naturel à se joindre à un groupe de soutien. Lui fournir de l'information sur un groupe approprié comme la Société Alzheimer, l'Association des personnes intéressées à l'aphasie, la Coalition des organismes communautaires québécois de lutte contre le SIDA.

5. Amener l'aidant naturel à identifier les personnes ou les organismes bénévoles susceptibles de lui apporter du soutien, comme les membres de sa famille, ses amis, les groupes paroissiaux et les organismes communautaires.

6. Amener l'aidant naturel à identifier les professionnels ou les services sociaux appropriés, comme les travailleurs sociaux rattachés à l'hôpital, les médecins, les services de soins à domicile, les services de garderie pour personnes âgées et les services offerts par les cliniques médicales.

7. Amener l'aidant naturel à considérer la situation actuelle avec plus d'objectivité, en lui rappelant les faits concernant l'état de santé physique et mental de la personne malade, dans le cas où l'aidant naturel semble trop inquiet ou dépassé par les événements. Si son état émotionnel affecte sa capacité d'exercer son rôle, lui recommander, s'il y a lieu, de se joindre à un groupe comme celui des Émotifs anonymes : ce groupe de soutien réunit des gens dont l'attachement envers une autre personne cause une souffrance chronique et nuit à l'efficacité.

8. Suggérer à l'aidant naturel des moyens de rendre plus efficace son emploi du temps. Par exemple, il peut profiter d'une visite à la personne malade pour remplir des formulaires d'assurance.

INFORMATIONS À CONSIGNER

Les facteurs de stress identifiés par l'aidant naturel (réels ou perçus comme tels).

Les réactions de l'aidant naturel face aux situations stressantes.

Les ressources vers lesquelles on a orienté l'aidant naturel.

Le recours de l'aidant naturel à des personnes ou à des organismes qui peuvent lui apporter du soutien.

Les stratégies d'adaptation élaborées par l'aidant naturel et l'infirmière.

La capacité d'adaptation de l'aidant naturel.

L'évaluation de chaque résultat escompté.

ISOLEMENT SOCIAL (1982)

DÉFINITION : Solitude vécue par la personne et considérée comme négative, menaçante et imposée par les autres.

CARACTÉRISTIQUES DÉTERMINANTES

Objectives :

MAJEURE :
Absence de personnes significatives pouvant offrir du soutien (famille, amis, groupe)

MINEURES :
Tristesse ou affect plat
Intérêts et activités ne correspondant pas à l'âge ou au stade de développement
Peu communicatif, replié sur soi; pas de contact visuel
Projection d'hostilité dans la voix ou dans le comportement
Cherche à s'isoler ou fait partie d'un sous-groupe culturel
Affiche un comportement non accepté par le groupe culturel dominant
Est absorbé par ses pensées, pose des gestes répétitifs et dénués de sens
Handicap physique ou mental ou changement de l'état de santé

Subjectives :

MAJEURES :
Sentiment que sa solitude est imposée par les autres (exprimé par le client)
Sentiment d'être rejeté (exprimé par le client)

MINEURES :
Sentiment d'être différent des autres
Absence d'un but dans la vie ou but inadéquat
Incapacité de répondre aux attentes des autres
Sentiment d'insécurité en public
Exprime des valeurs acceptables dans le sous-groupe culturel mais inacceptables dans le groupe culturel dominant

FACTEURS ASSOCIÉS

Facteurs qui contribuent à l'absence de relations interpersonnelles satisfaisantes :
Retard dans le développement
Intérêts ne correspondant pas au stade de développement (manque de maturité)
Modification de l'apparence physique
Modification de l'état mental
Comportements sociaux inacceptables
Valeurs sociales inacceptables
Changement de l'état de santé
Ressources personnelles inadéquates
Incapacité de s'engager dans des relations satisfaisantes

RÉSULTATS ESCOMPTÉS

Le client exprime ses sentiments concernant son isolement social. (**1, 2, 3, 5**)

Le client demande de l'aide ou de l'information au personnel pour résoudre son problème d'isolement social. (**1, 2, 3, 4, 5, 6, 7, 8**)

Le client utilise les ressources communautaires disponibles. (**6**)

Le client fait part d'une augmentation des rapports sociaux. (**2, 3, 4, 5, 6, 7, 8**)

Le client exprime sa satisfaction en ce qui a trait à ses rapports sociaux. (**8**)

INTERVENTIONS DE L'INFIRMIÈRE

1. Assigner au client une infirmière en soins intégraux.

2. Discuter avec le client des causes et des facteurs reliés à son isolement social. Identifier quels sont les facteurs qui, d'après le client, nuisent le plus à sa capacité d'établir des rapports sociaux.

3. Évaluer si le client est prêt à modifier son mode de vie ou ses habitudes quotidiennes afin d'établir plus de rapports sociaux.

4. Prendre les mesures nécessaires pour corriger les problèmes physiques qui nuisent à la capacité du client d'entretenir des rapports sociaux, s'il y a lieu. Par exemple, si le client présente un déficit auditif, lui conseiller de voir un audiologiste qui lui prescrira un appareil auditif; s'il présente une altération de la mobilité physique, lui faire voir un physiothérapeute qui lui établira un programme d'exercices ou lui fera des recommandations quant à des dispositifs d'assistance.

5. Évaluer l'influence du milieu où habite le client sur sa vie sociale. Par exemple, le client a-t-il peur de sortir de chez lui en raison du taux de criminalité élevé dans son voisinage ? Si tel est le cas, examiner des solutions comme le déménagement dans une maison de retraités ou un centre d'hébergement et de réadaptation, qui pourrait offrir un environnement plus propice aux rapports sociaux.

6. Répertorier les clubs sociaux, les groupes de soutien, les centres de l'âge d'or, les programmes d'éducation en matière de santé et les autres ressources communautaires disponibles.

7. Étudier l'accessibilité et les coûts du transport en commun. Aider le client à se familiariser avec les parcours qu'il utilisera le plus souvent pour se rendre à ses activités.

8. Faire participer le client à la planification d'activités qui amélioreront la qualité de sa vie sociale. L'aider à identifier les ressources nécessaires.

INFORMATIONS À CONSIGNER

Les facteurs qui ont causé l'isolement social du client ou qui y ont contribué.

Les propos du client qui révèlent son insatisfaction en ce qui concerne sa situation sociale.

Les ressources communautaires répertoriées pour le client.

La planification faite par le client, l'aidant naturel, l'infirmière en soins intégraux.

L'utilisation que fait le client des ressources communautaires.

L'évaluation de chaque résultat escompté.

ISOLEMENT SOCIAL relié à des ressources personnelles inadéquates

RÉSULTATS ESCOMPTÉS

Le client interagit avec le personnel soignant. (1, 2)
Le client exprime ses sentiments concernant le manque de lien avec d'autres personnes. (3)
Le client exprime le désir de s'engager dans des relations avec les autres. (4, 5)
Le client exprime le désir de s'améliorer, d'améliorer sa condition actuelle (poursuivre ses études, apprendre à mieux gérer ses finances). (5, 6)
Le client a recours à des organismes, à des personnes-ressources (services sociaux, soins à domicile, services de psychologie, cours de croissance personnelle) afin de fixer un plan d'action réaliste pour l'avenir. (6)
Le client fait part de son intention de participer à des activités sociales. (7)

INTERVENTIONS DE L'INFIRMIÈRE

1. Assigner au client toujours le même personnel soignant afin d'établir une relation de confiance.
2. Assigner au client une infirmière en soins intégraux pour coordonner les soins.
3. Accorder 15 minutes par quart de travail au client pour l'écouter. Rester auprès de lui sans rien dire s'il ne désire pas parler.
4. Faire participer le client à la planification des soins et aux activités de façon régulière.
5. Discuter avec le client de ses conditions de vie et de son mode de vie à l'extérieur de l'hôpital.
6. Diriger le client vers des services sociaux pour assurer un suivi, s'il y a lieu.
7. Aider le client à identifier des exutoires pour qu'il puisse exprimer son besoin de socialiser (pairs, association, activités de groupe).

INFORMATIONS À CONSIGNER

L'évaluation faite par le client de la situation actuelle.
Les projets d'avenir dont fait part le client.
Les observations de l'infirmière sur le comportement du client.
La planification des soins faite par le client avec l'aide de l'infirmière, du médecin et du travailleur social.
Les réactions du client face aux interventions de l'infirmière.
L'évaluation de chaque résultat escompté.

ISOLEMENT SOCIAL relié à un changement de l'état de santé

RÉSULTATS ESCOMPTÉS

Le client connaît le processus de la maladie, comprend la situation présente et l'exprime clairement. (**1, 2, 3**)

Le client interagit avec sa famille ou la personne significative. (**4**)

Le client interagit avec le personnel soignant. (**1, 2, 6**)

Le client participe de façon indépendante à ses soins personnels. (**5**)

Le client exprime ses craintes au personnel soignant. (**1, 2, 3, 6**)

Le client participe quotidiennement à une activité de divertissement qui suscite de l'intérêt (spécifier). (**7**)

Le client n'éprouve plus de sentiments négatifs dus à son isolement social. (**8, 9**)

Le client se rétablit selon les prévisions établies. (**3, 4, 5, 6, 7, 8, 9, 10**)

INTERVENTIONS DE L'INFIRMIÈRE

1. Assigner au client une infirmière en soins intégraux.

2. Établir une relation de confiance avec le client.

3. Donner au client une appréciation objective et immédiate de son comportement.

4. Faire participer la famille ou la personne significative au choix des objectifs et à la planification des soins.

5. Encourager le client à participer à ses soins personnels (bain, mise personnelle, habillement, alimentation, marche).

6. Accorder au moins 15 minutes par quart de travail au client pour s'asseoir avec lui et l'écouter.

7. Prévoir avec le client des périodes précises où il s'adonnera à des activités de divertissement planifiées. Sa participation (active ou passive) dépendra de son état physique (spécifier l'activité et l'heure).

8. Donner au client la possibilité d'avoir plusieurs moments d'intimité avec sa famille ou la personne significative et ses amis.

9. Renseigner le client et la famille ou la personne significative sur les exigences de soins de santé et sur le traitement.

10. Diriger le client vers un service social approprié, s'il y a lieu. ✧

INFORMATIONS À CONSIGNER

L'inquiétude exprimée par le client à son sujet et son évaluation de la situation actuelle.

Les observations de l'infirmière portant sur les comportements adaptatifs ou non adaptatifs du client au cours de la maladie.

Les interventions de l'infirmière ayant pour but d'aider le client à s'adapter à la situation actuelle.

Les réactions du client face aux interventions de l'infirmière.

L'évaluation de chaque résultat escompté.

PERTURBATION DANS L'EXERCICE DU RÔLE (1978)

DÉFINITION : Rupture (changement important et soudain) dans la façon de percevoir l'exercice de son rôle.

CARACTÉRISTIQUES DÉTERMINANTES

Nouvelle façon de percevoir son rôle
Déni du rôle
Changement dans la façon dont les autres perçoivent le rôle assumé par le client
Conflit entre les différents rôles *(professionnel, familial et social)*
Diminution de la capacité physique qui empêche le client de remplir son rôle
Manque de connaissances face au rôle
Nouvelles responsabilités

FACTEURS ASSOCIÉS ou FACTEURS FAVORISANTS

(Non répertoriés par l'ANADI)

Crise développementale
Changement de travail
Manque de soutien ou de ressources
Situation conflictuelle
Altération de la cognition ou de la perception
Retard mental
Incapacité d'apprendre les exigences d'un nouveau rôle
Incompatibilité face au rôle
Absence de modèle
Stratégies d'adaptation inefficaces
Maladie physique ou mentale

RÉSULTATS ESCOMPTÉS

Le client parle de son intention de redéfinir ses rôles social, familial et professionnel, et de les modifier en fonction de son état physique et mental actuel. **(1, 2, 3, 4, 5, 6, 8)**

Les membres de la famille expriment leur volonté d'endosser les responsabilités que le client assumait auparavant. **(7)**

Le client exprime ses sentiments par rapport à la perte de ses capacités provoquée par le vieillissement. **(1, 3, 6, 8)**

Le client continue, dans la mesure du possible, à assumer ses rôles social, familial et professionnel. **(2, 4, 5, 6)**

Les membres de la famille expriment leur volonté de fournir au client le soutien affectif dont il a besoin pour s'adapter à son nouveau rôle. **(5, 8)**

INTERVENTIONS DE L'INFIRMIÈRE

1. Discuter avec le client des facteurs qui rendent difficile l'exercice de son rôle professionnel. Par exemple, le client a-t-il été récemment obligé de prendre sa retraite ? Comment le client occupe-t-il ses temps libres ? Comment le client se sent-il après avoir perdu son rôle de soutien de famille ?

2. Voir comment le client pourrait continuer à apporter sa contribution à la société, comme en faisant partie d'un organisme bénévole composé de personnes à la retraite.

3. Discuter avec le client des facteurs qui rendent difficile l'exercice de son rôle social. Par exemple, est-ce que plusieurs de ses amis intimes sont morts récemment ? Est-il difficile pour lui d'avoir accès à un moyen de transport pour se rendre à des événements sociaux ?

4. Prendre des renseignements sur les services d'aide, les centres pour personnes âgées et les ressources communautaires appropriés.

5. Discuter avec les membres de la famille des différentes façons d'aider le client à composer avec la perturbation de l'exercice de son rôle. Les membres de la famille peuvent lui rendre visite souvent, lui fournir du soutien affectif et solliciter sa participation aux décisions familiales.

6. Encourager le client à continuer d'assumer ses différents rôles en tenant compte des limites imposées par le vieillissement.

7. Amener les membres de la famille à exprimer leurs sentiments quant à la perturbation dans l'exercice du rôle que vit le client. Discuter avec eux des moyens visant à remplir partiellement ou pleinement les rôles qu'assumait autrefois le client.

8. Fournir au client et aux membres de sa famille de l'information sur les tâches développementales liées au vieillissement.

INFORMATIONS À CONSIGNER

Les sentiments et les soucis exprimés par le client concernant la perturbation de l'exercice de son rôle.

Les interventions de l'infirmière destinées à aider le client à comprendre et à accepter les perturbations de l'exercice de son rôle.

Les réactions du client face aux interventions de l'infirmière.

Les propos des membres de la famille révélant leur attitude au sujet de la perturbation de l'exercice du rôle du client.

Les recommandations faites au client et aux membres de sa famille en ce qui concerne les services d'aide appropriés.

L'évaluation de chaque résultat escompté.

PERTURBATION DANS L'EXERCICE DU RÔLE reliée à des stratégies d'adaptation inefficaces

RÉSULTATS ESCOMPTÉS

Le client exprime ses sentiments face à sa difficulté de remplir les rôles qu'il assumait auparavant. (1, 2, 3, 5)

Le client reconnaît les limites imposées par sa maladie et exprime ses sentiments à cet égard. (3, 7, 8, 13)

Le client prend des décisions en ce qui concerne le traitement de sa maladie. (6, 12)

Le client remplit ses rôles de façon optimale en tenant compte de ses capacités et de ses limites. (4, 9, 10, 11, 13, 14)

La famille comprend la nécessité de redéfinir les rôles qu'elle assumait auparavant et l'exprime clairement. (12, 13, 14)

INTERVENTIONS DE L'INFIRMIÈRE

1. Assigner au client la même infirmière par quart de travail, si possible, afin d'établir et de favoriser une relation thérapeutique.

2. Accorder suffisamment de temps au client, à chaque quart de travail, afin de favoriser un sentiment de sécurité et de diminuer l'ennui.

3. Encourager le client à exprimer ses pensées et ses sentiments et à préciser les conséquences de la situation actuelle sur son mode de vie.

4. Adopter une attitude positive envers le client afin d'augmenter sa confiance en lui.

5. Être consciente de la vulnérabilité du client et lui permettre d'exprimer toutes ses émotions en l'aidant à accepter sa condition.

6. Inciter le client à prendre des décisions et à assumer ses responsabilités.

7. Encourager le client à participer à ses soins personnels en tenant compte de ses limites d'ordre physique et émotionnel.

8. Évaluer les connaissances du client sur sa maladie et le renseigner sur sa condition, sur son traitement et sur son pronostic.

9. Inciter le client à prendre conscience de ses capacités et à les exploiter afin d'augmenter sa performance et d'améliorer son image de soi.

10. Encourager le client à remplir ses rôles en tenant compte des limites imposées par la maladie.

11. Inciter le client à participer à la planification des soins afin d'établir avec lui des objectifs réalistes et de favoriser sa participation.

12. Permettre aux membres de la famille d'identifier leurs sentiments face à la difficulté du client de remplir les rôles qu'il assumait auparavant. Les encourager à participer à des groupes de soutien.

13. Présenter au client et à la famille une évaluation réaliste de la situation actuelle et manifester un sentiment de confiance en leurs capacités d'adaptation.

14. Renseigner le client et la famille sur le traitement de la maladie, sur les facteurs environnementaux susceptibles d'affecter l'état de santé du client et sur la nécessité de redéfinir leurs rôles.

INFORMATIONS À CONSIGNER

Les observations concernant l'état physique, mental et émotionnel du client.

Les pensées et les sentiments du client concernant sa maladie et sa difficulté à remplir les rôles qu'il assumait auparavant.

Les interventions de l'infirmière visant à augmenter la prise de conscience des changements dans l'exercice du rôle.

Les réactions du client face aux interventions de l'infirmière.

L'enseignement donné au client et à la famille.

Les mesures visant à maintenir ou à améliorer la performance du client.

L'orientation du client et de la famille vers des groupes de soutien.

L'évaluation de chaque résultat escompté.

PERTURBATION DANS L'EXERCICE DU RÔLE PARENTAL (1978)

DÉFINITION : Incapacité des parents* ou de toute personne faisant figure de parent de créer un environnement favorisant la croissance et le développement de l'enfant.**

CARACTÉRISTIQUES DÉTERMINANTES

MAJEURES :

Négligence des besoins de l'enfant

Soins inadéquats donnés à l'enfant (entraînement à la propreté, sommeil et repos, nourriture)

Antécédents de mauvais traitements infligés à l'enfant ou d'abandon par la figure parentale

MINEURES :

Abandon, fuite

Disent qu'ils sont incapables d'exercer leur autorité sur l'enfant

Traumatismes physiques et psychologiques fréquents

Comportements des parents qui indiquent un manque d'attachement envers l'enfant

Stimulation visuelle, tactile et auditive inadéquate

Considèrent de façon négative les caractéristiques de l'enfant

Donnent un sens négatif aux caractéristiques de l'enfant

Expriment constamment leur déception face au sexe ou face aux caractéristiques physiques de l'enfant

Expriment leur ressentiment envers l'enfant

Disent qu'ils sont incapables d'assumer adéquatement leur rôle

Expriment leur dégoût quant aux fonctions corporelles de l'enfant

Non-respect des rendez-vous avec des professionnels de la santé, tant pour les parents que pour l'enfant

Discipline appliquée de façon inadéquate ou incohérente

Maladies ou accidents fréquents

Retard dans la croissance et le développement de l'enfant

Changements fréquents de personnes chargées de prendre soin de l'enfant, sans toutefois tenir compte de ses besoins

Recherchent de façon compulsive l'approbation des autres dans l'exercice de leur rôle de parents

Désirent que l'enfant les appelle par leur prénom malgré les usages du milieu

FACTEURS ASSOCIÉS

Absence de modèle

Modèle inadéquat

Antécédents de mauvais traitements d'ordre physique ou psychologique de la part de la figure parentale

Absence de soutien de la part des personnes significatives ou entre elles *(réseau de soutien déficient)*

Besoins de la figure parentale relatifs à son développement social ou émotionnel non satisfaits

Interruption du processus d'attachement (maternel, paternel, autre)

Attentes irréalistes face à soi, face au conjoint, face au bébé

Sentiment que la survie physique et émotionnelle est menacée

Maladie physique ou mentale

Présence de stress (financier, juridique, crise récente, déracinement culturel)

Manque de connaissances

Fonctionnement cognitif déficient

Incapacité de s'identifier au rôle

Réaction inadéquate de l'enfant lorsqu'il est en relation avec la figure parentale

Grossesses multiples

Peur (spécifier)

Isolement social

---

* Le pluriel est utilisé dans la définition et les caractéristiques déterminantes dans le seul but d'alléger le texte. La perturbation dans l'exercice du rôle parental peut ne concerner qu'un parent, soit le père ou la mère.

** Il est important de souligner en préambule à ce diagnostic que l'adaptation au rôle parental est un processus normal faisant partie du développement de la personne, ce qui détermine des interventions de l'infirmière axées sur la prévention de problèmes potentiels et sur la promotion de la santé.

PERTURBATION DANS L'EXERCICE DU RÔLE PARENTAL reliée à un manque de connaissances

RÉSULTATS ESCOMPTÉS

Les parents établissent des contacts visuel, physique et verbal avec l'enfant. (2, 3, 6)

Les parents verbalisent qu'ils éprouvent un sentiment de satisfaction dans leur relation avec l'enfant. (7)

Les parents s'y prennent correctement pour nourrir, baigner et vêtir l'enfant. (1, 2, 3, 4, 5, 6)

Les parents maintiennent leur relation. (2, 7)

Les parents ont l'intention de prendre les dispositions nécessaires pour que l'enfant subisse les examens physiques et psychologiques courants. (4)

INTERVENTIONS DE L'INFIRMIÈRE

1. Informer les parents sur le milieu, sur les règlements concernant les visites et sur les cours ayant trait aux soins à donner à l'enfant.

2. Faire participer d'emblée les parents aux soins de l'enfant pour que s'établissent des liens affectifs.

3. Donner aux parents la possibilité de prendre soin de l'enfant en prolongeant les périodes de visite ou en leur permettant la cohabitation.

4. Informer les parents sur :

   a) La croissance et le développement normaux de l'enfant.

   b) Les méthodes pour nourrir l'enfant (sein, biberon).

   c) Les soins à donner à l'enfant (bain, habillement).

   d) Les signes et symptômes de la maladie.

   e) Les besoins de stimulation tactile et sensorielle de l'enfant.

   f) Le suivi médical courant.

5. Encourager les questions concernant le soin de l'enfant et communiquer l'information appropriée.

6. Diriger les parents vers des groupes de soutien familial, si des difficultés d'adaptation ont été identifiées.

7. Encourager la verbalisation sur les conséquences de l'arrivée d'un enfant dans la famille.

INFORMATIONS À CONSIGNER

Les sentiments exprimés par les parents au sujet de la situation actuelle.

Les observations de l'infirmière concernant le niveau de connaissance des parents, les liens affectifs établis avec l'enfant et leur capacité d'en prendre soin.

Les informations communiquées aux parents.

Le poids de l'enfant.

L'évaluation de chaque résultat escompté.

PERTURBATION DE LA DYNAMIQUE FAMILIALE (1982)

DÉFINITION : Dysfonctionnement au sein d'une famille dont les membres se comportent habituellement de façon efficace.

CARACTÉRISTIQUES DÉTERMINANTES

Le système familial est incapable de répondre aux besoins physiques, émotionnels ou spirituels de ses membres

Les parents ne respectent pas leurs points de vue réciproques sur l'éducation des enfants

Incapacité d'exprimer ou d'accepter une vaste gamme de sentiments

Incapacité des membres de la famille d'exprimer leurs sentiments ou d'accepter ceux des autres

La famille est incapable de répondre aux besoins de sécurité de ses membres

Incapacité des membres de la famille d'établir des rapports leur permettant à chacun de s'épanouir et d'acquérir de la maturité

La famille ne participe pas aux activités communautaires

Incapacité d'accepter ou de recevoir de l'aide convenablement

Rigidité dans les fonctions et les rôles

La famille ne respecte pas l'individualité et l'autonomie de ses membres

La famille est incapable de s'adapter à un changement ou de faire face à une expérience traumatisante de façon constructive

La famille ne parvient pas ou ne parvenait pas à accomplir les tâches liées au développement de ses membres

Processus de prise de décision malsain dans la famille

Incapacité de recevoir ou de transmettre des messages clairs

Famille dans laquelle les frontières entre les membres sont inappropriées

Règles, rituels et symboles familiaux transmis de façon inappropriée ou insuffisante

Mythes familiaux non reconnus

Degré et orientation de l'énergie inadéquats

FACTEURS ASSOCIÉS

Phase de transition ou de crise situationnelle

Phase de transition ou de crise développementale

PERTURBATION DE LA DYNAMIQUE FAMILIALE reliée à une crise situationnelle (ex. : maladie physique ou émotionnelle prolongée)

RÉSULTATS ESCOMPTÉS

Les membre de la famille s'entendent sur le choix de la personne désignée comme chef de famille. (1)

Les membres de la famille ont des comportements adaptatifs en assumant les responsabilités de celui qui est malade :

Préparation des repas;
Tâches reliées au transport;
Courses, lessive, ménage;
Soutien émotionnel donné aux autres membres de la famille. (2, 3, 4, 5)

Les membres de la famille identifient des organismes de soutien et y ont recours. 3, 4, 5, 6)

La famille a recours à un organisme communautaire ou à un groupe de soutien (selon le type, la gravité et le pronostic de la maladie).

Au Québec :
Société canadienne du cancer;
Association des laryngectomisés du Québec inc.;
Société canadienne de la sclérose en plaques;
Fondation canadienne des maladies du rein;
Centre d'accueil.
En France :
Ligue nationale contre le cancer;
Association des paralysés;
Fondation nationale de cardiologie;
Association des malades rénaux;
Association pour la recherche sur la sclérose en plaques;
Association des myopathes;
Association pour aider les psychiatrisés;
Union nationale des handicapés et accidentés de la route. (7)

Les membres de la famille sont capables de partager entre eux leurs émotions concernant la maladie. (5, 6)

INTERVENTIONS DE L'INFIRMIÈRE

1. Identifier la personne qui assume le rôle de chef de famille.

2. Communiquer au chef de famille l'information nécessaire à la prise de décision (ex. : mise à jour de l'information sur la condition du client).

3. Aider le chef de famille à prendre une décision quant aux organismes de soutien auxquels il faut recourir.

4. Fournir un soutien émotionnel au chef de famille qui voit son rôle changé et ses responsabilités augmentées.

5. Faciliter la communication à l'intérieur de la famille pour donner la possibilité à ses membres d'exprimer leurs émotions face à la situation actuelle.

6. Organiser des rencontres de famille et y participer (si approprié).

a) Assurer de l'intimité aux membres de la famille pendant leurs discussions ou leurs rencontres, si possible.

b) Faire participer le client aussi souvent que possible aux rencontres et aux échanges familiaux.

7. Diriger le client vers l'infirmière de liaison en psychiatrie, un service social ou vers des organismes communautaires.

INFORMATIONS À CONSIGNER

Les observations de l'infirmière concernant les réactions de la famille face à la situation.

Les interventions de l'infirmière pour assister la famille.

Les réactions de la famille face aux interventions de l'infirmière.

Les démarches faites pour diriger le client vers des organismes communautaires.

L'évaluation de chaque résultat escompté.

PERTURBATION DES INTERACTIONS SOCIALES (1986)

DÉFINITION : Participation insuffisante, excessive ou infructueuse d'une personne dans ses rapports sociaux.

CARACTÉRISTIQUES DÉTERMINANTES

MAJEURES :

Malaise dans les situations où interviennent des rapports sociaux (mentionné par le client ou observé par l'infirmière)

Incapacité de recevoir ou de communiquer un sentiment d'appartenance, de la sollicitude, de l'intérêt, ou de partager des souvenirs de façon satisfaisante (mentionnée par le client ou observée par l'infirmière)

Comportement inefficace dans les rapports sociaux (observé par l'infirmière)

Interaction non fonctionnelle avec ses pairs, sa famille ou d'autres personnes

MINEURES :

Changement dans la façon dont le client entre en interaction avec les autres (signalé par la famille)

Incapacité de communiquer ses besoins au personnel soignant

FACTEURS ASSOCIÉS

Manque de connaissances ou d'habiletés quant à la façon de favoriser des relations réciproques

Obstacles à la communication

Perturbation du concept de soi

Absence de personnes significatives ou de pairs

Altération de la mobilité physique

Isolement thérapeutique

Discordance socioculturelle

Obstacles environnementaux

Altération des opérations de la pensée

PERTURBATION DES INTERACTIONS SOCIALES reliée à l'altération des opérations de la pensée

RÉSULTATS ESCOMPTÉS

Le client ne se blesse pas. **(2, 4)**

Le client et la famille ou la personne significative font part de leurs inquiétudes concernant les difficultés du client dans ses rapports sociaux. **(3, 4)**

Le client est toujours capable de se situer dans le temps, dans l'espace, et de reconnaître les personnes. **(3)**

Les perceptions du client sont conformes à la réalité. **(4)**

Le client et la famille ou la personne significative participent aux soins et aux thérapies prescrites. **(3, 7, 8)**

Le client exprime ses besoins et précise s'ils sont satisfaits ou non. **(5, 6)**

Le client retrouve un fonctionnement neurologique le plus approprié possible. **(1)**

Le client fait preuve d'habileté dans les rapports individuels ou dans les situations de groupe. **(5, 6)**

Le client et la famille ou la personne significative identifient des organismes pour aider le client dans sa réadaptation et dans la planification de son congé et y ont recours, si nécessaire. **(8)**

INTERVENTIONS DE L'INFIRMIÈRE

1. Appliquer le plan médical pour traiter la cause sous-jacente à la perturbation des interactions sociales.✧

2. Assurer un environnement sécuritaire (ridelles, aide pour les activités hors du lit, chambre rangée, contentions si nécessaire).

3. Évaluer la fonction neurologique et l'état mental du client à chaque quart de travail, et le ramener à la réalité aussi souvent que nécessaire :

a) Appeler le client par son nom et se nommer.

b) Le situer par rapport à la date, au jour, à l'heure et au lieu au moins une fois par quart de travail.

c) Montrer à la famille comment ramener le client à la réalité et l'aider à le faire.

d) Demander à la famille ou à la personne significative d'apporter au client des objets familiers (réveille-matin, radio, photos).

e) Afficher l'horaire des activités quotidiennes bien en vue du client.

f) Expliquer le plan des activités structurées à la famille ou à la personne significative et au personnel soignant afin de favoriser une continuité dans les soins.

4. Ne pas accorder trop d'attention si le client a des illusions et des hallucinations, mais le ramener à la réalité et le rassurer.

5. Accorder au client, à chaque quart de travail, une période de temps précise (qui n'est pas directement reliée aux soins) afin de favoriser les rapports sociaux. Encourager d'abord les contacts individuels et, par la suite, les rapports de groupe selon la capacité du client.

6. Féliciter le client pour ses comportements (verbaux et non verbaux) qui assurent une interaction appropriée et efficace.

7. Aider le client et la famille ou la personne significative à participer progressivement aux soins et aux thérapies.

8. Organiser des conférences multidisciplinaires ayant pour but d'évaluer les progrès du client et de planifier le congé. Peuvent participer à ces rencontres : l'infirmière, le physiothérapeute, l'ergothérapeute, l'orthophoniste, le travailleur social, le médecin traitant ou tout autre consultant, le client et la famille ou la personne significative.

INFORMATIONS À CONSIGNER

Les comportements verbaux et non verbaux du client.

L'évaluation de l'état neurologique et mental.

Les observations portant sur l'habileté du client dans ses rapports sociaux.

Les interventions de l'infirmière visant à faciliter les relations interpersonnelles.

Les réactions du client face aux interventions de l'infirmière.

L'évaluation de chaque résultat escompté.

PERTURBATION DES INTERACTIONS SOCIALES reliée à une discordance socioculturelle

RÉSULTATS ESCOMPTÉS

Le client fournit de l'information concernant son milieu socioculturel. (**1, 2, 4**)

Le client exprime ses besoins et indique (verbalement ou non verbalement) si ses besoins sont satisfaits ou non. (**2, 3, 4, 5, 6, 7**)

Le client comprend l'information qu'il a reçue au sujet des soins et l'exprime clairement. (**1, 3, 5**)

Le client et la famille ou la personne significative participent à la planification des soins. (**5**)

Le client identifie des stratégies d'adaptation efficaces pour faire face aux différences socioculturelles. (**6**)

Le client et la famille ou la personne significative expriment des sentiments de confiance et de bien-être dans leur interaction avec le personnel soignant. (**1, 5, 6**)

Le client a recours, si nécessaire, à des organismes de soutien extérieurs au groupe socioculturel. (**8**)

INTERVENTIONS DE L'INFIRMIÈRE

1. Assigner au client une infirmière en soins intégraux, si possible.

2. Accorder un temps précis (ex. : 10 minutes par quart de travail) pour parler avec le client et la famille ou la personne significative de leur milieu socioculturel.

3. Expliquer clairement les activités reliées aux soins et répondre le plus précisément possible aux questions.

4. Avoir recours à un interprète, le cas échéant.

5. Faire participer le client et la famille ou la personne significative à la planification des soins et encourager le client à participer régulièrement à ses soins personnels.

6. Aider le client à identifier et à mettre en pratique des comportements qui facilitent les rapports sociaux (augmenter la fréquence du contact visuel, appeler une personne par son nom, poser des questions).

7. Respecter les normes culturelles, les croyances du client (intimité, objets personnels, pratiques religieuses).

8. Diriger le client vers des organismes communautaires (services sociaux, aide financière, soins à domicile, soins en santé mentale, autres soins professionnels). ✧

INFORMATIONS À CONSIGNER

L'évaluation faite par le client et la famille ou la personne significative de la situation actuelle.

Les interventions de l'infirmière visant à faciliter les rapports sociaux.

Les réactions verbales et non verbales du client face aux interventions de l'infirmière.

L'évaluation de chaque résultat escompté.

RISQUE ÉLEVÉ DE PERTURBATION DANS L'EXERCICE DU RÔLE PARENTAL (1978)

DÉFINITION : Risque que les parents ou toute personne faisant figure de parent soient incapables de créer un environnement favorisant la croissance et le développement de l'enfant.*

FACTEURS DE RISQUE

Absence de modèle

Modèle inadéquat

Antécédents de mauvais traitements d'ordre physique ou psychologique de la part de la figure parentale

Absence de soutien de la part des personnes significatives ou entre elles (*réseau de soutien déficient*)

Besoins de la figure parentale relatifs à son développement social ou émotionnel non satisfaits

Attentes irréalistes face à soi, face au conjoint, face au bébé

Sentiment que la survie physique et émotionnelle est menacée

Maladie physique ou mentale

Présence de stress (financier, juridique, crise récente, déracinement culturel)

Manque de connaissances

Fonctionnement cognitif déficient

Incapacité de s'identifier au rôle

Réaction inadéquate de l'enfant lorsqu'il est en relation avec la figure parentale

Peur (spécifier)

Isolement social

---

* *Il est important de souligner en préambule à ce diagnostic que l'adaptation au rôle parental est un processus normal faisant partie du développement de la personne, ce qui détermine des interventions de l'infirmière axées sur la prévention de problèmes potentiels et sur la promotion de la santé.*

RISQUE ÉLEVÉ DE PERTURBATION DANS L'EXERCICE DU RÔLE PARENTAL relié à un manque de connaissances ou à la présence d'un modèle inefficace

RÉSULTATS ESCOMPTÉS

Les parents établissent un contact visuel, physique et verbal avec leur enfant. (1)

Les parents mettent en pratique les compétences qu'ils ont acquises pour nourrir, laver et habiller leur enfant. (2, 3, 7, 8)

Les parents font part de leur intention d'amener leur enfant chez un professionnel pour des examens physiques ou psychologiques de routine. (9, 10)

Les parents montrent qu'ils comprennent les étapes normales du développement. (4, 5, 6)

Les parents fournissent à l'enfant des activités et des jeux appropriés à son âge. (5)

INTERVENTIONS DE L'INFIRMIÈRE

1. Évaluer le degré de stimulation que les parents fournissent à leur enfant pour favoriser son développement (en utilisant un outil tel que le *Caldwell Home Inventory Mesure*) au cours d'une visite à domicile.

2. Renseigner les parents sur les principes de base en matière de soins aux enfants, à savoir :

a) L'allaitement et l'alimentation au biberon.

b) La position du bébé facilitant l'ingestion pendant la tétée.

c) La quantité de lait à offrir à chaque tétée.

d) La fréquence des tétées selon l'âge du bébé.

e) Les techniques pour le bain de l'enfant et les mesures de sécurité.

f) L'habillement approprié.

3. Agir comme modèle pour les parents lorsqu'on donne des soins à l'enfant. Leur montrer comment réconforter le bébé (ex. : le bercer) et leur montrer comment tenir le bébé dans la postion dite « en face ».

4. Enseigner aux parents les connaissances de base concernant la croissance et le développement normaux; mentionner l'âge auquel l'enfant franchit les étapes de développement comme se retourner, se traîner à quatre pattes et marcher. Parler aussi des problèmes associés à chaque âge, comme les coliques, les crises, les problèmes de sommeil.

5. Discuter des besoins de l'enfant concernant la stimulation tactile et sensorielle. Faire la démonstration d'activités qui favorisent le développement des habiletés motrices, comme agiter un hochet devant le bébé pour stimuler la coordination oeil-main ou placer un mobile au-dessus du bébé pour l'encourager à retracer visuellement les objets en mouvement et maîtriser les mouvements de la tête et du tronc.

6. Renseigner les parents sur la façon de déceler les signes de maladie chez l'enfant :

a) Prendre sa température avec un thermomètre.

b) Évaluer son état respiratoire.

c) Reconnaître les comportements typiques de l'enfant malade : pleurer, se frotter les oreilles, se coucher en position fœtale.

7. Encourager les parents à poser des questions sur leur enfant et sur les soins à lui donner. Identifier les questions qui reviennent le plus souvent, comme les soins du cordon, les méthodes pour nourrir le bébé, la façon de donner le bain. Rassurer les parents en leur disant que les autres parents aussi posent des questions sur les soins de base.

8. Féliciter les parents lorsqu'ils mettent en pratique les compétences qu'ils ont acquises.

9. Souligner l'importance de consulter régulièrement des professionels de la santé, même si l'enfant semble être en santé.

10. Au besoin, diriger les parents vers un médecin ou vers des services sociaux pour assurer un suivi approprié.

INFORMATIONS À CONSIGNER

Les signes de négligence à l'endroit de l'enfant.

Les observations portant sur les compétences et les connaissances des parents quant aux soins de l'enfant.

La présence ou l'absence de comportements favorisant l'attachement entre les parents et l'enfant.

Les questions des parents sur les soins à donner à leur enfant.

Les directives remises aux parents et les réactions des parents.

L'évaluation de chaque résultat escompté.

RISQUE ÉLEVÉ DE VIOLENCE ENVERS SOI OU ENVERS LES AUTRES (1980)

DÉFINITION : Comportement d'une personne pouvant porter atteinte à son intégrité physique ou à celle des autres.

FACTEURS DE RISQUE

Langage corporel : poings serrés, visage tendu, attitude rigide, tension indiquant un effort pour se maîtriser

Propos menaçants et hostiles (se vante d'avoir infligé de mauvais traitements à des personnes dans le passé)

Activité motrice accrue (marche à pas mesurés, manifeste de l'excitation, de l'irritabilité, de l'agitation)

Gestes agressifs faits ouvertement (détruit intentionnellement les objets qui l'entourent)

Méfiance à l'égard des autres, mode de pensée persécutoire, idées délirantes ou hallucinations

Comportement autodestructeur ou gestes suicidaires agressifs

Possession d'une arme (fusil, couteau, lame de rasoir, ciseaux)

Abus d'alcool, de drogues ou sevrage

Rage

AUTRES FACTEURS POSSIBLES :

Peur de soi-même ou des autres

Hausse du niveau d'anxiété

Colère

Comportement provocateur (argumente, est insatisfait, réagit de façon intempérante, est hypersensible)

Faible estime de soi

Dépression (accompagnée d'actes violents, agressifs, suicidaires)

Incapacité de verbaliser ses sentiments

Répétition des propos (plaintes, demandes et exigences incessantes)

Caractère antisocial

Violence familiale : femmes battues, enfants maltraités

Excitation catatonique; excitation maniaque

Syndrome cérébral organique

État de panique

Réactions de fureur

Épilepsie du lobe temporal

Effets toxiques de médicaments

suite...

Antécédents d'agression, de possession d'armes ou d'arrestation

Propos explicites ou évasifs sur son intention de mettre fin à ses jours

Sentiments d'impuissance, d'isolement ou de désespoir

Démarches entreprises pour mettre de l'ordre dans ses affaires, comme rédiger son testament, donner ses biens

Perte réelle ou anticipée d'un être cher, du prestige, d'un emploi, de la mémoire ou de la santé

RÉSULTATS ESCOMPTÉS

Le client conserve la maîtrise de soi. (**1, 2, 3, 4, 5, 6, 7, 8, 9, 10, 11, 12**)

Le client signale toute sensation de perte de contrôle de soi. (**8, 9, 10, 11, 12**)

Le client exprime son besoin d'aide à des personnes qui ont une formation adéquate pour l'aider. (**13**)

INTERVENTIONS DE L'INFIRMIÈRE

1. Enlever tout objet avec lequel le client serait tenté de se blesser ou de blesser d'autres personnes.

2. Employer des phrases courtes et claires lorsqu'on s'adresse au client et employer un ton ferme.

3. Appeler le client par son nom chaque fois que l'on s'adresse à lui.

4. Assigner au client une chambre près du poste des infirmières, de manière à ce qu'il puisse être surveillé fréquemment.

5. Ne pas laisser le client seul dans la salle de bains ou la douche.

6. Tenir compte des sentiments exprimés par le client.

7. Maintenir une certaine distance entre le client et soi. Garder toujours les mains bien en vue afin de montrer au client que l'on n'a ni médicament ni arme.

8. Expliquer au client d'une voix calme et ferme que l'on s'attend à ce qu'il garde la maîtrise de lui-même.

9. Indiquer au client que l'on est conscient que son comportement peut devenir violent, ce qui réduit ainsi son besoin d'être sur la défensive.

10. Refréner les comportements du client. Lui indiquer que l'on comprend ses sentiments et qu'il est invité à s'exprimer.

11. Utiliser des contentions seulement s'il est impossible d'apaiser le client en lui parlant, et si une assistance appropriée n'est pas disponible (agent de sécurité, professionnels en santé mentale). Se conformer aux règles de l'établissement de santé concernant l'utilisation de contentions.

12. Administrer des médicaments anxiolytiques ou psychotropes et évaluer leur efficacité et leurs effets secondaires.✧

13. Diriger le client vers des personnes-ressources (psychiatre, conseiller en rééducation pour problèmes d'alcoolisme ou de toxicomanie, psychologue).✧

INFORMATIONS À CONSIGNER

Les propos du client indiquant une intensification de son niveau d'anxiété. Les observations concernant le comportement verbal du client.

Les interventions de l'infirmière pour assurer la sécurité du client et l'aider à regagner ou à conserver la maîtrise de soi.

Les réactions du client face aux interventions de l'infirmière.

L'évaluation de chaque résultat escompté.

RISQUE ÉLEVÉ DE VIOLENCE ENVERS SOI OU ENVERS LES AUTRES relié à une dysfonction cérébrale organique

RÉSULTATS ESCOMPTÉS

Le client ne s'inflige aucune blessure ou ne se fait aucun tort. (1, 2, 3, 4, 5, 6, 7, 8, 9, 11)
Le client n'inflige aucune blessure ou ne fait aucun tort aux autres. (1, 2, 3, 4, 5, 6, 7, 8, 9, 11)
Le client exprime des sentiments indiquant une plus grande estime de soi. (7, 8, 11)
Le client demeure calme dans un environnement sécurisant. (2, 3, 5, 6, 11)
Le client maintient un cycle de sommeil et d'éveil adéquat. (9)
Le client exprime ses émotions d'une manière non violente et non destructive. (2, 5)
La famille ou la personne significative discute des mesures de sécurité et de prévention requises. (10)
La famille ou la personne significative a l'intention de recourir à des organismes de soutien. (11)

INTERVENTIONS DE L'INFIRMIÈRE

1. Assurer une surveillance étroite du client et être attentif aux signes avant-coureurs d'agitation ou d'anxiété croissante (activité motrice augmentée, demandes ou exigences démesurées).
2. S'adresser au client d'une manière calme et posée. Lui donner la possibilité d'exprimer ses émotions en utilisant des moyens non violents (battre un oreiller, participer à des activités physiques, travailler l'argile). Refréner ses comportements agressifs ou potentiellement violents.
3. Identifier et éliminer les stimuli environnementaux qui risquent de provoquer un comportement destructeur (ex. : certaines personnes ou certaines situations).
4. Enlever tout objet pouvant être utilisé par le client pour s'infliger des blessures ou pour en infliger aux autres (ceinture, rasoir).
5. Administrer et évaluer l'efficacité des médicaments prescrits pour refréner l'agressivité du client et l'aider à rester calme.◇
6. Utiliser des contentions ou isoler le client, si nécessaire, afin d'éviter les blessures sérieuses qu'il pourrait s'infliger et infliger aux autres. Se conformer rigoureusement aux règles de l'établissement de santé concernant ces mesures.
7. Ramener le client à la réalité afin de faciliter l'interaction entre le personnel soignant et lui, s'il est confus ou désorienté.
8. Élaborer un plan des activités de la vie quotidienne et aider le client à le respecter.
9. Évaluer le mode de sommeil du client et mettre au point une méthode pouvant être utilisée régulièrement pour combattre le manque de sommeil.
10. Discuter avec la famille ou la personne significative des raisons justifiant les mesures de sécurité et de prévention.
11. Suggérer au client de se rendre à un centre de jour ou à des ateliers protégés afin d'assurer la poursuite du traitement psychosocial amorcé. Prendre les dispositions nécessaires par l'entremise du service social ou du service de soins à domicile.

INFORMATIONS À CONSIGNER

Les propos du client indiquant son intention de se causer du tort et d'en causer aux autres.
Les observations de l'infirmière portant sur le comportement du client, les causes déterminantes et les méthodes utilisées pour refréner son comportement.
Les réactions du client face au traitement et aux interventions de l'infirmière.
Les propos de la famille ou de la personne significative concernant leur compréhension des mesures de sécurité et de protection requises et la nécessité de s'y conformer.
L'évaluation de chaque résultat escompté.

RISQUE ÉLEVÉ DE VIOLENCE ENVERS SOI relié à une tentative de suicide

RÉSULTATS ESCOMPTÉS

Le client retrouve son équilibre physiologique. (**1, 2**)

Le client discute des émotions qui ont provoqué sa tentative de suicide. (**3, 4, 5**)

Le client se rétablit de l'agression physiologique dans un environnement sécuritaire. (**6, 7, 8**)

Le client réclame un suivi auprès d'un professionnel en santé mentale. (**9, 10**)

Le client énumère les organismes de soutien pour la prévention ou le traitement d'un état de crise. (**11**)

INTERVENTIONS DE L'INFIRMIÈRE

1. Favoriser le rétablissement du bien-être physiologique du client.

2. Aider le client à participer à ses soins personnels et demeurer auprès de lui le temps qui lui sera nécessaire.

3. S'adresser au client d'une manière chaleureuse, bienveillante et sans porter de jugement.

4. Être à l'écoute des sentiments exprimés par le client concernant sa situation actuelle. Ne pas le contredire.

5. Faire preuve de compréhension envers le client mais ne pas renforcer sa négation de la situation actuelle.

6. Enlever tout objet pouvant être utilisé par le client pour s'infliger d'autres blessures (rasoir, ceinture, objets de verre, médicaments).

7. Administrer avec minutie les médicaments prescrits.✧

8. Assurer la surveillance du client selon les règles de l'établissement de santé (ex. : une infirmière assignée à l'observation d'un client, soit le rapport 1/1).

9. Diriger le client vers des professionnels en santé mentale.

10. Aider le client à se fixer un objectif pour obtenir des soins psychiatriques à long terme.

11. Procurer au client les coordonnées concernant les services appropriés (centre d'aide, psychiatre, etc).

INFORMATIONS À CONSIGNER

Les propos du client concernant sa tentative de suicide, les causes déterminantes et ses sentiments actuels sur la situation vécue.

Les observations de l'infirmière portant sur le comportement du client.

Les interventions de l'infirmière pour réduire ou prévenir un comportement violent d'autodestruction.

Les réactions (comportement observable) du client face aux interventions de l'infirmière.

L'évaluation de chaque résultat escompté.

RISQUE ÉLEVÉ DE VIOLENCE ENVERS SOI relié à une tentative de suicide (chez la personne agée) G

RÉSULTATS ESCOMPTÉS

Le client ne s'inflige aucune blessure et est placé dans un environnement surveillé. **(1)**

Le client collabore avec le milieu thérapeutique. **(9)**

Le client exprime ses sentiments par rapport à sa tentative de suicide. **(2, 3, 4, 5, 6, 7, 8)**

Le client exprime sa volonté de vivre. **(8)**

Le client dit avoir un meilleur concept de soi. **(5, 7)**

Le client identifie les habiletés d'adaptation qui lui permettront d'éviter d'autres crises suicidaires. **(5, 9, 10)**

INTERVENTIONS DE L'INFIRMIÈRE

1. Éloigner du client les objets qui pourraient servir à une tentative de suicide.

2. Prendre le temps nécessaire pour écouter le client.

3. Faire preuve de compréhension et de sollicitude envers le client.

4. Faire comprendre au client qu'on ne le juge pas.

5. Savoir reconnaître que le client a le sentiment d'être inadéquat et prendre des mesures pour l'aider à rehausser son estime de soi. Encourager le client à passer sa vie en revue, à visiter des endroits où des événements significatifs ont eu lieu, à construire un album de souvenirs, à faire une recherche généalogique ou à participer à des réunions de famille, de classe ou de groupe religieux.

6. Discuter avec le client des problèmes qui l'ont conduit à cet état de crise.

7. Éviter de comparer le client aux autres clients.

8. Demander franchement au client : « Avez-vous songé à vous suicider ? » Dans l'affirmative, lui demander : « Que pensez-vous faire ? »

9. Enseigner au client ou à l'aidant naturel ce qu'il leur doit savoir sur l'utilisation des antidépresseurs prescrits et vérifier s'ils sont utilisés correctement. Leur expliquer que le dosage pour les personnes âgées est inférieur à celui pour les clients plus jeunes.

10. Aider le client à identifier les ressources communautaires appropriées à ses besoins.

INFORMATIONS À CONSIGNER

La description exacte que le client fait de ses idées suicidaires et de sa tentative de suicide.

Les observations de l'infirmière portant sur le comportement du client.

Les interventions de l'infirmière destinées à prévenir les tentatives de suicide.

Les réactions du client face au milieu thérapeutique.

L'évaluation de chaque résultat escompté.

RISQUE ÉLEVÉ DE DÉFAILLANCE DANS L'EXERCICE DU RÔLE D'AIDANT NATUREL (1992)

DÉFINITION : Risque pour l'aidant naturel d'éprouver de la difficulté à remplir son rôle.

FACTEURS DE RISQUE *

FACTEURS PHYSIQUES OU PHYSIOPATHOLOGIQUES :
Gravité de la maladie de la personne malade
Prématurité ou malformation congénitale
Problèmes de santé de l'aidant naturel
Évolution imprévisible de la maladie ou instabilité de l'état de santé de la personne malade
L'aidant naturel est une femme

FACTEURS DÉVELOPPEMENTAUX :
L'aidant naturel n'a pas la maturité nécessaire pour assumer le rôle de soignant (ex. : un jeune adulte qui doit soigner un parent relativement jeune)
Retard dans le développement, soit chez l'aidant naturel, soit chez la personne malade

FACTEURS PSYCHOSOCIAUX :
Famille dysfonctionnelle ou mésadaptée
Inefficacité des stratégies d'adaptation de l'aidant naturel
Toxicomanie ou codépendance
Mauvais rapports établis entre l'aidant naturel et la personne malade
L'aidant naturel est le conjoint ou la conjointe
La personne malade est atteinte de troubles cognitifs ou psychologiques
Comportements bizarres ou déviants de la personne malade

FACTEURS SITUATIONNELS :
Retour à la maison d'un membre de la famille qui nécessite beaucoup de soins
Violence ou mauvais traitements
Situations stressantes qui ont des répercussions sur la famille, comme la perte d'un objet significatif, un désastre, une crise, la pauvreté ou les difficultés pécuniaires, les événements importants de la vie (ex. : une naissance, une hospitalisation, le départ des enfants de la maison ou leur retour, un mariage, un divorce, un nouvel emploi, la retraite, un décès)
Durée de la période pendant laquelle la personne malade aura besoin de soins
Environnement physique inapproprié pour donner des soins : logement, moyens de transport, services communautaires, équipement, etc.
Isolement de la famille ou de l'aidant naturel
Périodes de répit et de récréation insuffisantes pour l'aidant naturel
Manque d'expérience à dispenser des soins
Conflit entre les différents rôles de l'aidant naturel
Complexité ou quantité des soins à dispenser

Certains facteurs de risque ont été reclassifiés pour plus de cohérence.

RISQUE ÉLEVÉ DE DÉFAILLANCE DANS L'EXERCICE DU RÔLE D'AIDANT NATUREL

RÉSULTATS ESCOMPTÉS

L'aidant naturel identifie les facteurs de stress présents dans sa vie. (**1**)

L'aidant naturel élabore des stratégies d'adaptation appropriées et fait part des moyens lui permettant de les intégrer à ses activités quotidiennes. (**2, 7**)

L'aidant naturel exprime son intention de faire appel à des personnes ou à des organismes susceptibles de lui apporter du soutien. (**3, 4, 6**)

L'aidant naturel exprime son intention d'inclure des loisirs dans ses activités quotidiennes. (**5**)

L'aidant naturel se dit satisfait de son aptitude à composer avec le stress causé par ses responsabilités d'aidant naturel. (**1, 2, 3, 4, 5, 6**)

INTERVENTIONS DE L'INFIRMIÈRE

1. Amener l'aidant naturel à découvrir les facteurs de stress présents dans sa vie. Lui demander s'il croit que le degré de stress qu'il doit supporter risque d'augmenter ou de diminuer dans l'avenir.

2. Encourager l'aidant naturel à parler des stratégies d'adaptation utilisées par le passé pour surmonter des crises semblables. Il aura ainsi plus confiance en lui et saura prévenir le surmenage.

3. Amener l'aidant naturel à identifier les personnes ou les organismes bénévoles susceptibles de lui apporter du soutien, comme les membres de sa famille, ses amis, les groupes paroissiaux et les organismes communautaires.

4. Amener l'aidant naturel à identifier les professionnels ou les services sociaux appropriés à la situation, comme les travailleurs sociaux rattachés à l'hôpital, les médecins, les services de soins à domicile, les services de garderie pour personnes âgées, les services offerts par les cliniques médicales.

5. Encourager l'aidant naturel à discuter de ses loisirs et à prendre conscience de la nécessité de se réserver des périodes de temps d'où sont exclues ses responsabilités de soignant.

6. Encourager l'aidant naturel à se joindre à un groupe de soutien. Lui fournir de l'information sur un groupe approprié comme la Société Alzheimer, l'Association des personnes intéressées à l'aphasie, la Coalition des organismes communautaires québécois de lutte contre le SIDA.

7. Suggérer à l'aidant naturel des moyens de rendre plus efficace son emploi du temps. Par exemple, il peut profiter d'une visite à la personne malade pour remplir des formulaires d'assurance.

INFORMATIONS À CONSIGNER

Les facteurs de stress identifiés par l'aidant naturel.

Les observations de l'infirmière quant aux facteurs qui risquent de causer des difficultés à l'aidant naturel dans l'exercice de son rôle (facteurs physiopathologiques, développementaux, psychosociaux, situationnels).

Les propos de l'aidant naturel indiquant son intention de recourir à des moyens visant à réduire le stress, comme obtenir de l'aide d'organismes appropriés, se joindre à un groupe de soutien et se réserver du temps pour les loisirs et la détente.

Les stratégies d'adaptation élaborées par l'aidant naturel et l'infirmière.

Les réactions de l'aidant naturel face aux situations stressantes.

Les ressources vers lesquelles on a orienté l'aidant naturel.

L'évaluation de chaque résultat escompté.

SYNDROME D'INADAPTATION AU CHANGEMENT DE MILIEU (1982)

DÉFINITION : Troubles physiologiques ou psychologiques provoqués par un changement de milieu.

CARACTÉRISTIQUES DÉTERMINANTES

MAJEURES :
Changement de milieu
Anxiété
Angoisse
Confusion accrue (personnes âgées)
Dépression
Solitude

MINEURES :
Réticence à changer de milieu (exprimée par le client)
Troubles du sommeil
Modification des habitudes alimentaires
Dépendance
Troubles gastro-intestinaux
Verbalisation accrue des besoins
Insécurité
Méfiance
Agitation
Affect triste
Comparaisons défavorables entre le personnel de l'ancien milieu et celui du nouveau
Préoccupations occasionnées par le changement de milieu (exprimées par le client)
Vigilance
Changement de poids
Repliement sur soi

FACTEURS ASSOCIÉS

Pertes passées, récentes ou actuelles
Pertes causées par la décision de changer de milieu
Sentiment d'impuissance
Absence d'un réseau de soutien adéquat
Manque de préparation au changement de milieu
Niveau modéré ou élevé de changement dans l'environnement
Antécédents de changements de milieu et nature de ces changements
Détérioration de l'état de santé psychosociale
Détérioration de l'état de santé physique

SYNDROME D'INADAPTATION AU CHANGEMENT DE MILIEU relié à un manque de préparation au changement de milieu (admission, transfert, congé)

RÉSULTATS ESCOMPTÉS

Le client s'informe sur son nouveau milieu. (**1, 2, 3, 7**)

Le client comprend les motifs du changement de milieu et l'exprime clairement. (**1, 2, 3, 7**)

Le client et les membres de sa famille se préparent au changement de milieu. (**2**)

Le client se sert des ressources disponibles. (**4, 5**)

Le client dit qu'il est satisfait de son adaptation à son nouveau milieu. (**2, 3, 4, 5, 6, 7, 8**)

INTERVENTIONS DE L'INFIRMIÈRE

1. Assigner au client une infirmière en soins intégraux dans le but d'assurer une continuité qui facilitera son adaptation au nouveau milieu.

2. Aider le client et sa famille à se préparer au changement de milieu. Organiser des discussions de groupe, fournir des photographies du nouveau milieu et communiquer tout autre renseignement qui pourrait faciliter la transition.

3. Permettre au client et à sa famille de visiter le nouveau milieu; leur présenter le personnel de l'endroit, si possible.

4. Évaluer les besoins du client avant son arrivée dans le nouveau milieu afin d'être en mesure de lui offrir les soins ou services que requiert son état.

5. Communiquer au nouveau personnel le plan de soins élaboré au départ du client pour assurer la continuité des soins.

6. Renseigner les membres de la famille sur le syndrome de déracinement et sur ses effets potentiels. Ils seront ainsi conscients de l'importance du soutien qu'ils doivent offrir au client en cette période de transition.

7. Encourager le client à exprimer ce qu'il ressent face au changement de milieu, ce qui permettra de dissiper ses croyances erronées, de répondre à ses questions et de diminuer son anxiété.

8. Rassurer le client en lui disant que sa famille et ses amis savent où il se trouve et qu'ils continueront de lui rendre visite.

INFORMATIONS À CONSIGNER

Les signes de détresse émotionnelle ressentie par le client à cause du changement de milieu.

L'évaluation des besoins du client.

Les ressources disponibles et le réseau de soutien.

Les interventions de l'infirmière en vue de préparer le client et sa famille au changement de milieu; les réactions du client et de sa famille face à ces interventions.

Les informations contenues dans le plan de soins et transmises au personnel.

L'évaluation de chaque résultat escompté.

9

Ce mode fonctionnel de santé se rapporte aux satisfactions et aux insatisfactions du client sur le plan sexuel ainsi que tout ce qui a trait à ses fonctions reproductrices. Rappelons que le comportement sexuel est l'expression de l'identité sexuelle, qu'il implique généralement une relation avec un partenaire et qu'il est régularisé par des normes culturelles. L'évaluation de ce mode vise à connaître le degré de satisfaction du client face à ses besoins sexuels, tout dysfonctionnement sexuel ou toute difficulté, de même que les actions qu'il entreprend pour remédier à ses problèmes et leur efficacité. On doit évaluer aussi l'état de la fonction de reproduction chez la femme, le cycle menstruel et la ménopause. Tout signe d'agression sexuelle ou de viol doit faire l'objet d'une étude approfondie.

Catégories diagnostiques contenues dans ce chapitre :

Dysfonctionnement sexuel

Perturbation de la sexualité

Syndrome du traumatisme de viol

Syndrome du traumatisme de viol : réaction mixte

Syndrome du traumatisme de viol : réaction silencieuse

SEXUALITÉ ET REPRODUCTION

DYSFONCTIONNEMENT SEXUEL (1980)

DÉFINITION : Changement dans le fonctionnement sexuel perçu comme insatisfaisant, dévalorisant, inadéquat.

CARACTÉRISTIQUES DÉTERMINANTES

Verbalisation du problème
Difficultés dans l'accomplissement du rôle sexuel (perçues par le client)
Conflits reliés aux valeurs
Difficulté à obtenir une satisfaction sexuelle
Incapacité d'atteindre le niveau de satisfaction désiré
Recherche d'une confirmation de son attrait sexuel
Perturbation de la relation avec le conjoint
Modification de l'intérêt envers soi et les autres
Restriction (réelle ou perçue comme telle) imposée par la maladie ou le traitement

FACTEURS ASSOCIÉS

Problèmes de sexualité d'origine biopsychosociale : absence de modèle ou modèle inadéquat
Mauvais traitements d'ordre physique
Mauvais traitements d'ordre psychologique (ex. : relations pathologiques)
Vulnérabilité
Conflit de valeurs
Manque d'intimité
Absence d'une personne significative
Modification d'une structure ou d'une fonction corporelles (grossesse, accouchement récent, médication ou usage de drogues, chirurgie, anomalie, maladie, traumatisme, irradiation)
Manque de connaissances ou connaissances erronées

DYSFONCTIONNEMENT SEXUEL relié à la modification d'une structure ou d'une fonction corporelles

RÉSULTATS ESCOMPTÉS

Le client reconnaît l'existence d'un problème actuel ou potentiel de la fonction sexuelle. (1)

Le client exprime ses sentiments concernant les changements dans son identité sexuelle. (2)

Le client explique la raison de son dysfonctionnement sexuel. (3, 7)

Le client exprime la volonté d'obtenir une assistance psychologique. (4, 5, 6, 8)

Le client revient à son niveau d'activité sexuelle antérieur à la maladie. (7, 8)

INTERVENTIONS DE L'INFIRMIÈRE

1. Créer un climat de confiance et inciter le client à poser des questions concernant sa sexualité.
2. Donner au client la possibilité d'exprimer ouvertement ses sentiments sans porter de jugement.
3. Répondre aux questions précises posées par le client.
4. Procurer au client des moments d'intimité.
5. Suggérer au client de discuter de ses inquiétudes avec son conjoint.
6. Procurer du soutien au conjoint.
7. Informer le client et son conjoint des restrictions imposées par la condition physique actuelle du client.
8. Suggérer au client de consulter un sexologue ou tout autre professionnel susceptible de l'aider.

INFORMATIONS À CONSIGNER

La compréhension du client de son problème d'ordre sexuel. Les inquiétudes du client face à son incapacité de s'adapter au changement de la structure ou de la fonction corporelles. Les observations portant sur le comportement du client. Les interventions de l'infirmière pour aider le client et son conjoint et leurs réactions face à ces interventions. L'évaluation de chaque résultat escompté.

PERTURBATION DE LA SEXUALITÉ (1986)

DÉFINITION : Manifestation d'inquiétude concernant sa sexualité.

CARACTÉRISTIQUES DÉTERMINANTES

MAJEURE :

Propos du client relatifs aux difficultés, restrictions ou changements dans ses activités ou comportements sexuels

MINEURES :

Réactions émotionnelles ou comportementales :
  Comportements et commentaires à caractère sexuel inopportuns
  Affect rigide
  Humeur dépressive
  Colère
  Retrait
  Refus de se conformer aux thérapies prescrites

FACTEURS ASSOCIÉS

Manque de connaissances ou d'habiletés quant aux possibilités d'expression sexuelle dans les périodes de convalescence ou de rémission, ou lorsque les fonctions ou les structures corporelles sont perturbées par la maladie ou par le traitement médical
Manque d'intimité
Absence d'une personne significative
Absence de modèle ou modèle inadéquat
Conflits relatifs à l'orientation sexuelle ou aux préférences (qui diffèrent de celles de la majorité)
Peur d'une grossesse imprévue ou peur de contracter une maladie transmissible sexuellement
Perturbation de la relation avec une personne significative

PERTURBATION DE LA SEXUALITÉ (chez la femme) reliée à la maladie, au traitement médical ou au processus de vieillissement

G

RÉSULTATS ESCOMPTÉS

La cliente exprime ses sentiments en ce qui concerne sa sexualité et son concept de soi. (**3, 6, 8**)

La cliente discute des mesures qu'elle peut prendre pour préserver son intimité tout au long de sa vie. (**4, 5, 9**)

La cliente montre qu'elle comprend les changements physiologiques dus au vieillissement. (**1, 2**)

La cliente montre qu'elle comprend les choix qui s'offrent à elle pour soulager les malaises causés par la ménopause ou par l'hystérectomie. (**1, 6, 7**)

INTERVENTIONS DE L'INFIRMIÈRE

1. Fournir à la cliente de l'information sur la ménopause et l'hystérectomie.

2. Discuter avec la cliente des effets des changements physiologiques dus au vieillissement sur la sexualité. Par exemple, le vagin rétrécit et perd de son élasticité, les parois vaginales deviennent minces et lisses, les organes génitaux externes ramollissent. La lubrification vaginale peut se faire plus lentement qu'auparavant. La cliente peut ressentir une douleur abdominale ou une sensation désagréable provenant de la vessie pendant le coït.

3. Encourager la cliente à exprimer ses sentiments par rapport à sa sexualité.

4. Discuter des différentes formes de rapports intimes, comme les caresses, les étreintes et le toucher.

5. Fournir de l'information à la cliente sur les techniques et les pratiques alternatives qui peuvent faciliter la satisfaction de ses besoins sexuels. Les sujets traités peuvent être :

a) la lubrification.

b) les exercices de Kegel (pour le tonus de la musculature vaginale).

c) l'autostimulation.

d) les différentes activités sexuelles.

e) les différentes positions sexuelles.

6. Renseigner la cliente sur les effets que la maladie chronique ou le traitement médical peuvent avoir sur sa sexualité. Discuter avec le médecin de la possibilité de prescrire des médicaments qui auraient moins de conséquences sur la sexualité.

7. Informer la cliente des bienfaits et des risques associés à la thérapie hormonale :

a) Ralentissement de l'ostéoporose post-ménopausique.

b) Diminution du risque de maladies cardio-vasculaires.

c) Augmentation du risque de cancer de l'endomètre (avec la thérapie à l'œstrogène seulement).

d) Présence de règles mensuelles avec le traitement combiné œstrogène-progestérone.

8. Discuter avec la cliente de problèmes psychosociaux qui peuvent avoir des effets sur sa sexualité, comme les conséquences financières d'un remariage ou l'opposition d'un membre de sa famille à ses relations avec un compagnon.

9. Encourager la cliente qui vit dans un centre d'hébergement et de réadaptation ou un centre hospitalier de soins prolongés à participer à des activités sociales pour augmenter ses chances de s'exprimer sexuellement.

INFORMATIONS À CONSIGNER

Les sentiments exprimés par la cliente en ce qui concerne la sexualité et le vieillissement.

L'enseignement donné et les réactions de la cliente face à cet enseignement.

Les réactions de la cliente face aux interventions de l'infirmière.

Les propos de la cliente indiquant une amélioration de sa capacité d'atteindre la satisfaction sexuelle.

L'évaluation de chaque résultat escompté.

PERTURBATION DE LA SEXUALITÉ reliée à la maladie ou au traitement médical

RÉSULTATS ESCOMPTÉS

Le client exprime ses sentiments concernant les changements actuels et potentiels dans son activité sexuelle. (**1, 2, 4, 5**)

Le client fait part de ses inquiétudes concernant son image corporelle et son estime de soi. (**1, 2, 4, 5**)

Le client nomme au moins un effet de la maladie et du traitement sur ses comportements sexuels. (**3**)

Le client et son conjoint retrouvent un mode de communication efficace. (**5**)

Le client et son conjoint ont recours aux organismes de soutien ou à des personnes-ressources pour obtenir une assistance psychologique. (**6**)

INTERVENTIONS DE L'INFIRMIÈRE

1. Accorder une période de temps ininterrompue au client pour parler avec lui.

2. Créer un climat de confiance et ne pas porter de jugement, pour inciter le client à exprimer ses sentiments concernant les changements qu'il prévoit dans son identité sexuelle et dans son comportement.

3. Renseigner le client et son conjoint sur la maladie et le traitement. Répondre aux questions et rectifier toute conception erronée.

4. Procurer au client et au conjoint des moments d'intimité.

5. Encourager les relations sociales et la communication entre le client et son conjoint.

6. Diriger le client et son conjoint vers des conseillers ou des groupes de soutien :

a) Professionnel en santé mentale;

b) Sexologue;

c) Groupe de soutien spécifique à la maladie du client (ex. : association pour les personnes colostomisées et iléostomisées).

INFORMATIONS À CONSIGNER

La compréhension actuelle du client de son problème.

La capacité du client d'interagir avec les autres.

Les interventions de l'infirmière pour soutenir et renseigner le client et son conjoint.

Les réactions du client et de son conjoint face aux interventions de l'infirmière.

L'évaluation de chaque résultat escompté.

PERTURBATION DE LA SEXUALITÉ reliée au fait d'être séparé de son conjoint

RÉSULTATS ESCOMPTÉS

Le client exprime ses sentiments concernant les changements dans son activité sexuelle habituelle. (1, 2)

Le client modifie les comportements inopportuns, si nécessaire. (1, 3, 5)

Le client et son conjoint discutent de solutions réalistes quant à leur intimité dans le cadre hospitalier. (2, 4, 5)

Le client et son conjoint ont recours à des personnes-ressources en ce qui a trait à l'assistance psychologique. (6)

INTERVENTIONS DE L'INFIRMIÈRE

1. Accorder une période de temps ininterrompue au client pour parler avec lui.

2. Créer un climat de confiance et ne pas porter de jugement pour inciter le client à exprimer ses inquiétudes concernant sa sexualité. Faire de même avec son conjoint et le faire participer aux discussions, si les deux parties sont d'accord.

3. Faire participer, s'il y a lieu, le client à l'élaboration d'un plan d'action pour qu'il mette fin aux comportements jugés inopportuns :

a) Expliquer au client les aspects de son comportement jugés inopportuns.

b) Faire part au client du plan de soins proposé; y inclure les attentes, les objectifs ainsi que les interventions visant à réduire les comportements inopportuns.

c) Solliciter la collaboration du client, mais se montrer prête à faire un compromis si des solutions acceptables sont présentées.

4. Discuter avec le client et son conjoint de solutions réalistes et acceptables qui favoriseront leur intimité. Expliquer les restrictions actuelles reliées à la maladie et aux règles de l'établissement de santé.

5. Procurer au client et au conjoint des moments d'intimité.

6. Diriger le client vers un professionnel en santé mentale ou vers un sexologue.

INFORMATIONS À CONSIGNER

Les comportements verbaux et non verbaux du client.

L'évaluation faite par le client et son conjoint de la situation actuelle.

Les interventions de l'infirmière visant à réduire les réactions émotionnelles et comportementales (écoute active, établissement de limites, démarches faites pour diriger le client vers des personnes-ressources).

Les réactions du client et de son conjoint face aux interventions de l'infirmière.

L'évaluation de chaque résultat escompté.

SYNDROME DU TRAUMATISME DE VIOL * (1980)

DÉFINITION : Le viol est une pénétration sexuelle violente faite contre la volonté et le consentement de la victime. Le syndrome qui suit une agression ou une tentative d'agression comprend une phase aiguë de désorganisation du mode de vie de la victime et, à long terme, un processus de réorganisation.

CARACTÉRISTIQUES DÉTERMINANTES

Phase aiguë

Réactions émotionnelles :
    Colère
    Gêne
    Peur de la violence physique et de la mort
    Humiliation
    Désir de vengeance
    Sentiment de culpabilité
Symptômes physiques multiples :
    Irritabilité gastro-intestinale
    Malaise au niveau génito-urinaire
    Tension musculaire
    Troubles du sommeil

Phase chronique

Changement de mode de vie :
    Changement de domicile
    Phobies et cauchemars répétitifs
    Recherche d'un soutien familial
    Recherche d'un réseau de soutien social

* *Ce syndrome comprend trois éléments : le traumatisme de viol lui-même, la réaction mixte et la réaction silencieuse. Nous traitons chacune de ces réactions séparément.*

SYNDROME DU TRAUMATISME DE VIOL

RÉSULTATS ESCOMPTÉS

Le client se rétablit de ses blessures physiques. (**1**)
Le client exprime ses émotions et ses peurs. (**2, 3**)
Le client a recours à des organismes de soutien. (**3, 4, 5**)

INTERVENTIONS DE L'INFIRMIÈRE

1. Appliquer le traitement prescrit pour traiter les blessures physiques subies lors du viol.✧
2. Suivre les règles de l'établissement de santé en ce qui a trait aux responsabilités juridiques dans un tel cas.
3. Procurer un soutien émotionnel :
a) Se montrer accessible pour écouter le client;
b) Respecter les émotions exprimées par le client;
c) S'adresser au client d'une manière chaleureuse et avec sollicitude;
d) Procurer de l'intimité au client;
e) Affirmer au client qu'il est en sécurité et prendre toutes les mesures pour qu'il le soit effectivement.
4. Soutenir la famille ou la personne significative dans ses réactions face au viol :
a) Lui accorder du temps pour qu'elle puisse exprimer ses sentiments et ses inquiétudes;
b) L'aider à comprendre les réactions du client.
5. Diriger la famille ou la personne significative vers des personnes ou des groupes de soutien, s'il y a lieu.✧
a) Conseiller en matière de viol.
b) Membre du clergé.
c) Professionnel en santé mentale.
Au Québec :
d) Centre pour femmes victimes de circonstances tragiques.
e) Regroupement des femmes contre le viol.
En France :
f) Services d'urgence psychiatrique.
g) Collectif-Viol-Femmes-Information.

INFORMATIONS À CONSIGNER

La perception de lui-même et de l'événement traumatisant telle qu'elle est verbalisée par le client.
Les observations portant sur la condition physique du client et sur le traitement.
Les observations portant sur la relation de la famille avec le client.
Les personnes auxquelles le client peut se référer pour obtenir du soutien.
Les réactions du client face aux interventions de l'infirmière.
L'évaluation de chaque résultat escompté.

SYNDROME DU TRAUMATISME DE VIOL * : RÉACTION MIXTE ** (1980)

DÉFINITION : Le viol est une pénétration sexuelle violente faite contre la volonté et le consentement de la victime. Le syndrome qui suit une agression ou une tentative d'agression comprend une phase aiguë de désorganisation du mode de vie de la victime et, à long terme, un processus de réorganisation.

CARACTÉRISTIQUES DÉTERMINANTES

Phase aiguë

Réactions émotionnelles :
- Colère
- Gêne
- Peur de la violence physique et de la mort
- Humiliation
- Désir de vengeance
- Sentiment de culpabilité

Symptômes physiques multiples :
- Irritabilité gastro-intestinale
- Malaise au niveau génito-urinaire
- Tension musculaire
- Troubles du sommeil

Réactivation des symptômes de troubles antérieurs (problème de santé physique ou mentale)

Alcoolisme ou toxicomanie

Phase chronique

Changement de mode de vie :
- Changement de domicile
- Phobies et cauchemars répétitifs
- Recherche d'un soutien familial
- Recherche d'un réseau de soutien social

---

* *Le syndrome du traumatisme de viol comprend trois éléments : le traumatisme de viol lui-même, la réaction mixte et la réaction silencieuse. Nous traitons chacune de ces réactions séparément.*

** *La réaction mixte du traumatisme de viol survient lorsque la victime est déjà aux prises avec des problèmes d'ordre psychiatrique, physique, social ou pécuniaire et que le stress de l'agression sexuelle s'y ajoute. La personne devient alors très vulnérable et éprouve des difficultés dans sa vie quotidienne. En conséquence, de nouveaux problèmes se développent ou d'anciens resurgissent. De plus, les problèmes actuels s'aggravent.*

RÉSULTATS ESCOMPTÉS

Le client se rétablit de ses blessures physiques. (1)
Le client exprime ses émotions face au viol. (3, 4)
Le client dit se sentir en sécurité. (5)
Le client entreprend les premières étapes pour se remettre du viol. (6, 7, 8, 9)
Le client communique avec les personnes pouvant lui offrir du soutien ou un suivi approprié. (8, 9)
Le client exprime le désir de rétablir et de maintenir des relations interpersonnelles. (8, 9, 10)

INTERVENTIONS DE L'INFIRMIÈRE

1. Suivre le traitement médical pour soigner les blessures physiques subies au cours du viol.
2. Consigner les détails du viol ou de la tentative de viol et alerter les autorités appropriées.
3. Utiliser des questions ouvertes pendant l'entrevue avec le client et l'écouter attentivement afin de favoriser l'expression verbale et non verbale des sentiments.
4. Témoigner de l'empathie au client, sans toutefois accepter les comportements trop agressifs.
5. Prendre les dispositions nécessaires pour sécuriser le client :
a) L'approcher doucement en gardant les mains ouvertes.
b) Rester auprès de lui.
c) Voir à ce que l'examen physique et l'entrevue soient faits par une personne du sexe opposé à l'agresseur.
6. Orienter le client vers des tâches précises, comme prendre les médicaments qui lui sont prescrits et suivre les recommandations du personnel soignant.
7. Expliquer au client les différentes réactions possibles à la suite d'un traumatisme. Le syndrome du traumatisme de viol est une variante de la réaction post-traumatique.
8. Donner à la famille ou à la personne significative l'occasion d'exprimer ce qu'elle ressent face au viol et à la réaction du client. Leur expliquer ce qu'est la réaction mixte du traumatisme de viol.
9. Diriger le client vers des personnes ou des groupes de soutien, comme un membre du clergé ou un conseiller en matière de viol. Encourager le client à se joindre à un groupe de soutien ou à un groupe de thérapie formé par un organisme comme Viol Secours.
10. Procurer un soutien continu au client qui lutte pour retrouver son équilibre psychologique. L'encourager dans ses efforts pour reprendre ses activités normales.

INFORMATIONS À CONSIGNER

Les sentiments exprimés par le client face au traumatisme.
Les observations portant sur le comportement du client et sur ses interactions avec les autres.
Les interventions de l'infirmière.
Les réactions du client face aux interventions de l'infirmière.
Les démarches acceptées par le client en vue d'assurer un suivi.
L'évaluation de chaque résultat escompté.

SYNDROME DU TRAUMATISME DE VIOL * : RÉACTION SILENCIEUSE ** (1980)

DÉFINITION : Le viol est une pénétration sexuelle violente faite contre la volonté et le consentement de la victime. Le syndrome qui suit une agression ou une tentative d'agression comprend une phase aiguë de désorganisation du mode de vie de la victime et, à long terme, un processus de réorganisation.

CARACTÉRISTIQUES DÉTERMINANTES

Modification soudaine des relations avec les personnes du sexe opposé
Anxiété accrue durant l'entrevue : blocage dans l'association des idées, longues périodes
de silence, léger bégaiement, détresse physique
Changement marqué de comportement sexuel
Apparition soudaine de phobies
Aucun propos sur le viol lui-même
Recrudescence des cauchemars

* *Le syndrome du traumatisme de viol comprend trois éléments : le traumatisme de viol lui-même, la réaction mixte et la réaction silencieuse. Nous traitons chacune de ces réactions séparément.*
** *La réaction silencieuse du traumatisme de viol survient lorsque la personne qui a subi une agression sexuelle est incapable d'en faire part à qui que ce soit, à cause de la peur (réelle ou perçue comme telle), d'un manque de soutien, d'un manque de connaissances sur la procédure à suivre pour déclarer le viol ou d'une incapacité à parler de l'événement. Le traumatisme d'ordre émotionnel ou psychologique qui s'ensuit demeure latent.*

SYNDROME DU TRAUMATISME DE VIOL : RÉACTION SILENCIEUSE

RÉSULTATS ESCOMPTÉS

Le client révèle qu'il a été agressé. (**1, 2, 3, 4**)
Le client se remet de ses blessures physiques. (**5**)
Le client communique avec les groupes de soutien appropriés. (**8**)
Le client exprime sa volonté d'aborder les problèmes psychosociaux associés à l'expérience traumatisante. (**5, 6, 7, 8**)

INTERVENTIONS DE L'INFIRMIÈRE

1. Établir un climat de confiance afin d'aider le client à surmonter le silence entourant le viol.

2. Demander au client s'il a été violé ou s'il a subi une agression sexuelle en utilisant une approche douce et directe. Par exemple, lui dire : « Vous semblez très troublé. Vous m'avez dit que vous aviez souvent des cauchemars et que vous aviez soudainement perdu tout intérêt pour les rapports sexuels. Ce sont des caractéristiques que l'on voit couramment chez les personnes qui ont subi une agression sexuelle. Si tel est le cas, vous pouvez me le dire. Je vais vous aider. »

3. Corriger les croyances erronées que le client peut entretenir au sujet du viol et de l'agression sexuelle.

4. Si le client ne veut toujours pas admettre qu'il a été violé, lui dire que l'on reste quand même disponible pour l'aider. L'encourager à parler s'il en ressent le besoin.

5. Si le client dévoile qu'il a été victime d'un viol, réagir sans le juger, en se montrant très attentif à ses propos. Suivre les consignes médicales pour soigner les blessures physiques (s'il s'agit d'un viol récent). Consigner le viol et le signaler aux autorités, selon les règles de l'établissement. Poser des questions ouvertes et écouter attentivement le client. S'il est replié sur lui-même, faire preuve de patience dans la collecte des données.

6. Répéter au client que l'agression n'est pas de sa faute.

7. Renseigner le client sur les différentes réactions émotionnelles qui peuvent survenir à la suite d'un traumatisme. Le syndrome du traumatisme de viol est une variante de la réaction post-traumatique. Des réactions telles que l'idéation suicidaire, la désorientation, la confusion, le détachement, les cauchemars, les réviviscences hallucinatoires (*flashbacks*), la culpabilité et la dépression sont courantes.

8. Offrir au client de le diriger vers des personnes ou des groupes de soutien appropriés : un professionnel en santé mentale, un membre du clergé ou un conseiller en matière de viol. Communiquer avec un organisme local comme Viol Secours afin d'obtenir des renseignements sur les groupes de soutien ou de thérapie. S'il n'y a eu qu'une seule agression, une thérapie de courte durée peut s'avérer suffisante. Cependant, si le client a survécu à plusieurs agressions ou à de multiples actes d'inceste, il peut avoir besoin d'une psychothérapie à long terme.

INFORMATIONS À CONSIGNER

Les signes indiquant que le client a été violé, y compris son comportement et les manifestations physiques de l'agression sexuelle.
Les efforts faits pour aider le client à discuter du viol et la réaction de celui-ci.
Les interventions de l'infirmière.
Les démarches acceptées par le client en vue d'assurer un suivi.
L'évaluation de chaque résultat escompté.

10

Ce mode fonctionnel de santé se rapporte aux stratégies d'adaptation utilisées en général par le client ou la famille et à l'efficacité de ces stratégies pour composer avec le stress. L'évaluation de ce mode de santé vise à découvrir la nature et l'intensité des agents stressants, les réactions au stress du client ou de la famille et les stratégies d'adaptation utilisées. La perception qu'a le client ou la famille de l'événement stressant et de leur capacité d'y faire face ainsi que les ressources qui leur sont disponibles sont d'importants facteurs de tolérance et d'adaptation au stress.

Catégories diagnostiques contenues dans ce chapitre :

Déni non constructif

Incapacité de s'adapter à un changement dans l'état de santé

Réaction post-traumatique

Stratégies d'adaptation défensives

Stratégies d'adaptation familiale efficaces (potentiel de croissance)

Stratégies d'adaptation familiale inefficaces (absence de soutien)

Stratégies d'adaptation familiale inefficaces (soutien compromis)

Stratégies d'adaptation individuelle inefficaces

ADAPTATION ET TOLÉRANCE AU STRESS

DÉNI NON CONSTRUCTIF (1988)

DÉFINITION : Tentative consciente ou inconsciente de nier l'information sur un événement ou sa signification afin de réduire l'anxiété ou de diminuer la peur, au détriment de sa santé.

CARACTÉRISTIQUES DÉTERMINANTES

MAJEURES :

Tarde à demander de l'aide ou refuse de recevoir des soins au détriment de sa santé
Ne se sent pas concerné par le danger qui le menace ou par les symptômes qu'il présente

MINEURES :

Fait usage de remèdes maison pour soulager ses symptômes
Déplace l'origine des symptômes vers d'autres organes
Minimise les symptômes
Est incapable d'admettre les conséquences qu'a la maladie sur son mode de vie
Fait des commentaires ou des gestes indiquant qu'il désire chasser de son esprit les événements qui le préoccupent
Déplace la peur des conséquences de la maladie vers un autre objet
Refuse d'admettre la peur de l'invalidité ou de la mort
Présente un affect inadéquat

FACTEURS ASSOCIÉS

(Non répertoriés par la NANDA)

Facteurs contextuels
Nature de l'action ou de l'événement qui est écarté

RÉSULTATS ESCOMPTÉES

Le client comprend son problème de santé et l'exprime clairement. **(1, 2, 3, 4)**

Le client décrit son mode de vie et fait part de tous les changements effectués récemment. **(1, 2, 4)**

Le client exprime sa compréhension des diverses étapes du chagrin par anticipation. **(5)**

Le client présente des comportements associés au processus de chagrin. **(2, 5, 7)**

Le client discute avec le médecin, les infirmières, sa famille ou la personne significative de son problème de santé. **(6)**

Les propos ou les comportements du client indiquent qu'il est plus réaliste. **(7)**

INTERVENTIONS DE L'INFIRMIÈRE

1. Accorder au client une période de temps ininterrompue et ne coïncidant pas avec les soins proprement dits, et ce, chaque jour.

2. Encourager le client à exprimer ses sentiments face à son état de santé, à son degré de sévérité et aux conséquences possibles sur son mode de vie.

3. Communiquer fréquemment avec le médecin pour évaluer l'information donnée au client au sujet de sa maladie.

4. Écouter le client sans porter de jugement et créer un climat de confiance.

5. Aider le client à comprendre les étapes du chagrin par anticipation pour faciliter son adaptation.

6. Encourager le client à communiquer avec les autres; l'inciter à poser des questions et à clarifier ses préoccupations, s'il le désire.

7. Atténuer les craintes du client lorsqu'il est plus conscient de son état et le visiter plus fréquemment, si nécessaire.

INFORMATIONS À CONSIGNER

L'évaluation faite par le client de son problème de santé.

L'étal mental du client.

La compréhension du client du processus de chagrin.

Les comportements du client.

Les interventions de l'infirmière pour aider le client à faire face à la réalité.

Les réactions du client face aux interventions de l'infirmière.

L'évaluation de chaque résultat escompté.

DÉNI NON CONSTRUCTIF relié à la peur du vieillissement ou à l'anxiété provoquée par le vieillissement [G]

RÉSULTATS ESCOMPTÉS

Le client discute du processus de vieillissement et de ses conséquences sur sa capacité de prendre part à diverses activités. (1, 2, 3, 4)

Le client se montre intéressé à participer à des activités communautaires appropriées à son âge. (6, 7)

Le client exprime son intention de prendre le temps, chaque jour, de se remémorer le passé. (5)

Le client démontre une attitude positive face au vieillissement. (3, 4)

INTERVENTIONS DE L'INFIRMIÈRE

1. Discuter avec le client du défi que pose le fait d'être une personne âgée dans une société axée sur la jeunesse.

2. Discuter avec le client et les membres de sa famille des changements normalement associés au processus de vieillissement. Discuter avec le client de la façon d'adapter ses activités en fonction des changements physiologiques dus au vieillissement.

3. Discuter avec le client des avantages que procure le fait de vieillir, comme le fait d'avoir plus de temps pour s'adonner à des loisirs et à d'autres activités intéressantes.

4. Mettre l'accent, au cours des discussions, sur les activités que le client peut continuer à pratiquer pleinement.

5. Encourager le client à prendre le temps, chaque jour, de se remémorer le passé.

6. Fournir au client de l'information sur les groupes de l'âge d'or, le travail à temps partiel et les possibilités de pratiquer le bénévolat.

7. Inviter un membre actif d'un club de l'âge d'or, d'un groupe social, d'une organisation sportive pour personnes âgées ou d'un groupe militant pour les droits des personnes âgées à venir rencontrer le client.

INFORMATIONS À CONSIGNER

Les comportements qui indiquent que le client s'adapte difficilement au processus de vieillissement.

Les informations communiquées au client.

Les interventions de l'infirmière et les réactions du client face à ces interventions.

Les propos du client montrant qu'il conçoit le phénomène du vieillissement de façon plus positive.

L'évaluation de chaque résultat escompté.

INCAPACITÉ DE S'ADAPTER À UN CHANGEMENT DANS L'ÉTAT DE SANTÉ (1986)

DÉFINITION : Incapacité de modifier son mode de vie et ses comportements en fonction d'un changement dans l'état de santé.

CARACTÉRISTIQUES DÉTERMINANTES

MAJEURES :

Propos du client indiquant sa non-acceptation du changement de son état de santé
Inaptitude à résoudre des problèmes ou à fixer des objectifs, ou tentatives infructueuses en ce sens

MINEURES :

Période prolongée de choc, de doute ou de colère face au changement de l'état de santé
Ne progresse pas vers l'autonomie
Aucun projet pour le futur
Mauvaises habitudes alimentaires
Somnolence ou insomnie
Refus de recevoir des visiteurs
Isolement, retrait ou évitement
Refus de discuter du plan de traitement
Refus de participer aux soins
Attentes irréalistes
Dépression face aux altérations physiques
Peur de s'aliéner la famille et le personnel soignant

FACTEURS ASSOCIÉS

Invalidité nécessitant un changement de mode de vie
Réseau de soutien inadéquat
Altération de la cognition
Stimulation sensorielle excessive
Atteinte à l'estime de soi
Difficulté à prendre sa vie en main
Deuil inachevé

INCAPACITÉ DE S'ADAPTER À UN CHANGEMENT DANS L'ÉTAT DE SANTÉ reliée à une invalidité

RÉSULTATS ESCOMPTÉS

Le client reconnaît son incapacité de s'adapter adéquatement. (1, 2, 3, 5)

Le client comprend sa maladie et l'exprime clairement. (1, 2, 3, 5, 6)

Le client participe au plan de soins; il planifie les activités de soins. (7)

Le client est capable d'être autonome face à son problème de santé. (4, 6, 7)

Le client est capable d'accepter et de s'adapter aux changements de son état de santé et de mettre en pratique l'enseignement reçu. (5, 8)

Le client développe de nouvelles stratégies d'adaptation. (4, 9, 10)

INTERVENTIONS DE L'INFIRMIÈRE

1. Encourager le client à exprimer ses sentiments dans un environnement sécurisant et non menaçant.

2. Laisser le client vivre sa réaction de chagrin.

3. Considérer les sentiments du client comme normaux et lui exprimer qu'ils le sont.

4. Débuter l'enseignement au client et à la famille ou à la personne significative pour qu'ils puissent assumer les soins reliés au problème de santé.

5. Accorder 15 minutes par quart de travail au client pour lui permettre d'exprimer ses sentiments.

6. Aider le client à identifier les activités ou les tâches qu'il peut assumer.

7. Encourager le client à planifier les activités de soins (heure des traitements, soins d'hygiène, périodes de repos).

8. Prendre les dispositions pour permettre au client de discuter de sa maladie avec d'autres personnes ayant eu un problème similaire.

9. Discuter avec la famille ou la personne significative des problèmes de santé du client et de leurs conséquences afin de gagner sa confiance et d'obtenir sa collaboration.

10. Diriger le client vers un spécialiste en santé mentale s'il y a dépression grave ou toute autre manifestation psychiatrique.

INFORMATIONS À CONSIGNER

Le comportement non verbal du client.

L'expression verbale de négation, de colère et de culpabilité au sujet de la maladie ou du processus pathologique.

La capacité ou l'incapacité du client de participer aux soins.

L'évaluation de chaque résultat escompté.

RÉACTION POST-TRAUMATIQUE (1986)

DÉFINITION : Réaction pénible et prolongée qui suit un événement imprévu et extraordinaire.

CARACTÉRISTIQUES DÉTERMINANTES

MAJEURE :

Expérience de l'événement traumatique revécue et se manifestant sur les plans cognitif, affectif ou sensorimoteur :

Reviviscences hallucinatoires (*flashback*)

Pensées envahissantes

Rêves ou cauchemars répétitifs

Verbalisation excessive relative à l'événement traumatique

Verbalisation d'un sentiment de culpabilité d'avoir survécu ou agi en conséquence

MINEURES :

Inertie psychique émotionnelle :

Interprétation inadéquate de la réalité

Confusion

Dissociation ou amnésie

Affect appauvri

Imprécision dans la description de l'événement traumatique

Altération du mode de vie :

Comportements d'autodestruction (abus d'alcool)

Tentative de suicide ou autre passage à l'acte

Difficultés dans les relations interpersonnelles

Développement de phobies ayant trait à l'événement traumatique

Difficulté à maîtriser ses impulsions, son irritabilité, ses violentes explosions de colère

FACTEURS ASSOCIÉS

Désastre, guerre, épidémie, viol, agression, torture, maladie ou accident catastrophique

RÉACTION POST-TRAUMATIQUE reliée à un accident entraînant des blessures graves

RÉSULTATS ESCOMPTÉS

Le client se rétablit ou se réadapte le mieux possible à la suite de ses blessures physiques. (**1**)

Le client verbalise ses peurs et ses sentiments reliés à l'événement traumatique. (**2**)

Le client se sent maintenant en sécurité. (**2**)

Le client a recours à des organismes de soutien. (**2, 3, 4**)

Le client utilise des stratégies d'adaptation efficaces pour réduire la peur. (**2**)

Le client maintient ou rétablit avec la famille ou la personne significative des relations interpersonnelles qui favorisent l'adaptation. (**3, 4**)

INTERVENTIONS DE L'INFIRMIÈRE

1. Appliquer le traitement prescrit pour soigner les blessures physiques.✧

2. Procurer un soutien émotionnel :

a) Visiter le client fréquemment.

b) Être à l'écoute du client.

c) Respecter les émotions du client et l'encourager à les verbaliser.

d) Affirmer au client qu'il est en sécurité et prendre toutes les mesures pour qu'il le soit.

e) Éviter les activités de soins ou modifier les stimuli environnementaux susceptibles d'intensifier les symptômes associés au traumatisme (bruits intenses, lumières vives, entrées précipitées dans la chambre du client, interventions ou traitements douloureux).

f) Situer le client aussi souvent que nécessaire par rapport à son environnement.

g) Indiquer au client au moins un comportement visant à réduire la peur (ex. : rechercher le soutien des autres lorsqu'il a peur).

3. Soutenir la famille ou la personne significative :

a) Lui accorder suffisamment de temps pour qu'elle puisse exprimer ses émotions.

b) L'aider à comprendre les réactions du client.

4. Diriger la famille ou la personne significative vers des personnes ou des groupes de soutien :✧

a) Professionnel en santé mentale.

b) Clergé.

c) Groupe de soutien pour les personnes qui ont subi un traumatisme physique.

INFORMATIONS À CONSIGNER

La perception actuelle du client concernant l'événement traumatique.

Les observations portant sur le comportement du client.

Les observations portant sur les relations interpersonnelles du client.

Les interventions de l'infirmière.

Les réactions du client face aux interventions de l'infirmière.

Les démarches faites pour diriger le client vers des organismes communautaires.

L'évaluation de chaque résultat escompté.

RÉACTION POST-TRAUMATIQUE reliée à une agression

RÉSULTATS ESCOMPTÉS

Le client se rétablit de ses blessures physiques. (**1**)
Le client verbalise ses sentiments reliés à l'agression. (**2**)
Le client exprime son sentiment de culpabilité. (**2**)
Le client se sent maintenant en sécurité. (**2, 3, 4**)
Le client utilise des stratégies d'adaptation efficaces pour réduire sa peur. (**5**)
Le client a recours à son réseau de soutien et à des organismes de soutien, si nécessaire. (**7**)
Le client rétablit et maintient de bonnes relations interpersonnelles avec la famille ou la personne significative. (**6, 7**)

INTERVENTIONS DE L'INFIRMIÈRE

1. Appliquer les soins pour traiter les blessures physiques. ✧
2. Procurer un soutien psychologique au client :
a) Visiter le client fréquemment.
b) Être à l'écoute du client.
c) Respecter les émotions et les comportements du client.
d) Affirmer au client qu'il est en sécurité et prendre toutes les mesures pour qu'il le soit.
3. Éviter les activités de soins et modifier les stimuli environnementaux susceptibles d'intensifier les symptômes (bruits intenses, lumières vives, entrées précipitées dans la chambre, interventions ou traitements douloureux).
4. Évaluer l'état mental du client et le situer aussi souvent que nécessaire par rapport à son environnement.
5. Indiquer au client au moins un comportement visant à réduire la peur (ex. : rechercher le soutien des autres lorsqu'il a peur).
6. Soutenir la famille ou la personne significative :
a) Lui accorder du temps pour exprimer ses émotions.
b) L'aider à comprendre les phases de la crise et les réactions du client.
7. Diriger la famille ou la personne significative vers des professionnels et des organismes communautaires : ✧
a) Professionnel en santé mentale.
b) Groupe de soutien s'occupant de victimes d'agression.
c) Service social.
d) Clergé.

INFORMATIONS À CONSIGNER

La perception actuelle du client concernant l'événement traumatique.
Les observations concernant les comportements verbaux et non verbaux.
Les observations concernant les interactions du client avec les autres.
Les interventions de l'infirmière.
Les réactions du client face aux interventions de l'infirmière.
Les démarches faites pour diriger le client vers des organismes communautaires.
L'évaluation de chaque résultat escompté.

STRATÉGIES D'ADAPTATION DÉFENSIVES (1988)

DÉFINITION : Projection systématique d'une surestimation de soi afin de se défendre contre tout ce qui peut menacer l'estime de soi.

CARACTÉRISTIQUES DÉTERMINANTES

MAJEURES :
Déni de faiblesses ou de problèmes évidents pour d'autres
Rejet sur autrui du blâme ou de la responsabilité (projection)
Rationalisation de ses échecs
Hypersensibilité au manque d'égards ou à la critique
Idées de grandeur

MINEURES :
Attitude de supériorité envers les autres
Difficulté à établir ou à maintenir des relations
Rires ou moqueries hostiles envers les autres
Difficulté à confronter ses perceptions avec la réalité
Manque de persévérance ou de collaboration face à la thérapeutique

FACTEURS ASSOCIÉS

(Non répertoriés par la NANDA)

Nature, caractéristiques et exigences de l'événement
Concept de soi antérieur à l'événement
Événements similaires déjà vécus
Soutien social disponible
Évaluation de l'événement par le client
Autres événements qui arrivent simultanément
Connaissances et habiletés, buts et désirs du client

RÉSULTATS ESCOMPTÉS

Le client explique la raison de son hospitalisation. (**1**)
Le client parle de lui-même en décrivant son concept de soi, son image corporelle, ses succès et ses échecs. (**1**)
Le client participe à ses soins personnels. (**2, 3**)
Le client prend des décisions concernant le traitement. (**4**)
Le client assume la responsabilité de ses actes. (**1, 3, 6**)
Le client manifeste de la persévérance dans les décisions prises pour améliorer sa santé. (**4, 6**)
Le client communique avec les autres d'une manière convenable. (**5, 6**)

INTERVENTIONS DE L'INFIRMIÈRE

1. Encourager le client à s'exprimer sur les motifs de son hospitalisation, sur la façon dont il perçoit son image corporelle, son estime de soi, ses réussites et ses échecs.
2. Inciter le client à se donner des soins personnels, si possible.
3. Établir une routine dans les activités journalières du client de telle sorte qu'il ne soit pas toujours absorbé dans ses pensées.
4. Aider le client à prendre des décisions concernant le traitement et l'encourager à persévérer.
5. Offrir au client la possibilité de rencontrer d'autres personnes et observer son mode d'interaction. (L'observation du comportement verbal et non verbal du client nous donne des indices sur sa capacité de communiquer efficacement.)
6. Réagir positivement lorsque le client assume la responsabilité de ses actes.

INFORMATIONS À CONSIGNER

La perception de soi telle qu'elle est exprimée par le client.
La description des comportements du client.
Le mode d'interaction sociale.
Les mécanismes de défense utilisés par le client.
Les interventions de l'infirmière pour aider le client à s'adapter.
Les réactions du client face aux interventions de l'infirmière.
L'évaluation de chaque résultat escompté.

STRATÉGIES D'ADAPTATION FAMILIALE EFFICACES (POTENTION DE CROISSANCE) (1980)

DÉFINITION : Gestion efficace des tâches adaptatives par un membre de la famille concerné par le problème de santé du client; désir et volonté de favoriser le bien-être et la croissance personnelle de chacun.

CARACTÉRISTIQUES DÉTERMINANTES

Un membre de la famille cherche à décrire les conséquences positives de la crise sur ses valeurs, ses priorités, ses objectifs et ses relations.

Il porte intérêt au maintien et à l'amélioration de la santé et adopte un mode de vie qui favorise la croissance et le développement. Il participe à la mise au point du programme de traitements et privilégie des expériences qui améliorent le bien-être.

Il se dit intéressé à rencontrer, sur une base individuelle ou dans le cadre d'un groupe d'entraide, une autre personne qui aurait vécu une situation similaire à celle du client.

FACTEUR ASSOCIÉ (*facteur facilitant la réaction* *)

Besoins de base suffisamment satisfaits et tâches reliées à l'adaptation accomplies avec assez d'efficacité pour que l'on aborde des objectifs d'actualisation de soi

---

* *Ce facteur est un élément qui facilite la croissance de chaque membre de la famille.*

STRATÉGIES D'ADAPTATION FAMILIALE EFFICACES (POTENTIEL DE CROISSANCE)

RÉSULTATS ESCOMPTÉS

La famille discute avec un professionnel de la santé des conséquences de la maladie du client et de ses sentiments face à celle-ci. (**1, 2, 6**)

La famille participe au plan de traitement. (**5**)

La famille planifie un horaire de visites qui convient, tant au client qu'à elle-même. (**3, 6, 7**)

La famille identifie les soins dont le client a besoin pour se maintenir en santé. (**4, 5, 8, 9**)

La famille identifie des organismes de soutien et y a recours. (**2, 10**)

INTERVENTIONS DE L'INFIRMIÈRE

1. Allouer du temps à la famille pour discuter des conséquences de la maladie du client et de ses sentiments face à celle-ci. L'encourager à exprimer ses émotions.

2. Faciliter les rencontres avec la famille; l'aider à identifier les problèmes clés et à choisir des services de soutien, si nécessaire.

3. Aider le client et la famille à planifier un horaire régulier de visites de manière à préserver l'énergie de chacun. Chaque membre de la famille peut, s'il le désire, indiquer une journée ou une période de temps pour visiter le client en tenant compte de son horaire d'activités quotidiennes (pas de visites durant les traitements ou durant les périodes de sommeil ininterrompues).

4. Encourager les efforts de la famille pour soigner le client.

5. Faire la démonstration des techniques de soins et encourager la participation de la famille aux décisions concernant le plan de traitement (ex. : choix des heures pour la toilette pulmonaire d'un client présentant une fibrose kystique).

6. Communiquer à la famille des informations claires et concises à propos de la condition du client, tenir compte des informations qu'on lui a déjà données et l'aider à les interpréter.

7. Assurer l'intimité du client et de la famille lors des visites.

8. Aider la famille à favoriser l'autonomie du client. Encourager la présence de la famille aux sessions de thérapie et donner au client la possibilité de faire la démonstration de ses nouvelles connaissances.

9. Fournir un soutien émotionnel à la famille en se montrant accessible pour répondre à ses questions.

10. Informer la famille des ressources communautaires et des groupes de soutien appropriés pour l'aider à assumer la maladie du client et pour soutenir émotivement et financièrement les personnes responsables de ses soins (au Québec : Société des timbres de Pâques du Québec, services de soins à domicile, popote roulante; en France : Association des soins à domicile, Comité national d'aide à la réadaptation, Aide médico-sociale aux vieillards, Aide médico-sociale à domicile, Secours catholique, Croix-Rouge).

INFORMATIONS À CONSIGNER

Les réactions de la famille face à la maladie.

La compréhension actuelle de la famille concernant la maladie du client.

Les observations concernant l'interaction entre la famille et le client, et leur acceptation de la situation actuelle.

L'évaluation de chaque résultat escompté.

STRATÉGIES D'ADAPTATION FAMILIALE INEFFICACES (ABSENCE DE SOUTIEN) (1980)

DÉFINITION : Comportement de la personne significative (membre de la famille ou ami) qui rend celle-ci ou le client incapable d'accomplir efficacement les tâches adaptatives qu'exige le problème de santé.

CARACTÉRISTIQUES DÉTERMINANTES

Négligence face aux besoins fondamentaux du client ou aux exigences du traitement

Déformation des faits qui concernent le problème de santé du client, pouvant aller jusqu'à dénier complètement son existence ou sa gravité

Intolérance, rejet, abandon

La personne significative poursuit ses occupations habituelles sans tenir compte des besoins du client

Troubles psychosomatiques

La personne significative éprouve les signes de la maladie du client

Décisions ou actions de la famille qui nuisent au bien-être économique et social

Agitation, dépression, agressivité, hostilité

La personne significative est incapable de restructurer sa vie pour lui donner un sens et développer ses caractéristiques individuelles, parce qu'elle se fait beaucoup de soucis pour le client, et ce depuis longtemps

Le client développe un sentiment d'impuissance, la dépendance, la passivité

FACTEURS ASSOCIÉS

Sentiments (culpabilité, anxiété, hostilité, désespoir, etc.) chroniquement non exprimés par la personne significative

Modes d'adaptation discordants entre le client et la personne significative ou entre les autres personnes proches du client

Relations familiales ambivalentes

Renforcement de l'attitude défensive de la famille face au traitement par un mode d'intervention arbitraire, qui ne tient pas compte de l'anxiété sous-jacente

STRATÉGIES D'ADAPTATION FAMILIALE INEFFICACES (ABSENCE DE SOUTIEN) reliées à un conflit entre le client et les membres de sa famille

RÉSULTATS ESCOMPTÉS

Les membres de la famille participent, autant que possible, aux soins du client, sans qu'il y ait de signes d'aggravation du conflit. (1, 2)

Le client exprime sa confiance en son propre jugement, malgré la pression exercée par les membres de sa famille. (3)

Le client communique avec des personnes extérieures à sa famille afin d'obtenir le soutien dont il a besoin. (4)

Le client prend les mesures nécessaires pour s'assurer de recevoir les soins dont il a besoin, malgré le manque de soutien apporté par les membres de sa famille. (5)

Le client montre qu'il comprend mieux les limites d'ordre émotionnel des membres de sa famille. (6)

INTERVENTIONS DE L'INFIRMIÈRE

1. Évaluer les effets de la maladie du client sur le fonctionnement familial afin de planifier les interventions. Encourager les membres de la famille à participer aux soins dans la mesure du possible. Il est important de leur donner la possibilité de surmonter leurs comportements dysfonctionnels.

2. Garder une attitude objective vis-à-vis des conflits familiaux. Éviter de se laisser entraîner dans la dynamique d'une famille dysfonctionnelle.

3. Si le client et les membres de sa famille semblent incapables de se réconcilier, concentrer ses efforts sur la tâche de porte-parole du client. Faire valoir le droit du client à prendre ses propres décisions sans interférence de la part des membres de sa famille. Donner au client l'information dont il a besoin pour prendre ses décisions. Les stratégies d'adaptation familiale inefficaces évoluent sur une période de plusieurs années et il est peu probable qu'elles changent simplement parce que le client est atteint d'une maladie grave.

4. Encourager le client à rechercher le soutien affectif que sa famille est incapable de lui donner en se joignant à des groupes de soutien. Aider le client à choisir le groupe qui convient le mieux à ses besoins et à sa philosophie. Songer à lui recommander les Émotifs anonymes, un groupe de soutien pour les personnes qui ont de la difficulté à entretenir des relations harmonieuses avec leurs proches parce qu'elles ont été élevées dans des familles dysfonctionnelles. Le fait de participer à un groupe de soutien peut être une occasion d'établir des relations intéressantes.

5. Diriger le client vers des services de soins à domicile et d'aide familiale, la Popote roulante ou d'autres services extérieurs afin d'obtenir l'aide nécessaire et d'assurer le suivi. Le recours à divers organismes communautaires peut aider à compenser l'incapacité de la famille à donner les soins.

6. Écouter le client avec une attitude d'ouverture lorsqu'il parle de la douleur que lui cause les conflits avec les membres de sa famille. Le client devra peut-être faire son deuil de la famille «idéale» qu'il n'aura jamais pour satisfaire pleinement ses besoins affectifs. L'écoute thérapeutique aide le client à mieux se comprendre et à mieux comprendre sa famille, ainsi qu'à saisir comment les conflits antérieurs influencent son propre comportement.

INFORMATIONS À CONSIGNER

Les réactions de la famille face à la maladie du client.

Les observations de l'infirmière portant sur les interactions entre le client et les membres de sa famille.

Les démarches faites pour diriger le client vers des groupes de soutien et des organismes communautaires.

Les manifestations de douleur, de colère et de déception de la part du client au sujet des conflits avec les membres de sa famille.

L'évaluation de chaque résultat escompté.

STRATÉGIES D'ADAPTATION FAMILIALE INEFFICACES (SOUTIEN COMPROMIS) (1980)

DÉFINITION : Le soutien (réconfort, aide, encouragement) qu'apporte habituellement la personne significative (membre de la famille ou ami) est insuffisant, inefficace ou compromis, ce qui peut empêcher le client d'accomplir les tâches adaptatives qu'exige son problème de santé.

CARACTÉRISTIQUES DÉTERMINANTES

Subjectives :

Le client dit ou confirme qu'il est inquiet de la réaction de la personne significative face à son problème de santé ou se plaint de son attitude

La personne significative est préoccupée par ses propres réactions face à la situation (peur, chagrin par anticipation, anxiété face à la maladie ou à l'invalidité du client, ou face à toute autre crise situationnelle ou développementale, sentiment de culpabilité)

La personne significative dit ou confirme qu'elle comprend mal la situation ou qu'elle n'a pas les connaissances suffisantes pour y faire face, ce qui l'empêche d'aider ou de soutenir efficacement le client

Objectives :

Les tentatives d'aide ou de soutien de la personne significative donnent des résultats peu satisfaisants

La personne significative se retire ou limite sa présence auprès du client lorsqu'il a besoin d'aide

La personne significative adopte un comportement protecteur qui est disproportionné (trop ou trop peu) par rapport aux capacités ou au besoin d'autonomie du client

FACTEURS ASSOCIÉS

Information fausse, ou inadéquate, communiquée par la personne significative, ou information incomprise par celle-ci

Conflits émotionnels ou souffrance personnelle qui empêchent temporairement la personne significative de répondre aux besoins du client

Désorganisation temporaire de la famille et changements apportés aux rôles dévolus à ses membres

Autre crise situationnelle ou développementale vécue par la personne significative

Peu de soutien donné en retour par le client à la personne significative

Maladie ou invalidité chronique qui épuise la capacité d'aide de la personne significative

STRATÉGIES D'ADAPTATION FAMILIALE INEFFICACES (SOUTIEN COMPROMIS) reliées à des informations fausses ou inadéquates communiquées par le porte-parole de la famille

RÉSULTATS ESCOMPTÉS

La famille désigne un porte-parole chargé de se renseigner sur l'état de santé du client. (**1**)

Le porte-parole de la famille discute avec le professionnel de la santé des conséquences de la maladie du client. (**2, 5**)

Le porte-parole de la famille planifie un horaire de visites qui convient autant au client qu'aux autres membres de la famille. (**3**)

La famille comprend l'état de santé du client et l'exprime clairement. (**6, 7, 8**)

La famille identifie des organismes de soutien et y a recours. (**4**)

INTERVENTIONS DE L'INFIRMIÈRE

1. Identifier le porte-parole de la famille.

2. Faciliter les rencontres avec le porte-parole de la famille; l'aider à identifier les problèmes clés et à choisir des services de soutien, si nécessaire.

3. Aider le client et le porte-parole de la famille à élaborer un horaire régulier de visites de manière à préserver l'énergie de chacun. Chaque membre de la famille peut, s'il le désire, indiquer une journée ou une période de temps pour visiter le client en tenant compte de son horaire d'activités quotidiennes (pas de visites durant les traitements ou durant les périodes de sommeil ininterrompues).

4. Encourager la famille à consulter un organisme communautaire si le soutien doit être maintenu.

5. Communiquer au porte-parole de la famille des informations claires et concises à propos de la condition du client; tenir compte des informations qu'on lui a déjà données et l'aider à les interpréter.

6. Assurer l'intimité du client et de la famille au cours des visites.

7. Aider la famille à favoriser l'autonomie du client. Encourager la présence de la famille aux sessions de thérapie et donner au client la possibilité de faire la démonstration de ses nouvelles connaissances.

8. Fournir un soutien émotionnel à la famille en se montrant accessible pour répondre à ses questions.

INFORMATIONS À CONSIGNER

Les réactions de la famille ou de son porte-parole face à la maladie.

La compréhension actuelle de la famille concernant la maladie du client.

Les observations concernant l'interaction entre la famille ou son porte-parole et le client, et leur acceptation de la situation actuelle.

L'évaluation de chaque résultat escompté.

STRATÉGIES D'ADAPTATION FAMILIALE INEFFICACES (SOUTIEN COMPROMIS) reliées à la nécessité de prendre soin d'un parent âgé et dépendant

RÉSULTATS ESCOMPTÉS

Les membres de la famille expriment leurs sentiments par rapport à la nécessité de prendre soin d'un parent âgé. (3, 4, 5, 10, 12)

Le client et les membres de sa famille tentent d'expliquer les facteurs qui ont contribué à la crise actuelle. (2, 4, 5, 6)

Le client et les membres de sa famille identifient les ressources communautaires appropriées et y ont recours. (8, 12)

Les membres de la famille montrent qu'ils sont en mesure de prendre de meilleures décisions par rapport à la santé de la personne âgée et aux soins à lui donner. (1, 2, 4, 6, 7, 8, 9, 10, 11)

INTERVENTIONS DE L'INFIRMIÈRE

1. Identifier qui, parmi les membres de la famille, est l'aidant naturel et évaluer le rôle des autres membres de la famille.

2. Enseigner au client et aux membres de sa famille les principales étapes du processus de vieillissement. Discuter avec eux de façon qu'ils comprennent comment le vieillissement du client a affecté la famille.

3. Ne pas prendre position lorsque les membres de la famille sont engagés dans une lutte de pouvoir.

4. Organiser et animer une réunion pour les membres de la famille, s'ils le désirent, et y inviter le client lorsque c'est possible.

5. Encourager les membres de la famille à exprimer leurs sentiments par rapport à la nécessité de prendre soin d'un parent âgé.

6. Amener les membres de la famille à identifier les forces et les faiblesses du réseau familial. Les aider à analyser les changements (réels et perçus), les valeurs et les croyances associés à la détérioration de l'état physique ou émotionnel du parent âgé.

7. Aider le client et les membres de sa famille à établir des objectifs à court et à long terme et à prévoir des solutions en cas d'imprévus.

8. Laisser le client et les membres de sa famille décider s'ils doivent demander de l'aide. Identifier les ressources communautaires et les groupes de soutien appropriés (au Québec : Société des timbres de Pâques du Québec, services de soins à domicile, « Popote roulante »; en France : Association des soins à domicile, Comité national d'aide à la réadaptation, Aide médico-sociale aux vieillards, Aide médico-sociale à domicile, Secours catholique, Croix-Rouge).

9. Aider les membres de la famille à identifier les stratégies d'adaptation utilisées avec succès dans le passé et à les adapter à la situation actuelle.

10. Fournir un soutien affectif à l'aidant naturel.

11. Éviter de porter des jugements dans les contacts avec les membres de la famille. Certaines familles peuvent hésiter à accepter de l'aide de l'extérieur. D'autres familles peuvent être réticentes à prendre soin d'un parent âgé. Ne pas oublier que si, par le passé, les membres de la famille étaient peu portés à s'occuper du client, il est peu probable que leur attitude change maintenant.

12. Continuer à offrir soutient et compréhension, même si le client ou les membres de sa famille sont réticents à faire appel aux ressources communautaires dont ils ont besoin.

INFORMATIONS À CONSIGNER

La compréhension du client et des membres de sa famille concernant le processus de vieillissement et le problème de santé que vit actuellement le client.

Les observations de l'infirmière portant sur les réactions du client et des membres de sa famille face à la crise actuelle.

Le degré de motivation à participer aux soins du client que démontrent les membres de la famille.

Les interventions de l'infirmière et les réactions du client et des membres de sa famille face à ces interventions.

L'enseignement donné au client et aux membres de sa famille; leurs réactions face à cet enseignement.

Les suggestions faites au client et à sa famille en ce qui a trait à des ressources communautaires appropriées.

L'évaluation de chaque résultat escompté.

STRATÉGIES D'ADAPTATION INDIVIDUELLE INEFFICACES (1978)

DÉFINITION : Diminution des comportements adaptatifs et manque d'habileté à résoudre ses problèmes pour faire face aux exigences de la vie et s'assumer pleinement.

CARACTÉRISTIQUES DÉTERMINANTES

MAJEURES :

Verbalisation de l'incapacité de faire face à la situation ou de demander de l'aide
Incapacité de résoudre ses problèmes

MINEURES :

Incapacité de satisfaire ses besoins de base
Incapacité de répondre aux attentes face au rôle
Baisse de sa participation sociale
Comportement destructeur envers soi ou envers les autres
Utilisation inadéquate des mécanismes de défense
Modification des modes habituels de communication
Manipulation verbale
Fréquence élevée de maladies ou d'accidents
Excès de table ou inappétence
Fatigue chronique
Insomnie
Tension musculaire
Côlon irritable
Inquiétude chronique
Irritabilité
Excès d'alcool

FACTEURS ASSOCIÉS

Crise situationnelle
Crise développementale
Vulnérabilité du client

STRATÉGIES D'ADAPTATION INDIVIDUELLE INEFFICACES reliées à l'incapacité de résoudre ses problèmes ou de s'adapter aux exigences de la vie quotidienne (chez la personne agée)

RÉSULTATS ESCOMPTÉS

Le client perçoit qu'il est en mesure de mieux s'adapter. (3, 4, 5, 7)

Le client élargit son réseau de soutien afin de combler ses besoins sociaux et affectifs. (1, 2, 7)

Le client trouve et utilise les ressources appropriées pour l'aider à résoudre ses problèmes. (1, 2, 7)

Le client dit qu'il réussit à mieux composer avec les exigences de la vie quotidienne. (1, 4, 7)

Le client effectue des changements dans son environnement dans le but d'améliorer sa capacité de s'adapter ou se dirige vers une maison de retraités, un centre d'hébergement et de réadaptation (CHR) ou un centre hospitalier de soins prolongés (CHSP), selon ses besoins. (5, 6, 7)

INTERVENTIONS DE L'INFIRMIÈRE

1. Conseiller au client d'utiliser des services comme les centres d'évaluation gériatrique, les centres de jour, les services de soins à domicile, s'il y a lieu.

2. Assister le client dans ses démarches pour faire partie de groupes communautaires, comme les groupes de bénévoles, les groupes de grands-parents adoptifs, les groupes paroissiaux, etc.

3. Encourager le client à se remémorer le passé, à se souvenir des défis qu'il a su relever et des stratégies d'adaptation qui lui ont réussi.

4. Fournir au client de l'information sur le processus de vieillissement, sur les façons de s'adapter au stress et sur les méthodes qu'utilisent d'autres personnes âgées pour composer avec les exigences de la vie quotidienne.

5. Aider le client à mettre les choses en perspective s'il doit vivre une longue convalescence à la maison ou se faire admettre dans un centre de soins de longue durée. Lui expliquer que même les personnes bien adaptées, qui ont un bon réseau de soutien, peuvent être abattues par un stress excessif. Lorsque le stress devient accablant, la meilleure solution peut être une réhabilitation dans un environnement sécurisant. L'admission dans un centre de soins de longue durée ne signifie pas «le début de la fin», comme le pensent de nombreuses personnes, mais constitue plutôt une stratégie additionnelle, destinée à favoriser une récupération optimale.

6. Prendre les mesures nécessaires pour procurer au client l'environnement le moins restrictif possible, s'il doit être admis dans un centre d'hébergement et de réadaptation ou dans un centre hospitalier de soins prolongés.

7. Discuter avec le client de la possibilité d'apporter des changements à son style de vie, comme déménager plus près de sa famille ou dans une maison de retraités, ou embaucher quelqu'un pour l'aider à effectuer les travaux domestiques.

INFORMATIONS À CONSIGNER

Les sentiments exprimés par le client au sujet de sa situation actuelle et de ses problèmes d'adaptation.

Les différentes ressources communautaires ou autres, identifiées par le client ou par les membres de sa famille.

Les observations portant sur le comportement du client en présence de stress.

L'enseignement donné et les réactions du client face à cet enseignement.

Le recours à des ressources extérieures.

L'évaluation de chaque résultat escompté.

STRATÉGIES D'ADAPTATION INDIVIDUELLE INEFFICACES reliées à une crise situationnelle
(perdre sa santé, un être cher, son travail)

RÉSULTATS ESCOMPTÉS

Le client exprime ses sentiments concernant la situation actuelle. (**1, 2, 3**)

Le client participe à la planification de ses soins. (**6, 7, 8**)

Le client exprime le sentiment de mieux maîtriser la situation actuelle. (**4, 5, 6, 7, 8, 12**)

Le client a recours à son réseau de soutien (famille, amis) pour l'aider à s'adapter. (**9**)

Le client nomme au moins deux comportements adaptatifs. (**10, 11**)

Le client utilise deux comportements adaptatifs appropriés. (**12, 13**)

INTERVENTIONS DE L'INFIRMIÈRE

1. Assigner toujours au client une infirmière en soins intégraux dans le but d'assurer la continuité des soins et de favoriser le développement d'une relation thérapeutique, si possible.

2. Prendre les dispositions nécessaires pour accorder des périodes de temps ininterrompues au client. L'encourager à exprimer ses sentiments face à la situation. Respecter sa façon de voir la situation. Tenter d'identifier ce qui cause ou ce qui exacerbe l'incapacité du client de s'adapter (peur de perdre sa santé, sa famille, son travail, son indépendance).

3. Identifier et réduire les stimuli inutiles provenant de l'environnement.

4. Permettre au client d'être partiellement dépendant dans sa participation à ses soins personnels au début. Il est possible qu'une régression du développement se manifeste lors d'une crise.

5. Expliquer tous les traitements et les interventions. Répéter ces explications aussi souvent que nécessaire. Répondre aux questions du client.

6. Encourager le client à prendre des décisions concernant ses soins.

7. Demander au client d'accroître graduellement sa participation à ses soins personnels.

8. Indiquer au client les progrès qu'il a faits, le féliciter pour les décisions qu'il a prises et pour les activités qu'il a accomplies.

9. Encourager le client à recourir à son réseau de soutien (famille, amis, membre du clergé) pour l'aider à s'adapter.

10. Assister le client dans son analyse de la situation actuelle. L'aider à évaluer ses différents comportements adaptatifs.

11. Encourager le client à expérimenter des comportements adaptatifs.

12. Indiquer au client les comportements qui semblent être efficaces. Encourager la mise en pratique de ces comportements.

13. Diriger le client vers un psychologue.✧

INFORMATIONS À CONSIGNER

La compréhension actuelle du client de la situation et de ses conséquences.

Les sentiments exprimés par le client concernant son confort ou son inconfort.

Les observations concernant les comportements du client.

Les interventions de l'infirmière pour aider le client à s'adapter.

Les réactions du client face aux interventions de l'infirmière.

L'évaluation de chaque résultat escompté.

11

Ce mode fonctionnel de santé se rapporte aux valeurs, aux croyances et aux objectifs qui guident les choix, les décisions ainsi que le mode de vie du client. L'évaluation de ce mode de santé consiste à déterminer quelles sont les croyances et les valeurs du client, notamment ses croyances philosophiques, spirituelles et religieuses. La description faite par le client de ce qu'il perçoit être essentiel dans sa vie, de ses conflits de valeurs ou de ses attentes face au traitement est un élément important à considérer dans l'évaluation de ce mode de santé. Rappelons que les décisions et les actions entreprises par le client face à sa maladie et à son traitement sont aussi liées à ses valeurs et à ses croyances.

Catégorie diagnostique contenue dans ce chapitre :
Détresse spirituelle

VALEURS ET CROYANCES

DÉTRESSE SPIRITUELLE (1978)

DÉFINITION : Remise en question du sens de la vie qui imprègne l'existence tout entière de la personne, qui intègre et transcende sa nature biologique et psychosociale.

CARACTÉRISTIQUES DÉTERMINANTES

MAJEURE :

Exprime son désarroi quant à la signification de la vie et de la mort et quant à son système de croyances

MINEURES :

Manifeste de la colère envers Dieu
S'interroge sur la signification de la souffrance
S'exprime sur le conflit intérieur provoqué par la remise en question de ses croyances
Verbalise son inquiétude quant à sa relation avec Dieu
S'interroge sur la signification de sa propre existence
Est incapable d'observer ses pratiques religieuses habituelles
Recherche une aide spirituelle
S'interroge sur les conséquences éthiques et morales de la thérapeutique médicale
A un humour macabre
Reporte sa colère sur les représentants religieux
Décrit ses cauchemars ou troubles du sommeil
Modification du comportement ou de l'humeur se manifestant par la colère, les pleurs, le repli sur soi, l'inquiétude, l'anxiété, l'agressivité, l'apathie, etc.
Fait du « marchandage » avec Dieu, ce qui correspond à une étape du chagrin par anticipation
Verbalise son sentiment de culpabilité
Fait part de l'ambivalence concernant sa foi et ses pratiques religieuses

FACTEURS ASSOCIÉS

Rupture des liens culturels ou religieux
Système de valeurs et de croyances mis à l'épreuve (ex. : conséquences morales ou éthiques d'un traitement, souffrance intense)
Crise situationnelle

DÉTRESSE SPIRITUELLE reliée à une crise situationnelle

RÉSULTATS ESCOMPTÉS

Le client exprime ses sentiments concernant ses croyances religieuses habituelles et actuelles. (1, 2, 3)

Le client identifie les zones d'ambivalence et de conflit dues à la situation actuelle. (1, 2, 3, 5)

Le client comprend la réaction de chagrin et ses étapes et l'exprime clairement. (4)

Le client utilise des stratégies d'adaptation efficaces pour soulager son malaise spirituel. (4, 5, 6, 7)

Le client prend l'initiative de recourir à son réseau de soutien (famille, personne significative, prêtre, ministre, rabbin) pour obtenir de l'aide. (6, 7)

INTERVENTIONS DE L'INFIRMIÈRE

1. Créer un climat de confiance et ne pas porter de jugement sur les propos du client.

2. Reconnaître les inquiétudes d'ordre spirituel du client et encourager l'expression de ses sentiments.

3. Encourager le client à fournir l'information concernant ses croyances et ses pratiques religieuses.

4. Enseigner au client les étapes de la réaction de chagrin et le renseigner sur les émotions et les comportements propres à chaque étape.

5. Respecter les pratiques religieuses du client (permettre les objets ou les vêtements religieux spécifiques; respecter les restrictions alimentaires, si possible).

6. Prendre les dispositions nécessaires pour qu'un membre du clergé puisse rendre visite au client et favoriser l'intimité pendant les visites.

7. Encourager le client à discuter de ses inquiétudes avec le membre du clergé.

INFORMATIONS À CONSIGNER

Les malaises d'ordre spirituel communiqués verbalement et non verbalement par le client.

L'étape de la réaction de chagrin par anticipation telle que le montrent les comportements.

Les interventions de l'infirmière pour favoriser le bien-être spirituel du client.

Les réactions du client face aux interventions de l'infirmière.

L'évaluation de chaque résultat escompté.

DÉTRESSE SPIRITUELLE reliée à la rupture de ses liens religieux et culturels

RÉSULTATS ESCOMPTÉS

Le client fait part de son conflit au sujet de ses croyances. (**1, 2**)

Le client identifie la source du conflit d'ordre spirituel. (**3, 4**)

Le client spécifie toutes les formes d'assistance spirituelle dont il a besoin. (**5, 6, 7**)

Le client discute de ses croyances au sujet des pratiques religieuses. (**8, 9**)

Le client identifie les techniques d'adaptation qui lui permettront de surmonter son malaise spirituel. (**1, 2, 3, 4, 5, 6, 7, 8, 9**)

Le client exprime un sentiment de bien-être spirituel. (**3, 4, 5, 6, 7, 8, 9**)

INTERVENTIONS DE L'INFIRMIÈRE

1. Être attentif aux propos qui reflètent les sentiments du client (« Pourquoi Dieu m'a-t-il fait ça ?, Dieu me punit »).

2. Créer un climat de confiance et ne pas porter de jugements sur les propos du client.

3. Respecter les inquiétudes du client sur le plan spirituel et encourager l'expression de ses pensées et de ses sentiments.

4. Aider le client à définir dans des termes concrets la cause sous-jacente au conflit intérieur.

5. Prendre les dispositions nécessaires pour que le prêtre ou le membre du clergé désigné par le client lui rendre visite, au moment opportun.

6. Encourager le client à continuer ses pratiques religieuses durant l'hospitalisation et faire tout ce qui est possible en ce sens :

a) Procurer une bible au client s'il a l'habitude de lire les Saintes Écritures, si possible.

b) Ne pas demander au client juif de retirer sa calotte, dans la mesure du possible.

c) Prendre toutes les dispositions nécessaires lorsque certains aliments sont requis ou prohibés en raison des traditions religieuses du client. S'assurer que ces besoins seront communiqués au service de diétothérapie, et respectés.

7. Communiquer et collaborer avec le prêtre, le membre du clergé désigné par le client ou l'aumônier de l'hôpital, le cas échéant.

8. Prendre les dispositions nécessaires pour que le client ait à son chevet les objets lui procurant un réconfort spirituel (bible, châle de prières, images, statues, chapelet).

9. Respecter l'intimité du client durant les visites d'un membre du clergé ou de l'aumônier.

INFORMATIONS À CONSIGNER

Les propos explicites ou allusifs du client concernant ses inquiétudes d'ordre spirituel.

Les observations de l'infirmière concernant la détresse spirituelle et le bien-être.

Les interventions de l'infirmière afin de favoriser le bien-être du client sur le plan spirituel.

Les observations portant sur les réactions du client face aux interventions de l'infirmière.

L'évaluation de chaque résultat escompté.

APPENDICE

DECREASED ADAPTIVE CAPACITY : INTRACRANIAL.

A clinical state in which intracranial fluid dynamic mechanisms that normally compensate for increases in intracranial volumes are compromised, resulting in repeated disproportionate increases in intracranial pressure (ICP) in response to a variety of noxious and non-noxious stimuli.

ENERGY FIELD DISTURBANCE.

A disruption of the flow of energy surrounding a person's being, which results in a disharmony of the body, mind and/or spirit.

RISK FOR LONELINESS.

A subjective state in which an individual is at risk of experiencing vague dysphoria.

RISK FOR PARENT/INFANT/CHILD ATTACHMENT.

Disruption of the interactive process between parent/significant other and infant that fosters the developpment of a protective and nurturing reciprocal relationship.

ALTERED FAMILY PROCESS : ALCOHOLISM.

The state in which the psychosocial, spiritual, and physiological functions of the family unit are chronically disorganized, leading to conflict, denial of problems, resistance to change, ineffective problem-solving, and a series of self-perpetuating crises.

POTENTIAL FOR ENHANCED SPIRITUAL WELL-BEING.

Spiritual well-being is the process of an individual's developing/unfolding of mystery through harmonious interconnectedness that springs from inner strenghs.

POTENTIAL FOR ENHANCED COMMUNITY COPING.

A pattern of community activities for adaptation and problem solving that is satisfactory for meeting the demands or needs of the community but can be improved for management of current and future problems/stressors.

INEFFECTIVE COMMUNITY COPING.

A pattern of community activities for adaptation and problem solving that is unsatisfactory for meeting the demands or needs of the community.

INEFFECTIVE MANAGEMENT OF THERAPEUTIC REGIMEN : FAMILIES.

A pattern of regulating and integrating into family processes a program for treatment of illness and the sequelae of illness that is unsatisfactory for meeting specific health goals.

EFFECTIVE MANAGEMENT OF THERAPEUTIC REGIMEN : COMMUNITY.

A pattern of regulating and integrating into community processes programs for treatment of illness and the sequelae of illness that are unsatisfactory for meeting health-related goals.

INEFFECTIVE MANAGEMENT OF THERAPEUTIC REGIMEN : INDIVIDUAL.

A pattern of regulating and integrating into daily living a program for treatment of illness and its sequelae that is satisfactory for meeting specific health goals.

RISK FOR PERIOPERATIVE POSITIONING INJURY.

A state in which the client is at risk for injury as a result of the environmental conditions found in the perioperative setting.

POTENTIAL FOR ENHANCED ORGANIZED INFANT BEHAVIOR.

A pattern of modulation of the physiologic and behavioral systems of functioning of an infant (i.e., autonomic, motor, state, organizational self-regulatory, and attentional-interactional systems) that is satisfactory but that can be improved resulting in higher levels of integration in response to environnemental stimuli.

RISK FOR DISORGANIZED INFANT BEHAVIOR.

Risk for alteration in integration and modulation of the physiological and behavioral systems of functioning (i.e., autonomic, motor, state, organizational self-regulatory, and attentional-interactional systems)

DISORGANIZED INFANT BEHAVIOR.

Alteration in ingegration and modulation of the physiological and behavioral systems of functioning (i.e., autonomic, motor, state, organizational, self regulatory and attentional-interactional system).

IMPAIRED ENVIRONNEMENTAL INTERPRETATION SYNDROME.

Consistent lack of orientation to person, place, time, or circumstances over more than three to six months, necessitating a protective environment.

ACUTE CONFUSION.

The abrupt onset of a cluster of global, transient changes and disturbances in attention, cognition, psychomotor activity level of consciousness, and/or sleep/wake cycle.

CHRONIC CONFUSION.

An irreversible, long-standing, and/or progressive deterioration of intellect and personality characterized by decreased ability to interpret environmental stimuli, decreased capacity for intellectual thought processes, and manifested by disturbances of memory, orientation and behavior.

IMPAIRED MEMORY.

The state in which an individual experiences the inability to remember or recall bits of information or behavioral skills. Impaired memory may be attributed to pathophysiological or situational causes that are either temporary or permanent.

LECTURES SUGGÉRÉES

Bulechek, G. and McCloskey, J., eds. *Nursing Interventions : Essential Nursing treatment*, Philadesphia, W.B. Saunders Co., 1992.

Carlson, J.H., *et al. Nursing Diagnosis : A Case Study Approach*, Philadelphia, W.B. Saunders Co., 1991.

Carpenito, L.J. *Nursing Diagnosis : Application to Clinical Practice*, Philadelphia, J.B. Lippincott Co., 1991.

Carroll-Johnson, R.M., ed. *Classification of Nursing Diagnoses : Proceedings of the Ninth Conference*, St. Louis, C.V. Mosby Co., 1991.

Compton, P. « Drug Abuse : A Self-Care Deficit », *Journal of Psychosocial Nursing and Mental Health Services*, 27(3) : 22-26, mars 1989.

Cox, H.C., *et al. Clinical Application of Nursing Diagnosis*, Baltimore, Williams and Wilkins, 1989.

Craven, R.F. and Hirnle, C.J. *Fundamentals of Nursing : Human Health and Fonction*, Philadelphia, J.B. Lippincott Co., 1992.

Diagnostic and Statistical Manual of Mental Disorders, rev. Washington, D.C., American Psychiatric Association, 1987.

Gillis, C.L. « The Family Dimension of Cardiovascular Care », *Canadian Journal of Cardiovascular Nursing*, 2(1) : 3-8, avril 1991.

Gleeson, B. « After Myocardial Infarction : How to Teach a Patient in Denial », *Nursing 91*, 21(5) : 48-55, mai 1991.

Gordon, M. *Nursing Diagnosis : Process and Application*, New York, McGraw-Hill Book Co., 1987.

Graef, P., *et al.* « Postpartum Concerns of Breastfeeding Mothers », *Journal of Nurse-Midwifery*, 33(2) : 62-66, mars-avril 1988.

Hall, G.R. « Alterations in Thought Process », *Journal of Gerontological Nursing*, 14(3) : 30-40, mars 1988.

Iyer, P.W. « Thirteen Charting Rules to Keep you Legally Safe », *Nursing 91*, 21(6) : 40-44, juin 1991.

Iyer, P.W., *et al. Nursing Process and Nursing Diagnosis*, Philadelphia, W.B. Saunders Co., 1991.

Kim, M., *et al.*, eds. *Pocket Guide to Nursing Diagnoses*, St. Louis, C.V. Mosby Co., 1991.

Kimmel, D.C. *Adulthood and Aging : An Interdisciplinary, Developmental View*, New York, John Wiley and Sons, 1989.

Lubkin, I.M. *Chronic Illness : Impact and Interventions*, Boston, Jones and Bartlett, 1990.

McFarland, G. and McFarlane, E. *Nursing Diagnosis and Interventions : Planning for Patient Care*, St. Louis, C.V. Mosby Co., 1989.

Musolf, J.M. « Easing the Impact of the Family Caregiver's Role », *Rehabilitaion Nursing*, 16(2) : 82-84, mars-avril 1991.

North American Nursing Diagnosis Association Taxonomy I : Revised, with Complete Diagnoses, St. Louis, NANDA, 1992.

Rothrock, J.C. *Perioperative Nursing Care Planning*, St. Louis, Mosby Year Book, Inc., 1991.

Soeken, K.L. and Carson, V.J. « Responding to the Spiritual Needs of the Chronically Ill », *Nursing Clinics of North America*, 22(3) : 603-11, septembre 1987.

Standards and Recommended Practices for Perioperative Nursing, Denver, Association of Operating Room Nurses, 1990.

Standards of Clinical Nursing Practice, Kanzas City, Mo., American Nurses' Association, 1991.

Thompson, J. and Bowers, A. *Clinical Manual of Health Assessment*, St. Louis, C.V. Mosby Co., 1988.

Thompson, J., *et al. Mosby's Manuel of Clinical Nursing*, St. Louis, C.V. Mosby Co., 1989.

Yura, H. and Walsh, M.B. *The Nursing Process*, 5th ed., East Norwald, Conn., Appleton and Lange, 1987.

INDEX ALPHABÉTIQUE